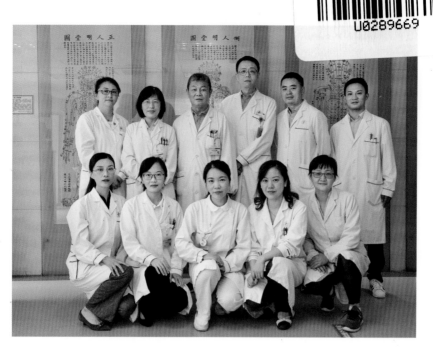

全国基层名中医工作室成员合影

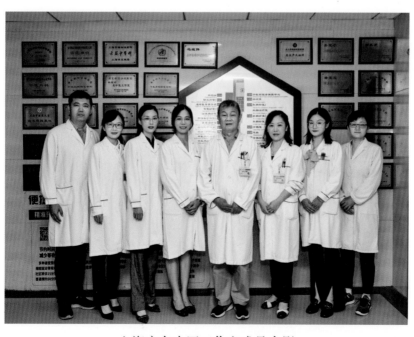

上海市名中医工作室成员合影

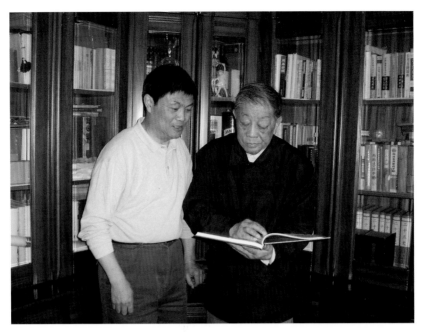

吴正翔（上海市名中医），与父亲一起学习

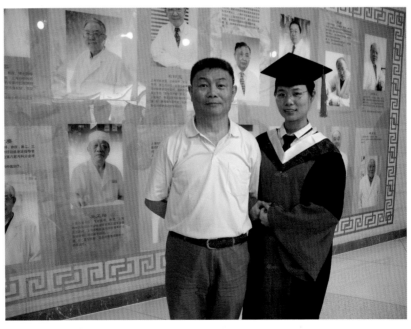

女儿吴眉中医学博士毕业

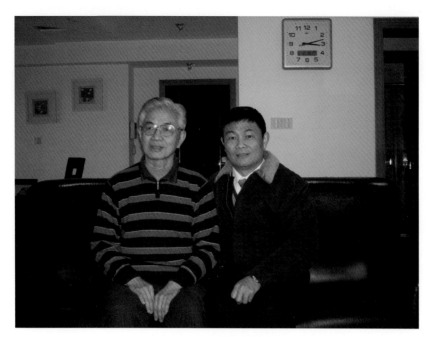

黄吉赓（上海市名中医）

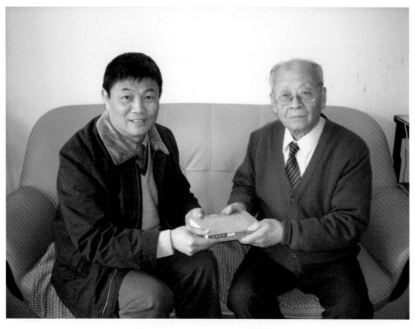

邵长荣（上海市名中医）

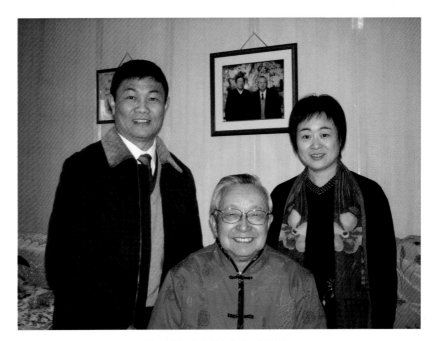

张云鹏（上海市名中医）

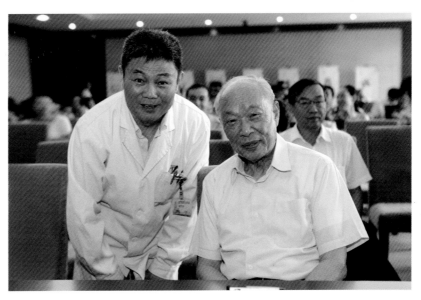

王振义（中国工程院院士）

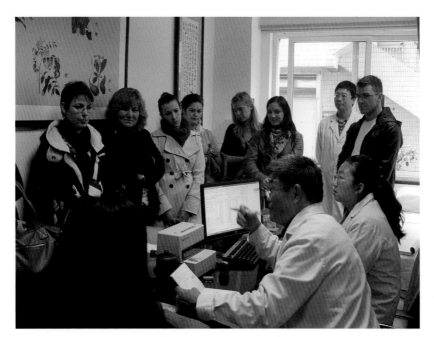

带教芬兰学生

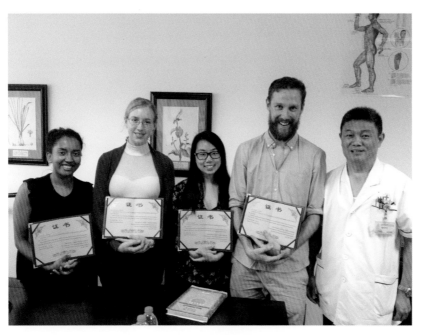

带教留学生

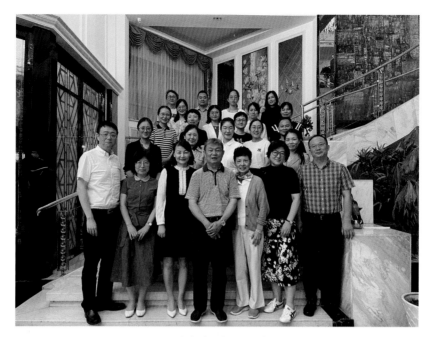

吴昆仑与部分学生合影

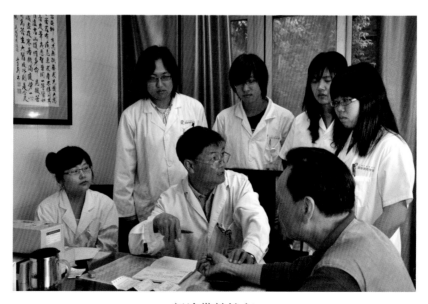

门诊带教抄方

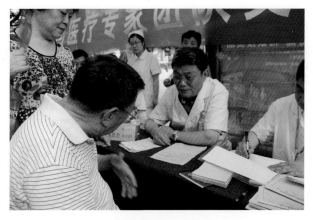

在重庆市万州区义诊

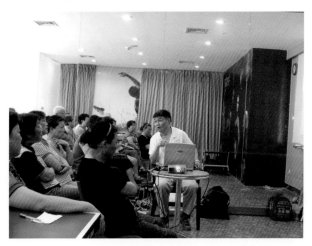

下社区讲课

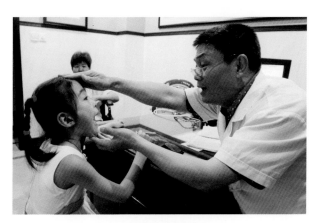

日常接诊患者

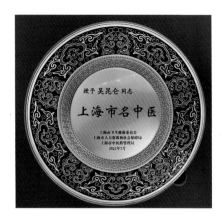

名中医奖牌

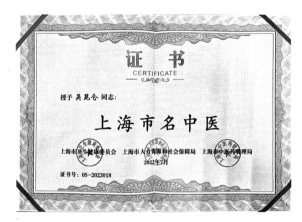

名中医证书

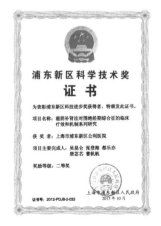

浦东新区科学技术奖
二等奖

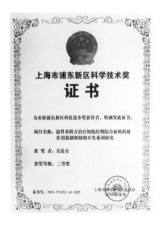

浦东新区科学技术奖
三等奖

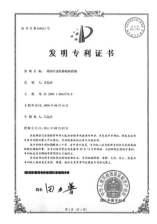

吴昆仑专利证书

# 吴昆仑临诊医案医话撷英

主编 都乐亦 唐苾芯 叶 璐

科学出版社

北京

# 内 容 简 介

本书介绍了全国基层名中医、上海市名中医、上海市基层名中医吴昆仑的从医经历,在咳喘病、妇人病、脾胃病、血液病、肿瘤、杂病等领域的学术特色、经验方药,以及用药思路、临床验案、临证体悟。本书力求通过整理汇总吴昆仑几十年来的验方效案医话,体现吴昆仑的临床思辨过程,让读者更为系统地了解吴昆仑的诊疗特色。书中着重临床特色及经验方药的介绍,并展示相应的医案医话,使读者从临床实践中了解其行医生涯。

本书可供中医临床医师、中医院校师生,以及热爱中医人士参考使用。

图书在版编目(CIP)数据

吴昆仑临诊医案医话撷英 / 都乐亦,唐蕊芯,叶璐
主编. --北京:科学出版社,2025.1. -- ISBN 978
-7-03-080223-1
Ⅰ. R249.7
中国国家版本馆 CIP 数据核字第 2024L81514 号

责任编辑:陆纯燕/责任校对:谭宏宇
责任印制:黄晓鸣/封面设计:殷 靓

科学出版社 出版
北京东黄城根北街 16 号
邮政编码:100717
http://www.sciencep.com
南京文脉图文设计制作有限公司排版
上海锦佳印刷有限公司印刷
科学出版社发行 各地新华书店经销

*

2025 年 1 月第 一 版 开本:B5(720×1000)
2025 年 1 月第一次印刷 印张:15 1/4 插页:4
字数:242 000
定价:90.00 元
(如有印装质量问题,我社负责调换)

《吴昆仑临诊医案医话撷英》

**编委会**

**主 审**

吴昆仑

**主 编**

都乐亦　唐苾芯　叶 璐

**副主编**

（按姓氏笔画排序）

吴 眉　忻玉荣　宋李冬　张 蓉　范春香

**编 委**

（按姓氏笔画排序）

卜林凌　王 亢　王 芳　方临猛　许雪莲

李 菁　李正鑫　吴火丰　何晓凤　张 步

张燕琼　陈逸云　邵黎云　徐佩文　潘樱稚

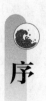

# 序

　　吴昆仑出身中医世家,父亲为上海市名中医、著名中医血液病专家吴正翔教授,其自幼受父亲言传身教,深爱岐黄之术,并先后师承黄吉赓、严又陵、邵长荣、张云鹏等多位名中医。

　　吴昆仑习多家名医之长,探究医理之奥,集思融汇,逐步形成了个人特色鲜明的学术思考和诊治经验,以调和阴阳、匀和整体、培本清源、益气扶正为要,在咳喘病、妇人病、血液病等领域治验累累疗效显著,不断提升学术影响力,其工作踏实,为人厚道,善待病家,得到了各级卫生管理部门、多家知名大学机构、中医名家的肯定和认可。从2008年第一批获得上海市浦东新区名中医后,先后获评上海市名中医、全国基层名老中医药专家、上海市基层名老中医等。

　　吴昆仑在繁忙的医疗工作之余,更关心中医后辈的成长,以各级、各类名中医传承研究工作室、研究生带教点为纽带,在"三尺诊台",言传身教,培养了一批又一批学术传承人,正式拜在其门下弟子有33名、硕士研究生5名。他的学生现已成长为多家二级、三级医疗机构及社区卫生服务中心的业务骨干力量,其中有主任医师3人、副主任医师13人,且多人成为全国中医临床优秀人才、上海市中医药领军人才、杏林新星、优秀社区人才、浦东新区名中医、领先人才、学科带头人等,在医疗行业各领域取得了可喜的成绩。

　　先生学验俱丰,医德高尚,毕生奋斗,堪称"于仁厚处用心,于术精处用功"之楷模,令人敬仰。本书的编撰,正是吴昆仑携学生共同完成,对其在咳喘病、妇人病、脾胃病、血液病、肿瘤等领域的经验进行了全面的梳理、审核、校对,并收录典型医案百余篇,希冀对后学者及中医同道的临床诊疗实践有所裨益。值此上海市卫生健康委员会、上海市中医药管理局组织整理第五批上海市名中医学术经验之际,《吴昆仑临诊医案医话撷英》行将付梓,故为之序。

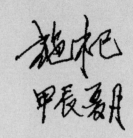

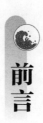

# 前言

　　吾师吴昆仑教授，少年起受父启蒙，敏而好学，初探中医；始农场磨炼，再经上海中医学院（现上海中医药大学）系统学习积累，渐有体悟；后又跟随多位名师辛勤不辍，逐渐集各家所长，并不断传承创新，活用巧用经方，在咳喘病、妇人病、脾胃病、血液病等领域独树一帜，终自成大家，获全国基层名中医、第五批上海市名中医等殊荣，受聘上海市浦东新区公利医院终身荣誉主任/教授。

　　余自大学毕业即跟随吴师侍诊抄方，耳闻目濡吴师凭借自身所长，为患者诊治病情，秉承医者仁心，为患者解释病情，使得患者身心均得到疗愈；同时坚持为人师表，对学生倾囊相授。余深以吴师为楷模，勤恳学习。此番有幸依托"上海市名中医工作室""浦东中医名家"项目，召集吴师众学生一同梳理吴师在特色领域的学术思想、经验方剂、常用药对、医案医话等内容，汇集编撰成书，希冀吴师经验得到继承发扬，同时为中医药同道在临床诊疗中提供参考，从而更好地为百姓服务，解除患者病痛。也希望本书成为专业院校学生及青年医生的有益参考。

　　本书的出版得到上海市卫生健康委员会、上海市中医药管理局立项的"上海市名老中医学术经验研究工作室"及浦东新区卫生健康委员会立项的"浦东中医名家"建设项目基金的资助，国医大师、上海中医药大学原校长施杞教授特意为本书作序，一并致谢。

　　限于编者的水平，如有不足之处，期待广大读者批评指正，以利于今后改进提高。

叶璐

2024 年 6 月

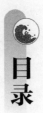

# 目录

 第一篇　学术特色

## 第三篇　医话汇编

第一篇

学术特色

# 第一章　咳喘病经验方

## 第一节　咳嗽——平喘定哮方

### 一、疾病概述

咳嗽是指喉部或气管的黏膜受刺激时迅速吸气，随即强烈地呼气，声带振动发声的现象，是人体清除呼吸道内的分泌物或异物的保护性呼吸反射动作；但大气污染、季节变化、感染、饮食、职业、精神等各种因素导致频繁咳嗽，影响休息与睡眠，则失去其保护作用而成为病态。常见的疾病有上呼吸道感染、支气管炎、支气管扩张、肺炎、慢性阻塞性肺疾病、肺结核等。

### 二、病因病机

中医学中的咳嗽是指肺气上逆作声、咯吐痰液。咳，是无痰而有声的咳嗽；嗽，是无声而有痰的咳嗽。根据病因病机分为外感咳嗽和内伤咳嗽。外感咳嗽常因六淫外邪从口鼻、皮毛入肺；内伤咳嗽总由脏腑功能失调，内邪干肺，最终引起肺气上逆所致。

### 三、学术思想

外伤咳嗽起病较急、病程短，初期常伴有寒热、头痛等肺卫表证，实证居多，治以疏散外邪、宣通肺气为主。内伤咳嗽多是宿病，常反复发作、迁延不已，并兼见其他脏腑失调的证候。其中以虚证居多者，治以调理脏腑为主，如健脾、清肝、养肺、补肾等；属虚中夹实者，治当标本兼顾。

外感咳嗽起病较急,其病尚浅而易治;内伤咳嗽多呈慢性反复发作过程,其病较深,治疗难取速效,平时注意饮食起居调摄,提高机体适应力和抗病能力,坚守"缓则治本"原则,补虚固本,可图根治目的。

吴师认为咳嗽初起,应当"因势利导",冀其达到肺气宣通,则咳可止,一般不宜用收涩药,否则易致"关门留寇",使咳嗽缠绵难愈,痰黏难出。但咳嗽日久,邪势渐清而肺气渐伤,又当酌加敛肺收涩之品。《医门法律·咳嗽续论》的"凡邪盛,咳频,断不可用劫涩药。咳久邪衰,⋯⋯方可涩之。"即是此意。因此治法用"治咳"比"止咳"更加贴切。吴师治咳有"三部曲":①宣肺,多用麻黄、前胡、杏仁、射干;②肃降,多用白前、紫菀、款冬花;③敛肺,按止咳程度排序常用百部、五味子、胡颓叶、乌梅、罂粟壳。

## 四、 组方解析

**【组成】** 射干、炙麻黄、前胡、桑白皮、竹沥半夏、黄芩、柴胡、紫菀、款冬花、枳壳、桔梗、生甘草。

**【功效】** 宣肺化痰,平喘治咳。

**【主治】** 哮喘,咳嗽,急、慢性支气管炎等。

**【方解】** 方中射干苦寒消痰降逆上气,炙麻黄辛温宣肺平喘,此二味寒温并用为主药,取《金匮要略》射干麻黄汤之意;配以黄芩、桑白皮清泄肺热;竹沥半夏燥湿化痰;柴胡疏解达邪,又有抗过敏作用;前胡、紫菀、款冬花宣肺化痰治咳;枳壳、桔梗一升一降调畅肺气,有谓天地升降汤;生甘草清热化痰止咳,又调和诸药。综观全方,寒温并用、宣降肺气、化痰平喘治咳为立方遣药之意。

**【临证加减】**

偏寒证:酌加荆芥、防风、泽漆、生姜,或选加紫苏子、白芥子。

偏热证:酌加金荞麦、金银花、连翘、蒲公英等。

偏实证:酌加枳实、厚朴、莱菔子、大黄等。

偏虚证:阴虚酌加生地黄、石斛、沙参、麦冬等;气虚酌加太子参、党参、黄精、菟丝子等。

咽痛、咽痒、音哑者:酌加玉蝴蝶、锦灯笼、胖大海。

痰浊重者:酌加鱼腥草、瓜蒌皮或仁、芦根等。

过敏者:酌加乌梅、防风、白芷、细辛、辛夷、苍耳子等。

瘀血者:酌加丹参、郁金、桃仁等。

纳差者:酌加谷芽、麦芽、神曲、山楂等。

便溏者:酌加炒白术、山药、炒薏苡仁、白扁豆等。

寐差者:酌加合欢皮、首乌藤、酸枣仁等。

多汗者:酌加糯稻根、麻黄根、五味子、红枣等。

咳甚者:酌加枇杷叶、僵蚕、蝉蜕、腊梅花、胡颓叶等。

喘甚者:酌加地龙、全蝎等。

## 第二节　与过敏有关的慢性咳嗽——抗敏治咳方

### 一、疾病概述

与过敏有关的慢性咳嗽是以慢性咳嗽(>8周)为主要临床表现的一类疾病,包括变应性咳嗽、咳嗽变异性哮喘、嗜酸性粒细胞性支气管炎等。多因过敏原、感冒、异味等因素诱发或加重咳嗽,多由遗传、免疫、环境等多因素参与,发病多与气道炎症有关。

### 二、病因病机

该类以咳嗽为主要表现的病症,多因接触刺激性异味、过敏原(粉尘、污染空气)等而发作或加重,起病急,变化快,与风邪"善行而数变"的特点相似,又多见鼻塞声重、流清涕等风寒表证。因此,吴师认为风、寒等外邪是主要致病因素,风邪夹寒,内郁于肺,风动气逆,肺管挛急是其病机核心。

### 三、学术思想

吴师认为,风寒外邪只是诱因,正气不足为疾病发生的根本条件。多因正气不足,致风邪久伏肺络,阻碍肺气宣降,最终导致本病的发生。迁延难愈的呼吸道慢性非特异性炎性反应可视为未尽之邪气,潜伏于肺体;对多种变应原易致敏可当作风伏肺体易为外邪引动;多有家族遗传史则是先天禀赋不足、母体中即有伏邪;病情容易反复发作,提示正气不足。因此,在治疗时应兼顾扶正,可在病情稳定后加用健脾益肾之法,或联合应用穴位敷贴、耳穴贴压等外治法治疗。

## 四、 组方解析

【组成】 荆芥、防风、炙麻黄、紫苏叶、白芷、苍耳子、紫菀、款冬花、枳壳、桔梗、黄芩、金荞麦、杏仁、生甘草。

【功效】 疏风散寒,宣肺治咳。

【主治】 变应性咳嗽、咳嗽变异性哮喘等属风寒袭肺证者。

【方解】 本方取明·张时彻《摄生众妙方》之"荆防败毒散"、《太平惠民和剂局方》之"三拗汤"及宋·严用和《济生方》之"苍耳散"之义,功效疏风散寒、宣肺抗敏治咳。荆芥、防风、紫苏叶发散风寒、宣肺止咳;炙麻黄、杏仁一宣一肃,调畅肺气平咳喘;枳壳、桔梗一升一降,开泄肺气利咽喉;白芷、苍耳子散风解表通窍;紫菀治咳无论新久、寒热虚实均可应用,与款冬花相须为用,宣肺化痰止咳;黄芩、金荞麦合用,清肺利咽、解毒消痈,更有反佐之功;生甘草清热祛痰,利咽止咳,又调和诸药。现代药理研究表明,荆芥、防风、白芷、苍耳子、黄芩、甘草具有抗炎、抗过敏作用。诸药合用,共建疏风散寒、祛除外邪、宣肺利咽、抗敏治咳之功效。

【临证加减】

咳而痰黏,胸闷,苔腻者:酌加半夏、厚朴、茯苓等。

鼻塞较甚者:酌加辛夷花等。

咳前咽干、咽痒者:酌加牛蒡子、射干、蝉蜕、玉蝴蝶等。

咽痒伴大便溏薄者:酌加生姜数片等。

# 第二章 妇人病经验方

第一节 **围绝经期综合征——滋阴补肾方**

## 一、疾病概述

围绝经期,其实是每个女性都会经历的自然绝经前后的生理阶段,是从生殖期到老年期的自然过渡。在这一时期,由于卵巢功能减退,下丘脑-垂体-卵巢轴激素水平的变化,特别是雌激素水平的撤退或波动,女性会出现潮热、出汗、情绪烦躁、睡眠障碍、心悸、皮肤过敏等一系列的症状,医学上称为围绝经期综合征。

对于<60岁的围绝经期患者,现代医学普遍采用的雌激素或雌孕激素替代疗法,因其有增加雌激素受体相关器官肿瘤发病风险的副作用,使其临床使用受限。中医药干预因其安全、有效等优势,成为围绝经期女性治疗的一种理想选择。

## 二、病因病机

围绝经期相关症状属于祖国医学"经断前后诸证"范畴,根据其不同的临床表现,可散见于"脏躁""郁证""月经不调""不寐"等疾病论述中。肾虚和肝郁是围绝经期诸多症状发生的基本病机。肾主藏精与生殖,随着年龄的增长,肾气渐衰,精血不足,冲任亏虚,阴阳失衡。如《素问·上古天真论》所云:"七七任脉虚,太冲脉衰少,天癸竭,地道不通,故形坏而无子也。"肾气的盛衰直接关系到肾-天癸-冲任-胞宫生殖、内分泌轴的功能状态,因此肾气衰是妇女在"天癸竭"的生理过程中出现绝经相关症状的始动因素。另外,"女子以肝为先天",肝藏血,主疏泄,司血海,体阴而用阳。妇女经历经、孕、产、乳等以血为用而耗伤于血的生理过程,因此围绝经期的女性,肝所藏之阴血出现不足,疏泄功能亦相应障碍,易为"七情所伤",肝失条达,气机怫郁,从而出现月经紊乱、情志失调、阴不敛阳而不寐,乃至影响他脏功能的病证。

## 三、 学术思想

吴师认为,围绝经期诸多症状的出现,肾虚是其核心病机,肾主藏精又主生殖,肾中精气的盛衰直接关系到肾-天癸-冲任-胞宫生殖、内分泌轴的功能状态,随着肾中精气的衰减,女性天癸渐竭;肾虚可分为肾阳虚和肾阴虚,而女子以血为用,"阳常有余,阴常不足",且"年过四十而阴气自半",临床所见患者烘热汗出、烦躁易怒、心悸失眠、腰酸、头晕等阴虚内热之象明显多于浮肿、便溏、畏寒之征,故临床上常见肾阴虚者居多;且肝肾同源,"女子以肝为先天",肝藏血,主疏泄,司血海,体阴而用阳,肝为阴血之体,阴血充足则肝体得养,其用也健,疏泄正常则气血调达,情志舒畅,而随着天癸竭,肝所藏之阴血不足,疏泄功能亦相应障碍,即体阴不足,阳用失序,因此当采用滋补肝肾滋其体阴,而阳用自然回归其度,乃寓阴求阳之意。吴师在治疗上以"滋阴补肾、调肝养血"为大法,自拟"滋阴补肾方"治疗围绝经期的诸多症状。

## 四、 组方解析

【组成】 生地黄、淮山药、山茱萸、牡丹皮、泽泻、茯苓、女贞子、墨旱莲、制黄精、菟丝子、桑椹、太子参。

【功效】 滋阴补肾,调肝养血。

【主治】 围绝经期综合征肝肾亏虚证。

【方解】 本方以六味地黄汤合二至丸化裁而成,补中寓泻,补泻结合而以调补为主。方中以生地黄、黄精、女贞子、菟丝子、桑椹滋阴养血,益肝肾而补精;山茱萸、淮山药、墨旱莲补肝肾、健脾养血、涩精又敛汗;牡丹皮、茯苓、泽泻清热凉血、退虚热、利水渗湿、宁心安神;又太子参、淮山药、茯苓并用健脾和中以济滋精血化生之源,诸药合用,共奏滋先天、养后天之效,使阴血得充、冲任得养,虚热得清,诸症自平。现代药理学研究证实,方中女贞子、墨旱莲、菟丝子等药物具有雌激素样活性,同时有抗氧化、延缓衰老作用。

**【临证加减】**

兼肾阳虚:酌加仙茅、淫羊藿等。

兼肝郁证:酌加柴胡、白芍等。

兼心火亢:酌加黄连、肉桂等。

易过敏者:酌加乌梅、大枣等。

睡眠障碍:酌加合欢花、酸枣仁等。

盗汗明显:酌加知母、黄柏等。

## 第二节 原发性痛经——经痛宁方

### 一、疾病概述

原发性痛经,又称功能性痛经,为妇科常见病、多发病,以妇女在行经前后,或正值行经期间,小腹及腰部疼痛甚至剧痛难忍,常伴有面色苍白、头面冷汗淋漓、手足厥冷、呕吐等症,并随着月经周期发作。主要发生群体为青春期少女和未婚/已婚未育的年轻妇女,是影响妇女正常工作和生活质量的常见原因。因社会生活节奏加快及工作压力加大等因素影响,气滞血瘀型原发性痛经为临床最常见证型之一。

### 二、病因病机

原发性痛经属中医学"痛经""经行腹痛"等范畴。中医学认为,痛经的发生与冲任、胞宫的周期性生理变化密切相关。主要病机在于邪气内伏或精血素亏,更值经期前后冲任二脉气血的生理变化急骤,导致胞宫气血运行不畅,"不通则痛";或胞宫失于濡养,"不荣则痛",故使痛经发作。

## 三、 学术思想

吴师结合多年临床治疗原发性痛经经验,提出原发性痛经临床以气滞血瘀型最为多见。吴师认为,"气为血之帅,血为气之母",气血互根互用,关系密切。妇人经、带、胎、产的生命活动均以气血为基础,故原发性痛经的发病,也多因各种原因导致气血运行不畅所致。严用和在《重订严氏济生方·妇人门·血气论治》有云:"盖人身血随气行,气一壅滞,则血与气并,或月事不调,心腹作痛;或月事将行,预先作痛;或月事已行,淋漓不断,心腹作痛。"

## 四、 组方解析

【组成】 制香附、川楝子、延胡索、广木香、桃仁、红花、赤芍、生地黄、当归、川芎。

【功效】 活血化瘀,行气止痛。

【主治】 原发性痛经气滞血瘀证。

【方解】 "经痛宁方"由传统古方桃红四物汤合金铃子散加制香附、广木香化裁而成。桃红四物汤出自清·吴谦《医宗金鉴·妇科心法要诀》,是在补血调血的四物汤中加入活血化瘀的桃仁、红花而得名。吴师为切合痛经病机而将桃红四物汤中的熟地黄易为生地黄、白芍易为赤芍。生地黄,《本经逢原》谓"……其能散血消瘀解烦也";且能补血、滋肾,《本草纲目》谓其"生精血,补五脏,内伤不足,通血脉……女子伤中胞漏,经候不调,胎产百病"。当归、川芎为血中气药,《本草纲目》谓当归能"治头痛,心腹诸痛",川芎"上行头目,下行血海",二药共奏活血行气调经之用。赤芍养血益阴、通营止痛、柔肝缓急,《神农本草经》云:"芍药,味苦平,主邪气腹痛,除血痹,破坚积寒热,疝瘕,止痛,利小便,益气。"金铃子散方出自金·刘完素的《素问病机气宜保命集·心痛论》,由延胡索、川楝子两味药组成。川楝子,李时珍言其为治"心腹痛及疝气为要药";延胡索,《本草求真》载:"不论是气是血,积而不散者,服此力能通达,以其性温,则于气血能行能畅……理一身上下诸痛。"两药共奏行气活血止痛之功。制香附性平而不寒不热,《本草汇言》载:"开气郁,调血滞之药也……乃血中之气药,为妇科之仙珍也。"《本草纲目》中称其为"女科之主帅也"。广木香辛散温通长于行气止痛。全方共奏活血化瘀、行气止痛之效。

**【临证加减】**

得温痛减,遇寒加重者:酌加小茴香、川桂枝等。

腰酸明显者:酌加杜仲、续断等。

伴有乳房作胀者:酌加柴胡、郁金、路路通、丝瓜络等。

## 第三节　盆腔炎性疾病后遗症——益肾清热方

### 一、疾病概述

盆腔炎性疾病后遗症以慢性、反复发作性的下腹部坠胀疼痛、腰骶部酸痛,月经异常、不孕及异位妊娠为临床表现,常为急性盆腔炎未彻底治疗,或患者体质较差病程迁延所致,部分患者亦可无急性盆腔炎病史,直接慢性起病。据统计,在我国本病的发病率高达15%~20%,现代医学对盆腔炎性疾病后遗症尚无有效治疗手段,抗生素对急性期病原体的清除疗效确切,但对慢性阶段临床症状的改善及损伤修复却获益甚微,且对该病其他并发症如不孕、月经失调等而言,治疗效果也不尽如人意,而中医药治疗优势凸显。

### 二、病因病机

盆腔炎性疾病后遗症属于中医"妇人腹痛""带下病""癥瘕"等范畴。女子有经带胎产的生理特点,经行产后或行人工流产、宫腔操作术后,胞门未闭,加之房事不洁或起居失调,则寒热湿毒之邪乘虚而入,盘踞于下焦,与血搏结,邪正相争,损伤冲任及带脉。外邪经由胞宫及两歧\*侵入盆腔,破坏盆腔内组织器官正常气血运行,使气血瘀阻,血络不通,不通则痛,故出现慢性下腹疼痛;带脉

---

\*　两歧:产生和输送卵子的妇女内生殖器,位于左右少腹,相当于西医解剖中的输卵管和卵巢。

受损,不能约束诸经,则见腰骶部酸楚、下坠感;寒、热、湿邪久居盆腔,下注阴窍,郁久而化热,故见带下量多色黄;湿热瘀阻冲任胞宫,经期胞血或瘀阻不下,或非时而下,故见月经后期或经行淋漓等症;湿热之邪相互胶结,瘀阻于络道,阻碍精子与卵子结合,故而不孕。此外,肾主生殖,胞脉系于肾,肾气虚则冲任失和,胞宫无力抵抗外邪而发病。多数患者在体劳或房劳后、产后、流产后或者盆腔手术后,每于气血耗伤、正气未复之时出现病情反复发作。

因此,吴师认为,肾虚为本、湿热瘀阻为标是盆腔炎性疾病后遗症的基本病机。

## 三、 学术思想

吴师认为本病多为虚实夹杂、本虚标实之证。湿热之邪由外入侵,挟气血瘀阻下焦是发病的直接原因,但导致盆腔炎性疾病后遗症迁延难愈的根本原因是肾气亏虚,故"湿热瘀阻为标,肾虚为本"是本病的主要病机。

紧扣病机,吴师以"清热利湿活血,益肾固本培元"为治疗盆腔炎性疾病后遗症的根本大法,以经典方知柏地黄汤加味组成"益肾清热方"为主方治疗本病,强调根据患者病症虚实之多少,标本同治,清瘀化湿,调理冲任,益肾养阴,固本培元。以小腹疼痛、黄带为主要病症则清热化湿为主,益肾为辅;以腰酸、月经改变、不孕为主时,则加强益肾培元之力,寄意"养正积自除"。同时,结合湿热阻络的特点,吴师酌加化瘀通络之品,使气血通畅,扶正祛邪之效更佳。

此外,吴师认为,内服同时结合外治法,尤其是中药灌肠法,既可改善血液循环,加快炎症的清除和水肿的吸收;又避免过多苦寒之药口服损伤脾胃,缩短治疗时间。

## 四、 组方解析

【组成】 知母、黄柏、生地黄、生山药、制山茱萸、泽泻、白茯苓、牡丹皮、川牛膝、败酱草、红藤、制香附、生薏苡仁。

【功效】 清热利湿,益肾培元。

【主治】 盆腔炎性后遗症(湿热瘀结证)。

【方解】 方中生地黄、生山药、制山茱萸同补肝、脾、肾三脏,重在益肾滋阴,培补元气;知母、黄柏滋肾阴,清下焦之热;红藤、败酱草、牡丹皮清热化瘀,消壅止痛;生薏苡仁、白茯苓、泽泻等药利水渗湿;川牛膝活血通经,引药下行。

【临证加减】

舌苔厚腻者:酌加藿香、佩兰、豆蔻。

带下多者:酌加椿根皮、土茯苓。

气虚乏力者:酌加黄芪、党参。

腰酸者:酌加川断、杜仲。

寐差者:酌加合欢皮、首乌藤。

焦虑者:酌加柴胡、郁金、玫瑰花。

月经量少者:酌加益母草、当归、川芎。

附 妇科病常用药对

1. 菟丝子 制黄精

【常用剂量】 菟丝子30 g,制黄精15 g。

【功效主治】 滋补肝肾,补气养阴,兼可补脾。

【药对释义】 妇科诸症,肝肾不足者频见。症见月经量少、月经后期、闭经甚或不孕等,常伴腰膝酸软、耳鸣头晕、周身关节酸痛。菟丝子性温味甘,归肝、肾经,功专滋补肝肾,黄精味甘性平,归肺、脾、肾经,取其补气养阴之效。吴师治疗此类病证,但观患者舌苔,恐过于滋腻,反留湿气缠绵,若苔薄无腻,常用此药对,因妇科诸病肝肾不足者多兼血虚,黄精与菟丝子配伍既可补肾填精,又可补脾养血,一举数得。

【现代研究】 药理学研究证实菟丝子有性激素样作用,菟丝子和黄精可以延缓衰老、提高免疫。

2. 醋龟甲 炙鳖甲

【常用剂量】 醋龟甲20 g,炙鳖甲15 g。

【功效主治】 滋阴养血,软坚散结。

【药对释义】 妇科诸病,阴血为要,临床常有阴虚血亏,见于月经量少、月经后期、闭经、围绝经期综合征等,常多见经量减少甚或延迟,伴头晕,腰酸,小便频数,夜寐不佳等。龟甲味甘咸性寒,滋肾养血,兼有健骨之效;鳖甲味咸性微寒,功专滋阴。该药对取其血肉有情之品滋阴补血力甚,或时遇癥瘕、积聚之病,临床多见伴子宫肌瘤、乳腺增生、甲状腺结节患者,此药对更有软坚散结之效。

【现代研究】 龟甲、鳖甲具有调节机体免疫力。同时,龟甲具有抗肿瘤及调节生殖系统作用;鳖甲具有抗肝纤维化和抗肺纤维化的作用。

### 3. 藿香 佩兰 苍术

【常用剂量】 藿香9g,佩兰6g,苍术12g。

【功效主治】 健脾化湿和中。

【药对释义】 湿邪致病常缠绵难愈,妇科则多见带下病,湿浊内蕴,病情迁延,症见反复带下量多,常伴有纳呆,偶见胃胀,大便溏薄,苔厚腻。藿香味辛性微温,归脾、胃、肺经,佩兰常与之同用,共奏化湿和中之效。苍术味辛性温,主燥湿健脾,朱震亨云其"总解诸郁"。湿邪为病,常三焦症状同出,上焦则头重如裹、神明不清;中焦则胃脘不适、呕吐痰涎;下焦则湿阻宫室,湿浊下注,带下不止。该药对藿香、佩兰清轻,专攻于上;苍术则燥宫室之湿,偶有症重者,再配以白术,二术同用,其效更甚。

【现代研究】 藿香挥发油能促进胃液分泌,增强消化力。

### 4. 炮姜炭 莲子 补骨脂

【常用剂量】 炮姜炭9g,莲子15g,补骨脂10g。

【功效主治】 温阳固精,暖宫散寒。

【药对释义】 妇人为病,阳虚常有,肾阳、脾阳亏虚屡见。脾阳不足则脾气升发不够,临床多见于月经后期、闭经、月经量少或多者,伴见面色无华,纳差,胃脘冷痛,得热则减,大便溏薄,脉沉细。炮姜炭味辛性热,归胃、脾、肾经。莲子味甘性平,归心、脾、肾经,补益脾肾,止泻涩精。补骨脂性温,归脾、肾经。炮姜性热,重用恐热扰血室,过犹不及,莲子平补,补脾固精最宜,补骨脂功专温肾,三药并用,以温脾固精,温宫散寒。

【现代研究】 炮姜炭能缩短出血及凝血时间;莲子可抗炎、抗氧化,改善肠胃消化功能,增强机体抵抗力;补骨脂的有效成分有雌激素样作用。

### 5. 大血藤 败酱草

【常用剂量】 大血藤 15 g,败酱草 15 g。

【功效主治】 清热利湿,通利下焦。

【药对释义】 湿邪日久,易蕴结下焦,临床多见于慢性盆腔炎、慢性阴道炎等,反复带下黄稠、量多,常伴外阴瘙痒,白带清洁度欠佳。大血藤味苦性平,归肝经,用于妇科诸症取其清热利湿之效,败酱草性凉味苦,功专清热排脓。吴师处方,若遇病久不愈者,则加倍用量,以求邪气速去。

【现代研究】 药理学研究证实大血藤、败酱草具有抗病原微生物的作用。

### 6. 路路通 王不留行 川楝子

【常用剂量】 路路通 18 g,王不留行 18 g,川楝子 18 g。

【功效主治】 理气疏肝,活血通经。

【药对释义】 妇科诸病,调血为要,但气为血之帅,调血必以理气为先。此药对多用于肝气郁结诸症,临床以乳腺增生、围绝经期综合征、闭经、月经量少多见。症见乳房胀痛或胁痛,性急易怒,常伴偏头痛或大便溏薄、胸闷、脉弦。路路通味苦性平,归肝、肾经,有活络通经之效;王不留行归肝、胃经,可通经消肿;川楝子味苦性寒,专攻疏肝行气。

【现代研究】 路路通、王不留行、川楝子均有抗炎、镇痛的作用。

### 7. 槐角炭 侧柏炭 藕节炭

【常用剂量】 槐角炭 18 g,侧柏炭 18 g,藕节炭 18 g。

【功效主治】 收涩止血。

【药对释义】 吴师认为,血为妇人之本,临床常以养血滋阴为治疗妇科诸病之大法。妇科临床常见多出血性疾病,如崩漏、经间期出血、血尿等。临床多由气虚、血热、瘀血等引起,治疗多以补气、清热、化瘀等法治本。但出血性疾病,患者往往以标急为主诉,急需止血以控制病情进一步发展,亦给予患者信心继续配合治疗。槐角味苦性寒,归肝、大肠经;侧柏味苦涩性寒,归肺、肝、脾经;藕节味甘涩,归肝、肺、胃经。三药烧炭,取其收涩止血之功,临床运用于妇科出血诸症,标本同治。

**【现代研究】** 槐角炭、侧柏炭、藕节炭可以缩短凝血时间。

## 8. 合欢皮 首乌藤 墨旱莲

**【常用剂量】** 合欢皮15g,首乌藤30g,墨旱莲20g。

**【功效主治】** 滋阴补肾,解郁安神。

**【药对释义】** 妇人为病,常多见阴血不足,肝郁肾亏,症见乳房作胀,以经前为甚,心烦易怒,或兼有眩晕耳鸣,或兼夜寐欠安,小便溲黄,腰膝酸软,苔薄黄,脉细数或小弦。临床多以滋补肝阴为治疗大法。合欢皮味甘性平,归心、肝经,《本草求真》中记载"合欢皮味甘气平……令五脏安和,神气自畅……重用久服,方有补益怡悦心志之效。"首乌藤味甘微苦性平,入心、肾、肝经;墨旱莲味甘酸,入肝、肾经。遣墨旱莲以滋阴为要,若见夜寐不安较重,重用墨旱莲40g,用于夜寐欠安者常有奇效。

**【现代研究】** 合欢皮、首乌藤具有改善睡眠、抗焦虑的作用;墨旱莲则有抗氧化、清除自由基的作用。

妇科药对在中医辨证施治中具有优化药物组合,起到药物功效协同、相互纠偏、缓和毒性等作用。药对的药物组成虽然简单,但其准确使用是建立在正确辨证论治的基础上,其中蕴含了老中医临床辨证及用药的丰富经验,吴师每临证之时,灵活化裁,治疗妇科诸症,常有事半功倍之效。

# 第三章 脾胃病经验方

第一节 慢性胃肠病——健脾益胃汤

## 一、疾病概述

慢性胃肠病主要包括食管、胃、肠道等脏器的器质性和功能性疾病,如胃食管反流病、急性胃炎、慢性胃炎、消化性溃疡、功能性消化不良、肠易激综合征、功能性便秘、慢性腹泻、胃癌、结肠癌等。慢性胃肠病在临床中十分常见,《中国卫生健康统计年鉴(2022)》指出:调查地区15岁及以上居民所患慢性病中消化系统疾病患病率为43.8‰。

食物消化与吸收是一个十分复杂的过程,涉及胃肠道的外分泌和内分泌、胃肠道的运动、神经体液的调节、血液及淋巴循环,以及它们之间的相互联系和密切配合。任何一环的破坏均可引起胃肠道疾病。其中胃肠道的黏膜上皮吸收和腺体的分泌功能,以及胃肠道平滑肌收缩过程的异常是引起慢性胃肠病的主要原因。

慢性胃肠病的治疗分为一般治疗、药物治疗、手术或介入治疗三大方面。一般治疗包括饮食与营养、生活安排与精神心理治疗;药物治疗则主要包括针对病因或发病环节的治疗和对症治疗。

## 二、病因病机

慢性胃肠病属中医学"胃脘痛""痞满""腹痛""呕吐""呃逆""泄泻""便秘"等范畴,而脾虚湿阻(困)证是南方湿地患者的常见中医证型。

吴师认为当今社会膳食种类繁复,精制食物、肥膏厚味居多,滋腻甜品生冷盛行,加之人们缺乏体育锻炼,长期室内伏案,致痰湿内生。脾为太阴湿土,喜燥恶湿,易为湿困,表现为血脂异常、脂肪肝、胆囊息肉、代谢综合征、超重和肥胖等疾病高发。《临证指南医案》亦云:"而但湿从内生者,必其人膏粱酒醴过度,或嗜饮茶汤太多,或食生冷瓜果及甜腻之物。"

《儒门事亲》中有"夫愤郁而不得伸,则肝气乘脾,脾气不化,故为留饮"的记载。吴师发现网络世界里信息芜杂,人们无力分拣导致选择困难,纠结难定。肝气郁于内,横逆犯脾。所以,脾气运化失司,亦为湿所困。

## 三、学术思想

### (一)舌诊为要

吴师诊病四诊合参,脾胃病证临诊尤重舌诊,对舌质之胖、瘦,舌色之淡红、深红、暗红、红紫、紫暗,舌苔之薄、薄腻、腻、厚、厚腻、光剥,苔色之淡白、白、微淡黄、淡黄、黄、老黄,抑或染色等必详加辨析,进而决定药物的选择和药量的增减。

舌体淡胖或有齿痕,苔见厚腻,多为脾失健运或湿浊内盛,吴师自拟化湿方,选药藿香、佩兰、砂仁/豆蔻。藿香、佩兰化湿辟秽、振脾开胃,为善理中州之佳品。砂仁、豆蔻健脾祛湿、醒脾助运,前者温燥之性较强,用于中焦湿阻较重之证;后者另有一种清爽妙气,用于较轻之证。吴师化湿尚辅以泽兰、土茯苓利水除湿,使其从小便而解。

舌苔滑润,由白转黄,甚至灰黑,多是化热病进,也可能为寒湿壅阻,提示病重。所以《敖氏伤寒金镜录》云:"故凡苔见黑色,病必不轻。无论寒热虚实,皆有黑苔,惟以润、燥、老、嫩为辨"。化热者,吴师加黄芩、黄连、栀子等清热燥湿;脾虚寒重苔薄者,可加人参(党参)、黄芪、附子等温中健脾;患者若为幽门螺杆菌感染者,吴师会建议联合杀菌治疗。

舌苔中见苔剥或舌红少苔或甚者舌有裂纹,多为胃阴不足,吴师予石斛、玉竹、麦冬等养阴生津。

### (二)以平为期

吴鞠通在《温病条辨》中定下"治上焦如羽(非轻不举);治中焦如衡(非平不

安);治下焦如权(非重不沉)"的治则。吴师践行之。

一则用药平和,首方药物往往不过十味。意为投石问路,初识患者不宜骤以升散太过之品或重镇下沉之金石、贝壳类,后续复诊时可逐渐加味。久用苦寒和温燥之药伤阴,久用滋腻厚味之药碍运,故不宜久用。

二则脾胃为气机升降之枢纽,脾升胃降有道,逆之则生疾患。症见脘腹坠胀、食欲不振、泄泻、痔疮、脱肛、头昏、乏力等脾不升清之象,吴师多施以黄芪、白术、柴胡、升麻等;症见恶心、呕吐、嗳气、呃逆、泛酸等胃失肃降之象,多施以半夏、竹茹、生姜、柿蒂、鸡内金等。

## 四、组方解析

【组成】　制半夏、陈皮、砂仁/豆蔻、太子参、白茯苓、白术、黄连、煅瓦楞子、煅蛤壳、炒麦芽、炒谷芽、神曲、甘草。

【功效】　益气健脾,和胃益肠。

【主治】　慢性胃肠病、慢性咳嗽、肺癌(或放化疗后)等属脾虚湿阻(困)证者。

【方解】　全方取六君子汤合左金丸意加制酸消食之品而成。根据虚则补之、损则益之的原则,方中太子参、白茯苓、白术、甘草"四君子"益气和中,共为君药。其中太子参药力平缓,益气生津,清补不腻,适用于各类人群的各种虚实证型,故以之易人参/党参,以消后者力峻,壅塞气机之虞。制半夏、陈皮、砂仁/豆蔻健脾燥湿、化痰消痞、理气行滞、温中止呕,共为臣药。黄连苦寒,清胃泻火、降逆止呕,司反佐,令全方温而不燥;煅瓦楞子、煅蛤壳抑酸止痛、清肺消痰、软坚消结;炒麦芽、炒谷芽、神曲消食健胃助运,皆为佐药。甘草调和药性,兼为使药。纵观全方,扶脾治本、消痞抑酸,兼化痰湿、和胃止痛,补虚泻实,标本兼顾。

【临证加减】

口苦苔腻者:酌加焦山栀子、炒黄芩、土茯苓、泽兰等。

口干者:酌加石斛、玄参、芦根等。

泛酸较重者:煅瓦楞子、煅蛤壳增量,酌加吴茱萸、白螺蛳壳等。

灼热感重者:酌加玉竹、芦根、连翘、知母等。

纳差便溏者:生白术改炒白术,酌加莲子肉、炮姜、补骨脂等。

纳差便干者:生白术、神曲炭增量,酌加厚朴、枳实、莱菔子或加火麻仁、甜苁蓉、制何首乌或生大黄、芦荟等。

腹胀者:酌加莪术、青皮、枳壳、枳实、大腹皮等。

疼痛较重者:酌加吴茱萸、香橼、制香附、徐长卿、小茴香等。

恶心干呕者:酌加姜半夏、姜竹茹、生姜等。

胃脘嘈杂者:酌加山药、玉竹、芦根、麦冬、北沙参等。

合并幽门螺杆菌感染者:酌加蒲公英、炒黄芩、板蓝根等。

胃黏膜萎缩肠化生者:酌加白花蛇舌草、莪术、丹参、川芎等。

胃癌、肠癌、肺癌者:酌加白花蛇舌草、山慈菇、蜀羊泉、石见穿、石打穿、漏芦等。

## 第二节 )) 反流性食管炎——平逆方

### 一、 疾病概述

反流性食管炎是指胃和(或)十二指肠内容物反流入食管引起食管黏膜有组织病理学损伤的疾病。可见反酸、烧心、反食等症状,并可能伴有胸痛、哮喘、咳嗽等食管外的表现。随着近年来国人工作压力增加、饮食结构西化,我国反流性食管炎的检出率有逐年升高的趋势。

### 二、 病因病机

反流性食管炎属于中医学"反胃""吐酸""胃痛""嘈杂"等范畴,查阅文献资料,中医临床分型主要有肝胃郁热型、肝胃不和型、气滞痰瘀型、脾胃虚弱型等,有临床流行病学调查发现,肝胃郁热型占比达 69.47%。

肝气疏泄调达,可助胃受纳腐熟,以降浊阴之气。若忧思恼怒,情志不遂,则疏泄失畅,肝气郁而化热。邪热犯胃,故见胃脘灼痛、嘈杂;热则作酸,逆而上冲,则见吐酸、嘈杂。

## 三、学术思想

吴师认为,肝胃郁热型反流性食管炎虽然病位在食管,但多由肝气郁结化热、脾胃功能失司所致,故应从行气和胃清肝论治。此方乃从健脾益胃汤中化裁而来,加入广木香、陈香橼、降香、莪术,增强降气平逆之效;加入吴茱萸,配合黄连组成"左金丸",有助于疏利开郁;运化无碍则去炒谷芽、炒麦芽。

## 四、组方解析

【组成】 广木香、砂仁/豆蔻、制半夏、太子参、生白术、茯苓、生甘草、黄连、吴茱萸、陈香橼、降香、莪术、神曲、煅蛤壳、煅瓦楞子、陈皮。

【功效】 疏肝泄热,降逆止酸。

【主治】 反流性食管炎(肝胃郁热证)。

【方解】 本方是在宋代《太平惠民和剂局方·治一切气附脾胃积聚》之"香砂六君子汤"和金代朱震亨《丹溪心法·火》之"左金丸"的基础上,加陈香橼、降香、莪术、神曲、煅瓦楞子、煅蛤壳化裁而成。方中太子参、生白术、茯苓、生甘草健脾益气;陈皮、制半夏理气燥湿,降逆和胃;广木香、砂仁/豆蔻行气温中和胃;黄连、吴茱萸辛开苦降,疏肝泄热,佐脾升清胃降浊;降香辟秽降气;陈香橼疏肝理气;莪术行气消食;神曲消食和胃;煅瓦楞子、煅蛤壳制酸止痛。全方诸药配伍,可奏疏肝泄热、降逆止酸之功。

现代药理研究发现,香砂六君子汤和左金丸均有抑制胃酸分泌、降低胃蛋白酶活性的功效;香砂六君子汤对牛黄胆酸钠所致的胃食管黏膜损伤有保护意义;左金丸有镇痛抗炎作用;降香有镇痛作用;莪术与多潘立酮有相似的促进胃动力作用。

# 第四章　血液病经验方

第一节 **恶性淋巴瘤——吴氏消瘤散**

## 一、疾病概述

恶性淋巴瘤是一组起源于淋巴造血系统的恶性肿瘤的总称。按病理和临床特点可分为霍奇金淋巴瘤和非霍奇金淋巴瘤两大类。临床表现为无痛性的淋巴结肿大，可伴发热、消瘦、盗汗及瘙痒等全身症状。晚期可因全身组织器官受到浸润，而见到肝、脾肿大及各系统相应症状。作为发病率增长最快的血液系统恶性肿瘤，其病因及机制目前尚不明确但与感染、病毒、免疫功能降低和遗传易感性等有关。大多早期霍奇金淋巴瘤病例都能长期无病存活。非霍奇金淋巴瘤治疗主要以化疗和/或放射疗法联合使用。其预后与病理类型相关，弥漫性淋巴细胞分化好者，六年生存率为 61%，弥漫性淋巴细胞分化差者，六年生存率为 42%，淋巴母细胞型淋巴瘤四年生存率仅为 30%。非霍奇金淋巴瘤Ⅲ、Ⅳ期患者，采用化疗或放疗或两者联合治疗均不能达到治愈目的。非霍奇金淋巴瘤若早期即出现侵犯或血源性播散，则预后很差。

## 二、病因病机

中医古代文献中未见有明确的关于恶性淋巴瘤的病名记载。但是，根据恶性淋巴瘤的临床表现、发病演变经过及预后情况，一般认为古代文献及历代医家对本病的描述可散见于"痰核""失荣""石疽""恶核""阴疽"等病症篇幅之中，且相似记载较为丰富。长期以来中医治疗恶性淋巴瘤，多数医家认为病因病机乃素体正虚，脏腑亏损，加之情志失调，饮食不节，令肝气郁结，脾虚生痰，导致气郁痰结、寒痰凝滞、血燥风热、肝肾阴虚等;或六淫邪毒,乘虚而入,毒陷阴分,留而不去,阻滞经络,久则渐成恶核;又罹病日久,气血耗伤,而见气血两虚诸证。辨证首当辨明邪正盛衰、寒热虚实,主要治疗原则有疏肝解郁、温化寒凝、化痰散结、养血润燥、滋补肝肾等。

## 三、学术思想

### (一)病因病机

该病多因素体正虚,脏腑亏损,加之情志失调,饮食不节,令肝气郁结,脾虚生痰,导致气结痰凝;或六淫邪毒,乘虚而入,毒陷阴分,稽留而不去,阻滞经络,久则渐成恶核。其临床多见有气郁痰结、寒痰凝滞、血燥风热、肝肾阴虚等病机特点,其中气郁痰结,则胸闷胁胀;寒痰凝滞,则形寒怕冷;血燥风热,则肤痒便结;肝肾阴虚,则潮热盗汗、腰酸腿软等;罹病日久,气血耗伤,患者可见气血双亏诸证。

### (二)常见分型与辨治

根据临床实践,可将恶性淋巴瘤划分为四个基本证型。

**1. 气郁痰结型**

证见胸闷不舒,两胁作胀,颈、腋及腹股沟等处肿块累累,脘腹结瘤,皮下硬结,消瘦乏力。舌质淡暗,苔白,脉弦滑。治以疏肝解郁,化痰散结法。

**2. 寒痰凝滞型**

证见颈项耳下肿核,不痛不痒,皮色不变,坚硬如石,形寒怕冷,神倦乏力,面苍少华,不伴发热。舌质暗红,苔白,脉沉细。治以温化寒凝,化痰散结法。

**3. 血燥风热型**

证见口干烦躁,发热恶寒,皮肤瘙痒、红斑、硬结,大便燥结,溲黄短。舌质红,苔白黄,脉细弦。治以养血润燥,疏风清热散结法。

**4. 肝肾阴虚型**

证见五心烦热,午后潮热,盗汗,腰酸腿软,倦怠乏力,形体消瘦,多处淋巴结肿大。舌质红暗,苔少,脉细数。治以滋补肝肾,解毒散结法。

### （三）治疗恶性淋巴瘤基础方——吴氏消瘤散

吴师总结和传承上海市血液病名中医吴正翔教授治疗恶性淋巴瘤的经验，认为该病以"气虚痰毒凝聚"为基本病机，"益气消积化癥"为治疗总则，二人共同创制吴氏消瘤散（又名消瘤散，发明专利号：ZL200810043770.9），经多年的临床验证，治疗恶性淋巴瘤效果显著，对于化疗疗效不佳的恶性淋巴瘤患者，加用本方治疗尤为适宜。

此外，吴氏消瘤散除了对恶性淋巴瘤有效，对各类实体瘤都有一定抑制的作用以外。在动物实验中发现，消瘤散既能有效抑制实体瘤生长，又能调节免疫，促进自然杀伤细胞（NK 细胞）活化。临床应用该方治疗晚期肝癌患者，能显著改善生活质量，延长生存期。

## 四、组方解析

**【组成】** 太子参、白术、薏苡仁、枳实、石打穿、石见穿、石上柏、炙鳖甲、炙龟甲、土鳖虫、山慈菇、墓头回、漏芦、蛇六谷、急性子。

**【功效】** 健脾益气，消癥散结。

**【主治】** 恶性淋巴瘤、肝癌、肺癌等实体肿瘤。

**【方解】** 方中蛇六谷为君药，味辛、苦，性寒，能化痰消积，清热解毒散结，化瘀止痛，其针对恶性肿瘤形成的热毒、痰凝、气滞、血瘀等原因，从源头遏制恶性肿瘤的发生发展。太子参、白术、薏苡仁、枳实为臣，益气扶正、健脾渗湿、化痰导滞；漏芦、山慈菇、墓头回、石打穿、石见穿、石上柏、蛇六谷、急性子清热解毒、消癥散结，共同增强君药清热解毒、化瘀散结作用。现代药理研究亦证实这些药物的抗肿瘤作用。炙龟甲、炙鳖甲、地鳖虫滋阴补肾、祛瘀化癥。诸药合用，共奏益气消积化癥之功，消补并用，以消为重，通过调节人体代谢内环境失衡，纠正脏腑功能失调，即"内虚"，调动人体自身的免疫系统，直接或间接地祛除邪毒。

**【临证加减】**

气血两虚者：酌加黄芪、炒白术、炮姜炭等。

低热者：酌加白薇、银柴胡等。

高热者:酌加连翘、竹叶、青蒿等。

盗汗者:酌加浮小麦、煅龙骨、煅牡蛎等。

皮肤瘙痒者:酌加白鲜皮、苦参、乌梢蛇等。

肝脾肿大者:酌加三棱、莪术、炙鳖甲等。

贫血者:酌加紫河车、何首乌、阿胶等。

气郁痰结型者:酌加柴胡、白芍、夏枯草、青皮、浙贝母、海藻、穿山甲等。

寒痰凝滞型者:酌加熟地黄、麻黄、白芥子、肉桂、炮姜、鹿角胶、皂角刺、天南星等。

血燥风热型者:酌加防风、连翘、川芎、当归、白芍、栀子、桔梗、黄芩、牡丹皮、生地黄、玄参、麦冬、石上柏、大黄等。

肾阴虚型者:酌加川芎、白芍、当归、茯苓、熟地黄、陈皮、桔梗、香附、党参、海蛤壳、昆布、浙贝母、红花、夏枯草、蛇六谷等。

## 第二节　紫癜——消癜汤

### 一、疾病概述

紫癜是皮肤表面散在的细小出血点或瘀斑,是出血性疾病最常见的临床表现,常伴有鼻衄、口腔黏膜出血、牙衄、舌衄,女性月经过多,甚则内脏出血;少数有脾肿大,出血严重者可以并发贫血。

其常见发病机制:①血管壁损伤或其脆性和通透性增高,常见于免疫性(如过敏性紫癜)、感染性(如败血症)、血管结构异常(如遗传性出血性毛细血管扩张症)及其他(如异常蛋白血症、单纯性或老年性紫癜等)疾病。②血小板异常,由于血小板减少或增多,以及功能异常所致。③凝血机制障碍,包括凝血因子缺乏、循环中有抗凝物质或纤维蛋白溶解亢进等。

紫癜的分类:①单纯性紫癜,一般无全身症状,两下肢可出现散在针头大小鲜红色瘀点,压之不褪色。②特发性血小板减少性紫癜,可分为急性型及慢性型两种。急性型较少见,可发生于儿童,发病前常有感染史;慢性型较常见,以青年女性较多,起病缓慢,为持续性或反复发作出血。该病不仅发生于皮肤,内脏亦可出现严重出血。③风湿性紫癜,两下肢出现略微隆起的大米粒大小瘀斑,也可出现瘀点、风团或水肿性红斑。同时可有关节肿胀疼痛,也可有发热、四肢无力等全身症状。④腹部型紫癜,皮肤表现同于风湿性紫癜,但可出现腹痛、呕吐、腹泻、里急后重、大便出血等症状。临床根据不同病因对症治疗。

## 二、 病因病机

紫癜在中医学中归属于"肌衄""血症""葡萄疫""紫癜风""内伤发斑"等疾病范畴。本病病机为感受外邪,伤气伤血,导致络脉受伤,瘀血内滞。阳络伤者血溢肌肤,而成紫癜、瘀斑,其受损四肢肌肤的瘀点、瘀斑色多红赤,呈对称性分布;可有发热,两膝、踝关节疼痛或手腕肿痛。阴络伤者,瘀血内溢肠道或渗于膀胱,发生腹痛、黑便、尿血,但肌肤瘀点斑色不活,面色㿠白。若与过敏相关,则发病急,有如风行数变,故有"紫癜风"之称,此类紫癜既有阳络伤之血外溢的临床表现,又有阴络伤之血内溢的见证,同时有兼证不同和虚实之别。临证需细心辨证。

## 三、 学术思想

吴师认为紫癜多因火热毒邪、阴虚火旺及气虚不摄而成。属火热毒邪者,多有感受风热燥邪的病症可以循求;属阴虚火旺者,常有火热伤阴及脏腑内伤的病史可资佐证;属气虚不摄者,多为素体偏虚、久病、劳倦内伤等因素耗气伤阴的结果。

对紫癜论治,首辨发病原因和发病机制,多从火热毒邪、阴虚火旺及气虚不摄等方面入手;其次审察紫癜病势之轻重,可观其肌肤紫癜的数量、颜色、大小,以及有无其他部位的出血症状。治疗方面吴师推崇止血、消瘀、宁血、补虚四法,分型论治。急性者(血热妄行型)多属血分实热,用清热凉血止血法;慢性者(阴虚火旺型)用滋阴凉血止血法;气不摄血型,用补气摄血法;脾肾两虚型,用益气健脾补肾法;血热瘀滞型,用清营消瘀止血法。同时注意结合实验室的量化指标指导临床辨证用药。

## 四、组方解析

【组成】 鸡血藤、紫草、土大黄、丹参、黄芪、当归、虎杖、卷柏、生甘草、茜草根、墨旱莲、三七粉(分吞)。

【功效】 消瘀止血,益气养血。

【主治】 紫癜(血热瘀滞型)。

【方解】 消癜汤是吴师治疗紫癜的基础方,此方有凉血消瘀止血和益气养阴生血标本同治之意。方中紫草、土大黄、茜草根凉血解毒消瘀;虎杖、卷柏凉血消瘀,凉血以祛邪,消瘀以活血之功,起到急者先治标之意;鸡血藤、丹参、三七粉活血养血止血;黄芪、当归益气养血;墨旱莲滋阴补肾,培本固元,起到治本之功;生甘草调和诸药。

【临证加减】

火热妄行者:酌加水牛角片(代犀角)、生地黄、赤芍、牡丹皮、生地黄榆等。

阴虚血热者:酌加玄参、生地黄、麦冬、牡丹皮、知母、阿胶(烊冲)、山药、炒黄芩、白芍、槐花等。

气不摄血者:酌加熟地黄、白芍、仙鹤草、甘草、大枣、茯神、酸枣仁、阿胶(烊冲)等。

肝肾两虚者:酌加太子参、熟地黄、枸杞子、山药、山茱萸、怀牛膝、菟丝子、鹿角片、炙龟甲、仙鹤草等。

失眠者:酌加首乌藤、合欢皮。

血尿者:酌加白茅根、炒蒲黄等。

齿衄者:酌加鲜白茅根、藕节等。

鼻衄者:酌加焦山栀子等。

肌肤瘀斑者:酌加土大黄、水牛角片、槐花等。

关节痛者:酌加生薏苡仁、桑枝等。

高热不退、神昏谵语者:酌加石膏、知母、黄连、生大黄、紫雪丹(分吞)等。

## 第三节 再生障碍性贫血——加味归脾汤

### 一、疾病概述

再生障碍性贫血(以下简称再障),是一种骨髓造血衰竭综合征。其年发病率在我国为0.74/10万,可发生于各年龄组,再障高发年龄分别为15～25岁的青壮年和65～69岁的老年人,男、女发病率无明显差异。再障分为先天性及获得性。目前认为T淋巴细胞异常活化、功能亢进造成骨髓损伤在原发性获得性再障发病机制中占主要地位。新近研究显示辅助性T细胞亚群Th1/Th2分化偏移、调节性T细胞(Treg)及NK细胞调节功能不足、Th17、树突状细胞(dendritic cell,DC)及巨噬细胞等功能异常,甚至某些遗传背景都参与了再障发病。临床可分先天性和获得性两大类,以获得性占绝大多数。先天性再障甚罕见。获得性再障可分原发和继发性两型,前者系原因不明者,约占获得性再障的50%;又可按临床表现、血象和骨髓象不同综合分型,分为急性和慢性两型;国外按严重度划分出严重型再障。严重型再障划分标准须血象具备以下三项中之二项:①中性粒细胞绝对值<500/mm³。②血小板数<2万/mm³。③网织红细胞<1%;骨髓细胞增生程度低于正常的25%;或骨髓细胞增生程度低于正常的50%,造血细胞<30%,其中中性粒细胞绝对值<200/mm³者称极重型再障。

### 二、病因病机

中医学典籍中归属于"血虚""血枯""虚劳"等范畴。中医学文献中有类似再障的记载,如明代喻嘉言在《医门法律》中所叙述的"虚劳之证,《金匮》叙于血痹之下。可见劳则必劳其精血也。营血伤,则内热起,五心常热,目中生花见火,耳内蛙聒蝉鸣,口舌糜烂,不知五味,鼻孔干燥,呼吸不利,乃至饮食不生肌肤,怠惰嗜卧,骨软足疲。营行日迟,卫行日疾,营血为卫气所迫,不能内守而脱出于外,或吐或衄,或出二阴之窍;血出既多,火热进入,逼迫煎熬,漫无休止,营血有立尽而已,不死何待耶!"喻氏所论虚劳,其"营血伤"即精气内为虚,其"火热进入"为邪气袭属实,虚劳本为虚证,一旦火盛进入见有实证,即体虚邪实,颇与严重型再障、出血和感染三大症状相符合。

## 三、学术思想

吴师认为,再障以血虚为主证,依据中医学的基本理论,血的生成是水谷精微,营气和精髓为物质基础,由"心主血""肝藏血""脾统血""肾主骨""骨生髓""肾藏精"的功能共同作用而生成。而且"精血同源",两者相互资生,相互为用,可见本病的发生、发展、转归与心、肝、脾、肾有关。"肾为先天之本""脾为后天之本",故本病与脾、肾的关系尤为密切。其病因以饮食失调,劳倦内伤,感受不正之气,导致脏气受损,因虚致损,因损成劳,营血虚少,基本病机是"精气夺则虚"。

临床辨证论治:①气血两虚型。起病缓慢,证见疲乏无力,心悸气短,头晕眼花,面色少华,唇甲淡白,偶有鼻衄、肌衄、牙衄。②心脾两虚型。证见面色虚黄,心悸乏力,失眠多梦,自汗盗汗,腹胀便溏,腰酸腿软,咽干口燥,时有肌衄、牙衄,生育期女性月经不调。③肾阳虚型。证见面色白,或面色萎黄而暗,唇甲苍白,畏寒,四肢欠温,面浮足肿,心悸短气,腰酸乏力,小便清长,性欲减退,肌肤甲错,月经色淡或闭经。④肾阴虚型。证见低热、五心烦热、面色少华,舌尖红,脉弦数,自汗盗汗,肌衄、鼻衄、舌衄、齿衄,时隐时现,腰酸耳鸣,夜寐心烦,遗精,生育期女性月经量多,淋漓不净。⑤肾阴阳两虚型,证见面色虚黄,兼有五心烦热,腰酸耳鸣,夜寐心烦的阴虚症状,又有畏寒,四肢欠温,面浮足肿,心悸气短,夜尿多,女性月经色淡。⑥热入营血型,证见发热、面色虚黄,或渐变面白少华,肌衄、舌衄、牙衄、鼻衄相继出现,甚则咳血、便血、尿血,女性月经量多漏下不止,并有七窍出血,重危者有头痛、神昏谵语,两目失明。热入营血者,则壮热或恶寒发热,汗出热不退,则耗血动血变证多起,口唇干燥,齿枯,唇焦间有血疱。

## 四、组方解析

【组成】　生晒参、黄芪、白术、当归、茯神、酸枣仁、龙眼肉、柏子仁、半夏、山茱萸、补骨脂、大枣。

【功效】 健脾养血宁心。

【主治】 血虚(心脾两虚型)。

【方解】 生晒参、黄芪、白术、半夏取其"六君子"之意,益气健脾养血;当归、大枣补血养血;茯神、酸枣仁、龙眼肉、柏子仁养心安神;山茱萸、补骨脂补益脾肾,固本培元。

**【临证加减】**

气血两虚者:酌加地黄、五味子、菟丝子、制何首乌等。

肾阳虚者:酌加熟附子、肉桂、麦冬、鹿角片、淫羊藿、巴戟肉等。

肾阴虚者:酌加菟丝子、鹿角、地黄、石斛、山茱萸、甜苁蓉、巴戟天、枸杞子、制何首乌等。

肾阴阳两虚者:酌加制何首乌、地黄、山茱萸、女贞子、枸杞子、墨旱莲、阿胶、胡芦巴、仙茅、淫羊藿、鹿角胶、龟甲胶等。

热入营血者:酌加羚羊角粉、牡丹皮、板蓝根、生地黄、连翘、苍耳子、辛夷、三七粉、琥珀粉、水牛角粉等。

干口燥者:酌加人参、麦冬、五味子等。

腹胀者:酌加广木香、陈皮等。

鼻衄、牙衄者:酌加侧柏叶、藕节炭等。

肌衄者:酌加墨旱莲、连翘等。

---

**附 血液病常用药对**

**1. 菟丝子 制黄精**

【常用剂量】 菟丝子 30 g,制黄精 15 g。

【功效主治】 肝肾不足,血虚不荣所致的贫血症或肾虚不固,精血不藏所致的出血、瘀斑等证。

【药对释义】 制黄精味甘性平,归脾、肺、肾经,补气养阴,健脾益肾。菟丝子味辛甘性平,归肾、肝、脾经,补益肾经;先天之本肾脏藏精,精血同源互化,后天之本脾脏运化,气血化生有源,罢极之本肝脏藏血,使血行其道营养全身;血液诸病若精血不生、不藏则见贫血、出血等症状。该药对补肝益肾健脾,使精血有所化生且营养脏腑,则诸症皆除。

【现代研究】　菟丝子能增强离体蟾蜍心脏的收缩力,能够增强心率并降低血压,有明显的提高免疫力作用。制黄精对于实验性结核病及淋巴结肿大的豚鼠具有显著的抑菌效果,且能改善健康状况,增强免疫功能。

### 2. 炙龟甲　炙鳖甲

【常用剂量】　炙龟甲 20～30 g,炙鳖甲 20～30 g,宜先煎。

【功效主治】　肝肾阴虚证所致的阴虚内热,阴虚风动,阴虚阳亢诸证;阴血亏虚、惊悸、失眠、健忘;癥瘕积聚。

【药对释义】　炙龟甲味甘性寒,归肾、肝、心经,滋阴潜阳,益肾健骨,养血补心;炙鳖甲味甘咸性寒,归肝、肾经、滋阴潜阳、软坚散结。血液病后期易出现阴血亏虚而致的惊悸、失眠、健忘,该药对入心、肾经,可养血补心,安神定志。炙龟甲与炙鳖甲均能滋养肝肾之阴,平肝潜阳,同治肾阴不足,虚火亢盛所致诸症,但该药对中重用炙龟甲以养血益精为主,重用炙鳖甲则以软坚消结为主。

【现代研究】　龟甲、鳖甲均含有动物胶、角蛋白、脂肪、骨胶原、多种氨基酸及微量元素,能改善动物“阴虚”证病理动物机能状态,使之恢复正常;能增强免疫功能;有解热、补血、镇静、抗凝血等作用,龟甲胶有一定提升白细胞数的作用,鳖甲能促进造血功能,提高血红蛋白含量。

### 3. 女贞子　墨旱莲

【常用剂量】　女贞子 12 g,墨旱莲 20 g。

【功效主治】　肝肾阴虚证,即肝肾阴虚所致的目暗不明,须发早白,眩晕耳鸣,失眠多梦等症状;阴虚血热所致的失血证。

【药对释义】　女贞子味甘苦性凉,归肝、肾经,滋补肝肾,乌须明目;墨旱莲味甘酸性寒,归肝、肾经,滋补肝肾,凉血止血。《本草正义》中描述墨旱莲“入肾补阴而生长毛发,又能入血,为凉血止血之品”,血热诸症,血不行其道,迫血妄行,造成各种出血症状,久则耗阴伤血。该药对甘寒,入肝、肾经,不仅能补益肝肾之阴,还能凉血止血,乌须明目。

【现代研究】　墨旱莲和女贞子均具有提高机体非特异性免疫功能。

墨旱莲能够消除氧自由基以抑制 5-脂氧酶、保护染色体、保肝、促进肝细胞再生;女贞子能够对化疗和放疗所致的白细胞减少具有升高作用。该药对同时具有镇静、镇痛、止血、抗菌、抗癌等作用。

### 4. 巴戟天 淫羊藿

【常用剂量】 巴戟天 9~15 g,淫羊藿 10~20 g。

【功效主治】 精血亏虚证所致的阳痿不举,宫冷不孕;血虚不荣证所致的肢体麻木,风寒湿痹。

【药对释义】 巴戟天味辛甘性微温,归肝、肾经;淫羊藿味辛甘性温,归肝、肾经。肝血肾精充足则五脏调和,机体功能正常,血证诸症多血虚精亏所致。该药对补肾益精、强筋骨、安五脏、补中、增志、益气。

【现代研究】 该药对有明显的促肾上腺素皮质激素样作用,同时淫羊藿具有降血压作用,可治疗由血压升高引起的出血症状。

### 5. 肉苁蓉 何首乌

【常用剂量】 肉苁蓉 15~30 g,何首乌 10~30 g。

【功效主治】 肾阳亏虚,精血不足证所致的阳痿早泄,宫冷不孕,头晕眼花,须发早白等症。

【药对释义】 肉苁蓉味甘咸性温,归肾、大肠经,补肾助阳,润肠通便;何首乌味甘苦涩性微温,归肝、肾经,制用补益精血,生用解毒截疟,润肠通便。血证若精血久亏,则无以濡润肠道,导致肠燥便秘,年老体弱血虚之人更甚。该药对甘咸质润入大肠经,同时甘温助阳,咸以入肾经,为补肾阳,益精血之良药。

【现代研究】 何首乌能增加脾脏重量,同时还能增加正常白细胞总数,对抗泼尼松导致的免疫抑制和白细胞下降。

### 6. 桑椹 莲子肉

【常用剂量】 桑椹 9~15 g,莲子肉 15~30 g。

【功效主治】 肝肾阴虚证之头晕耳鸣,须发早白,目暗昏花等症;津伤口渴,肠燥便秘等证。

【药对释义】 桑椹味甘酸性寒,归肝、肾经,滋阴补血,生津润燥。

《本草经疏》论其为"凉血补血益阴之要药";莲子肉味甘涩性平,归脾、肾、心经,补脾止泻,益肾固精,养心安神。精血同源,精亏血无以为生,血虚精无以为化,精亏血虚则出血、血虚诸症。该药对固肾精而滋阴血,使精血充沛则诸症自愈。

【现代研究】　桑椹有中度促进淋巴细胞转化的作用,不仅对青年小鼠体液免疫功能有促进作用,还有防止环磷酰胺所致的白细胞减少作用。

### 7. 藕节炭　侧柏炭

【常用剂量】　藕节炭 20~30 g,侧柏炭 20~30 g。

【功效主治】　血热出血证。

【药对释义】　藕节炭味甘涩性平,归肝、肺、胃经,收敛止血;侧柏炭味甘涩性寒,归肺、肝、脾经,凉血止血。《本草纲目拾遗》中描述藕节炭"散一切瘀血,生一切新血"。该药对味涩收敛,既能收敛止血,又能化瘀行血,具有止血而不留瘀的特点,可用于各种出血之证,对吐血、咳血、咯血等上部出血病证尤为多用。

【现代研究】　侧柏炭中槲皮素和鞣质,藕节炭中含天冬酰胺和鞣质,均能有效缩短出血时间和凝血时间。

### 8. 龙胆草　青黛或大青叶

【常用剂量】　龙胆草 9~15 g,青黛 3~6 g 或大青叶 15~30 g。

【功效主治】　热入营血,温毒发斑证;热入营血,气血两燔诸症;血热吐衄诸症;喉痹口疮,痄腮丹毒,暑热惊痫,惊风抽搐。

【药对释义】　龙胆草味苦性寒,归肝、胆经,清热燥湿,泻肝胆火;青黛味咸性寒,归肝、肺经,清热解毒,凉血消斑定惊;大青叶味苦性寒,归心、胃经,清热解毒,凉血消斑。肝主藏血,若肝火旺盛迫血妄行,则易出现皮下瘀斑、鼻衄、牙衄、尿血等出血症状。该药对味苦性寒,入血分凉血消斑止血,能够有效减少出血。

【现代研究】　龙胆碱有镇静、肌肉松弛作用,大剂量龙胆碱有降血压作用,并能抑制心脏,减缓心率。大青叶中含有的靛玉红,有治疗白血病作用,青黛中亦含有靛玉红,对动物移植性肿瘤有中等强度的抑制作用。

### 9. 蒲黄 制大黄

**【常用剂量】** 蒲黄6~15g,制大黄3~9g。

**【功效主治】** 血热妄行之吐血、衄血、咯血;瘀血诸证;血淋尿血。

**【药对释义】** 蒲黄味甘性平,归肝、心包经,炒用止血,生用化瘀、利尿;制大黄味苦性寒,归脾、胃、大肠、肝、心包经,泻下攻积,清热泻火,凉血解毒,逐瘀通经。该药对苦降能使上炎之火下泄,具有清热泻火,凉血止血之功。

**【现代研究】** 蒲黄水浸液、煎剂或50%乙醇浸液均有促进凝血作用,且作用显著而持久;蒲黄多种制剂都能降血压,减轻心脏负荷,增加冠状动脉血流量,改善微循环,减轻心肌缺血性病变。

### 10. 茜草 紫草

**【常用剂量】** 茜草15~30g,紫草9~15g。

**【功效主治】** 血热妄行或血瘀脉络之出血证;温病血热毒热,斑疹紫黑,麻疹不透。

**【药对释义】** 茜草味苦性寒,归肝经,凉血化瘀止血,通经;紫草味苦咸性寒,归心、肝经,清热凉血活血,解毒透疹。该药对味苦性寒,清肝热,凉血活血止血,能有效改善并消除血热血瘀证多见的紫癜、皮下瘀斑等症状。

**【现代研究】** 紫草具有一定的抑菌抗炎作用;茜草有明显的促进患者血液凝固作用,茜草的粗提取物具有升高患者白细胞作用。

### 11. 藿香 佩兰

**【常用剂量】** 藿香6~9g,佩兰6~9g。

**【功效主治】** 湿阻中焦,脾胃虚弱证所致的血虚诸证。

**【药对释义】** 藿香味辛性微温,归肺、脾、胃经,化湿止呕解暑;佩兰味辛性平,归肺、脾、胃经,化湿解暑;脾胃为气血化生之源,《灵枢·决气》论述为"中焦受气取汁,变化而赤,是谓血",若中焦脾胃虚弱,不能运化水谷精微,造成血液化生无源,则会导致血虚诸证。该药对健脾化湿,运化中焦,使中焦气机升降调达,脾胃功能正常,使气血化生有源,诸证自愈。吴师常配伍豆蔻组成化湿方,清热化湿效力更甚。

【现代研究】 藿香、佩兰具有解痉,镇痛,止吐,镇静作用,并能增强胃肠道吸收功能,阻断过敏反应。

### 12. 苍术 白术

【常用剂量】 苍术6~9 g,白术10~30 g。

【功效主治】 湿阻中焦,运化失健而致的血虚、血滞诸证。

【药对释义】 苍术味辛苦性温,归脾、胃、肝经,燥湿健脾祛风散寒;白术味甘苦性温,归脾、胃经,益气健脾,被誉为"脾脏补气健脾第一要药",中焦如沤,泌糟粕,蒸津液,化精微,易受湿邪侵袭而运化不利,导致气血化生无源,则出现血虚、血滞等症。该药对健脾益气,燥湿利水,运化消除中焦脾胃湿邪,气机调达,精血化生则全身血液荣而不虚,行而不滞,营养全身。

【现代研究】 白术不仅能促进细胞免疫功能,有一定升白细胞作用;还能保肝、利胆、降血糖、抗血凝、抗菌、抗肿瘤。同时具有一定的镇静作用。

### 13. 党参 黄芪

【常用剂量】 党参9~30 g,黄芪9~30 g。

【功效主治】 肺脾气虚证所致的体虚怠倦,或脾虚不能摄血所致的失血证;气血两虚证所致的气虚不能生血,或血虚无以化气而见的心悸、头晕、面色萎黄等。

【药对释义】 党参味甘性平,归脾、肺经,补脾肺气,补血生津;黄芪味甘性微温,归脾、肺经,补气健脾,升阳举陷。血为气之母,气为血之帅,血能生气,气能摄血。若血虚则气滞,出现血瘀诸症;气虚则不摄血,精血妄行,出现各种出血症状。该药对味甘性平,归脾、肺经,以补脾肺之气为主要作用,同时又能生血,使血能生气,气能摄血。

【现代研究】 党参对动物有短暂的降血压作用;能显著升高兔血糖;能升高动物红细胞、血红蛋白、网织红细胞。而黄芪能改善动物贫血现象,在细胞培养中可使细胞数明显增多,细胞生长旺盛,寿命延长;能保护心血管系统,扩张冠状动脉和外周血管,降血压,能降低血小板黏附力,减少血栓形成。同时该药对具有降血脂、抗氧化、延缓衰老、抗辐射作用。

## 14. 炮姜炭 莲子肉

**【常用剂量】** 炮姜炭 9～12 g,莲子肉 15～30 g。

**【功效主治】** 脾不统血证所致的出血诸症;肾虚不固而致的血虚、失眠、惊悸等。

**【药对释义】** 炮姜炭味苦涩性温,归肝、脾经,温经止血,温中止痛;莲子肉味甘涩性平,归脾、肾、心经,益肾固精,补脾养心安神。久病机体虚衰,脾气亏虚,肾气不固皆可出现衄血、尿血、皮下瘀斑等血虚症状。该药对入心、肾、脾经,能养心益肾、温阳健脾;又甘可补脾,心脾肾同补,益气养血,血荣则气充,气行则血畅,气血充沛调达则诸症自愈。

**【现代研究】** 炮姜炭能缩短出血和凝血时间。

## 15. 合欢皮 首乌藤

**【常用剂量】** 合欢皮 15～30 g,首乌藤 15～30 g。

**【功效主治】** 阴虚血少所致的心神不宁,失眠多梦;血虚身痛,皮肤痒疹诸症。

**【药对释义】** 合欢皮味甘性平,归心、肝、肺经,解郁安神,活血消肿;首乌藤味甘性平,归心、肝经,养血安神,祛风通络。血证诸症久则耗气伤精,脏腑不和,易出现心悸、心神不宁、失眠多梦等症状。该药对入心、肝经,养阴血,安五脏,和心志,能够解郁疏肝,养血宁心,有效改善阴虚血少诸症。

**【现代研究】** 该药对能有效促进免疫功能,且能镇静催眠。

## 16. 石见穿 石打穿

**【常用剂量】** 石见穿 10～20 g,石打穿 10～20 g。

**【功效主治】** 解毒消痈,散结祛肿。用于血液肿瘤病的治疗。

**【药对释义】** 石见穿又名紫参,味苦性微寒,归肝、脾经,活血化瘀,清热利湿,散结消肿。《本草纲目》载"主骨痛,大风,痈肿",《江苏药材志》述"治瘰疬"。石打穿又名黄毛耳草,味苦性凉,归心、肝经,清热利湿,消肿解毒,主治湿热黄疸,肾炎水肿,疮疖肿毒,外伤出血等。

【现代研究】 该药对成分种类繁多,多糖类能够抑制肝癌细胞株SMMS-7221的生长,且随着剂量的增加而抑制作用增强。齐墩果酸和熊果酸均可抑制肿瘤细胞的生长,并能够抗人肺癌细胞增殖和侵袭作用,且能诱导细胞死亡。

### 17. 山慈菇 蛇六谷

【常用剂量】 山慈菇6~9 g,蛇六谷6~9 g。

【功效主治】 癥瘕痞块,痈疽疔毒,瘰疬痰核。用于血液肿瘤病的治疗。

【药对释义】 山慈菇味甘微辛性凉,归肝、脾经,清热解毒,软坚消结;蛇六谷味辛性温,归肺、肝、脾经,化痰散积,行瘀消肿。

【现代研究】 山慈菇中含有的秋水仙碱,以及秋水仙碱的衍生物秋水仙酰胺,具有的抗癌活性强,故该药广泛用于治疗多种癌症。蛇六谷亦为抗癌良药,对于白血病、淋巴瘤、甲状腺癌等多种癌症都有不同程度的抑制作用。

# 第五章　痤疮经验方——祛痘方

## 一、疾病概述

痤疮是青春期常见的一种皮肤病,好发于颜面、胸背等处,生丘疹如刺,可挤出白色碎米样粉汁,初起为针尖大小,位于毛囊口,有的呈黑头丘疹,若继续发展可产生脓疱、结节、囊肿,甚至瘢痕。现代医学认为痤疮的发病主要与雄激素、皮脂分泌增加、毛囊皮脂腺开口处过度角化及痤疮丙酸杆菌感染等原因有关。

## 二、病因病机

痤疮属于中医学粉刺范畴,祖国医学对其病因病机的描写众多,如《素问·生气通天论》谓:"郁乃痤"。《医宗金鉴·外科心法要诀·肺风粉刺》云:"此证由肺经血热而成"。明代陈实功在《外科正宗·肺风粉刺酒戏鼻》指出:"粉刺属肺……总皆血热郁滞不散"。《外科启玄》卷之七提到本病:"盖受湿热所致"。

## 三、学术思想

吴师认为痤疮之病,虽表现于外,但与五脏六腑关系密切,重点在肺、胃、肝、脾,即"有诸内必形诸外"。肺主皮毛,司腠理开合,肺经风热,郁阻肌肤,颜面腠理开合失司,搏结不散而发丘疹。脾胃主运化,升清降浊,由于过食辛辣肥甘油腻之品,日久中土运化不畅,助阳生湿化热,湿热循经上蒸头面而发为痤疮。肝主疏泄,体阴用阳,忧思忿怒,郁结伤肝,肝气郁结,容易化热化火,上炎于面部而为痤疮。

吴师认为痤疮在现代社会里易发主要原因有三:一是饮食结构改变,人们多食辛辣炙煿,肥甘厚腻之品,这类食品在体内容易蕴结湿热。二是工作压力大,精神紧张,导致肝气郁结,郁而化火。三是空气污染或过量使用化妆品,易致毛孔闭合受阻。故素体血热偏盛,阴阳失衡是其发病的根本,饮食不节、外邪侵袭是致病的条件。吴师临证多从清肺经热、清脾胃湿热、清肝解郁三方面着手,随症加减,灵活运用,故能如桴应鼓,药到病除。另外,重视本病的调摄,鼓励患者劳逸结合,起居规律,饮食清淡对疾病的恢复都有着重要的意义。

## 四、组方解析

【组成】　生枇杷叶、桑白皮、黄芩、夏枯草、蒲公英、豨莶草。

【功效】　清宣肺热,化湿解毒,解郁散结。

【主治】　痤疮。

【方解】　方中生枇杷叶,桑白皮同入肺经,清宣肺热,二药共用苦降泻热之效强。黄芩入肺、胃、胆、大肠经,清热燥湿,泻火解毒,又喜入肺经,长于清肺热,《本草纲目》中言黄芩得桑白皮泄肺火,临床每多用之于热在肌表之证,医家有赞之为清上焦邪热之要药;夏枯草入肝、胆经,善清泻肝火,散郁消结;黄芩与夏枯草同配,能清肝之旺火。蒲公英清热解毒利湿,对热毒痈肿疮疡疗效甚佳。豨莶草苦寒,既能清解疮毒,又能祛除风湿,善治蕴阻肌表之湿痒。本方药味精简,相配得宜,力专效宏,共奏清宣肺热、化湿解毒、解郁散结之功。研究表明生枇杷叶、桑白皮煎剂对金黄色葡萄球菌有明显的抑制作用。蒲公英对痤疮丙酸杆菌和表皮葡萄球菌有抑制作用。黄芩中的一种单体成分汉黄芩素,能显著抑制鼠耳模型的皮脂腺脂质分泌。现代药理充分证实了中药治疗本病的优势和良好前景。

【临证加减】

大便干结不畅者:酌加川厚朴、枳实、制大黄等。

苔黄腻湿热重浊者:酌加藿香、佩兰、苍术、砂仁等。

脾湿不运者:酌加炒白术、炒薏苡仁、炒谷芽、炒麦芽等。

皮肤痒盛者:酌加苦参、地肤子、白鲜皮等。

月经不调者:酌加四物汤、益母草等。

第二篇

特色医案

# 第一章 咳喘病医案

第一节　咳　嗽

**案一**　沈某,女,62 岁。2016 年 3 月 3 日初诊。

**主诉**:咳嗽半月。

**病史**:患者咳嗽半月,痰黄黏,咽痒,胸闷气急,夜间有喘鸣,略有鼻塞、流涕、打喷嚏。患者有高血压病史,目前口服药物治疗中。

**刻下**:咽痒咳嗽,痰黄黏,胸闷,纳可,大便畅;舌淡红,苔根淡黄薄,前有裂纹,脉细。

**中医辨证**:咳嗽(痰热壅肺)。

**西医诊断**:急性呼吸道感染。

**治法治则**:清热宣肺,化痰平喘。

**处方**:自拟"平喘定哮方"加减。射干 15 g,炙麻黄 6 g,竹沥半夏 15 g,炒黄芩 15 g,柴胡 15 g,前胡 12 g,桑白皮 15 g,紫菀 15 g,款冬花 15 g,枳壳 12 g,桔梗 9 g,生甘草 9 g,炙紫苏子 15 g,杏仁<sup>后下</sup> 10 g,炒荆芥 15 g,防风 9 g,川石斛 20 g。7 剂,每日 1 剂,水煎 400 mL,早午饭后温服。

**二诊**:2016 年 3 月 10 日。患者胸闷气急减轻,咳痰较畅,稍有鼻塞流涕,夜寐平,喘鸣除,胃纳可,二便调;舌淡红,苔淡黄薄,脉细。守上方加瓜蒌皮 15 g,苍耳子 15 g。7 剂,煎服法同前。

**按语**:患者外感风寒,邪气从口鼻或皮毛而入,肺气被束,肺失肃降,上逆作咳。风寒郁而化热,肺热蒸液成痰,故见痰黄黏。肺热上扰咽喉,故见咽痒。肺气壅遏不畅,故见胸闷气急。痰热阻于气道,故见夜间喘鸣。痰热上扰清窍,故见鼻塞、流涕、打喷嚏。用平喘定哮方宣肺化痰、平喘治咳,炙紫苏子、杏仁降气化痰,炒荆芥、防风疏散风邪,川石斛清热生津。

二诊患者胸闷气急减轻,咳痰较畅,稍有鼻塞流涕,夜寐平,喘鸣除,胃纳可,二便调。仍有肺气壅遏、风痰阻窍,故守上方加瓜蒌皮进一步宽胸理气,苍耳子祛风通窍。

肺为娇脏,易首先感受外邪,肺气受损,表邪入里,痰饮化热,肺气失于宣肃,而发外感咳嗽。综观全方,寒温并用、宣肺降气、疏解达邪、化痰止咳,为遣方用药之立意。

**案二** 徐某,女,73 岁。2023 年 3 月 6 日初诊。

**主诉:**咳嗽、咳痰 3 月余。

**病史:**咳嗽有痰 3 个多月。患者 2022 年 12 月 2 日核酸检测确诊为新冠病毒感染,经治于 12 月 11 日核酸转阴。然咳嗽、咳痰 3 个月有余,外院予化痰、止咳、抗感染等治疗,未能根治。

**刻下:**咳嗽不休,痰黄而黏,咽部不适感,时汗出、乏力,无发热、鼻塞、流涕、咽痛,纳食可,大便如常;舌质偏红,苔淡黄薄腻,脉小弦。

**中医辨证:**咳嗽(肺闭痰阻)。

**西医诊断:**长新冠咳嗽*。

**治法治则:**宣肺利气,化痰治咳。

**处方:**自拟"宣肺清冠饮"加减。黄芩 18 g,蒲公英 30 g,金荞麦 40 g,前胡 12 g,桑白皮 15 g,蜜紫菀 15 g,款冬花 15 g,桔梗 9 g,炒枳壳 12 g,瓜蒌皮 20 g,竹沥半夏 15 g,陈皮 9 g,豆蔻<sub>后下</sub> 6 g,太子参 30 g,石斛 20 g,五味子 9 g,麦冬 9 g,甘草 9 g。7 剂,每日 1 剂,水煎 400 mL,早午饭后温服。

**二诊:**2023 年 3 月 13 日。患者诉药后咳痰减少,擤鼻涕时有鼻血,感觉鼻腔干燥,汗出明显减少,纳食平,大便如常;舌质偏红,苔淡黄薄,脉小弦。守上方加枇杷叶<sub>包煎</sub>20 g,制黄精 18 g,女贞子 12 g,墨旱莲 20 g。14 剂,煎服法同前。

**三诊:**2024 年 3 月 27 日。患者诉咳嗽咳痰平,鼻干燥、鼻出血除,咽部仍有不适感,纳食平,大便如常;舌质偏红,苔淡黄薄,脉细小弦。守上方去金荞麦、前胡、桑白皮、五味子;加炒菟丝子 30 g,大枣 15 g,枸杞子 15 g,黄芪 20 g,当归 15 g,胖大海 9 g,木蝴蝶 9 g。14 剂,煎服法同前。

---

\* 长新冠咳嗽:感染新冠病毒后 3 个月,依然存在症状,至少持续 2 个月,并且无法用其他诊断解释的咳嗽。

**四诊**：2024 年 4 月 13 日。患者诉近期咳嗽咳痰全无，偶感咽部不适清喉得舒，腹胀时作，纳食可，大便日行 2～3 次，溏软，无腹痛；舌质偏红，苔淡黄薄腻，脉小弦。守上方去黄芩、款冬花、枇杷叶、枸杞子、胖大海、木蝴蝶；改豆蔻<sup>后下</sup> 9 g，蒲公英 20 g；加白茯苓 15 g，炒白术 10 g，黄连 5 g，炒谷芽 30 g，炒麦芽 30 g，炙鸡内金 15 g。14 剂，煎服法同前。

**按语**：吴师认为肺为娇脏，性喜清肃、不容纤芥\*，而长新冠咳嗽的病机责之为肺失宣肃、余毒蕴滞。疫疠之气来犯和病程中出现的毒、热、痰等病理中间产物并未因新冠病毒核酸检测的转阴而停止对肺的侵袭，肺失宣发则寒热失调、胸闷鼻塞；肺失肃降则咳嗽气短、喘息咯痰。吴师根据病机，自平喘定哮方中化裁出宣肺清冠饮。方中重用黄芩、蒲公英、金荞麦，清肺解毒、化痰散结，三药针对病因、主症及病程中毒、热、痰等病理产物同时发挥作用。诸多研究也表明它们的提取物如黄芩素、黄酮类物质均有抗病毒之功；竹沥半夏、陈皮两味源于中药"二陈汤"，吴师改半夏为竹沥半夏，意在燥湿化痰、理气醒脾的基础上添竹沥清热豁痰以助攻。

本案患者新冠病毒感染阴转后仍遗留咳嗽、咯痰症状近 3 月，并伴有咽喉不适、汗出、乏力等。首诊吴师施以宣肺清冠饮加减，考虑咳嗽日久，伤及气阴，故酌加太子参、麦冬、五味子、石斛等，取"生脉饮"意。二诊患者诸证缓解，然阴伤之象显现，吴师在增加枇杷叶润肺止咳基础上，用制黄精、女贞子、墨旱莲等药加大滋阴润燥之力。三诊患者呼吸道症状几近消失，仅有咽喉不适，吴师减金荞麦、前胡、桑白皮等清热化痰之品，增胖大海、木蝴蝶以利咽清肺，并酌加黄芪、当归、大枣、枸杞子、菟丝子等补益气血、健脾滋肾以培本复旧。四诊患者唯有腹胀、长新冠咳嗽已除，吴师去大队止咳化痰之药，转而添加白茯苓、炒白术、炒麦芽、炒谷芽等健脾消食药物助中土健运。

《医学心悟·咳嗽》有云："凡治咳嗽，贵在初起得法为善。经云：微寒微咳，属风寒者十居其九。故初治必须发散，而又不可过散，不散则邪不去，过散则肺气必虚，皆令缠绵难愈……久咳不已，必须补脾土以生肺金。此诚格致之言也。"吴师诊治该名患者的经过，便是极好的例证。

**案三** 宋某，女，27 岁。2009 年 5 月 4 日初诊。

**主诉**：反复咳嗽半年余。

---

\* 不容纤芥：肺喜清肃，有细小的灰尘、病菌均会引起不适。

**病史**：患者反复咳嗽半年，晨起咳嗽即有，痰色白黏尚易咯吐，量不多，遇受寒冷时则可加重。有时打喷嚏，流涕，纳平，大便正常。曾反复使用抗生素、抗过敏药无效。

**辅助检查**：血常规、胸部 X 线检查均未见异常。

**刻下**：咳嗽阵作，纳平，寐安，大便正常；苔淡黄薄，脉小细弦。

**中医辨证**：咳嗽（外邪留肺，肺失宣肃）。

**西医诊断**：过敏性咳嗽。

**治法治则**：清宣肺气，化痰治咳。

**处方**：自拟"抗敏治咳方"加减。炒荆芥 15 g，防风 9 g，竹沥半夏 15 g，炒黄芩 15 g，柴胡 15 g，金荞麦 40 g，前胡 10 g，桑白皮 10 g，枳壳 9 g，桔梗 9 g，生甘草 9 g，紫菀 15 g，款冬花 15 g，杏仁 10 g，白芷 9 g，苍耳子 9 g。7 剂，每日 1 剂，水煎 400 mL，早午饭后温服。

**二诊**：2009 年 5 月 11 日。药后 1 周打喷嚏、流涕已除，咳嗽改变不多，痰色白黏有减少，纳平，大便正常；苔薄微淡黄，脉小弦。守上方加生姜 2 片，乌梅 12 g，炙百部 15 g。14 剂，煎服法同前。

**三诊**：2009 年 5 月 25 日。药后咳嗽偶发，近 2 天来，因天气略有寒冷，故咳嗽稍有加重，咯痰白黏有增多，易咯吐，余平；苔微淡黄薄，脉小弦。守上方去白芷、苍耳子、乌梅、炙百部；加鱼腥草 30 g，泽漆 20 g。14 剂，煎服法同前。

**四诊**：2009 年 6 月 15 日。药后咳嗽基本消，但咽喉中有痰感，色白黄相间黏腻不畅，咽不痒痛，纳平，大便正常；苔薄微淡黄，脉小弦。守上方加瓜蒌皮 12 g。14 剂，煎服法同前。

**随访**：随访 2 月，无发病。

**按语**：该患者除了咳嗽反复发作之外，伴有咽痒，鼻塞流涕等症，与风善行数变，其性轻扬有关，而且遭遇冷空气后多发，见鼻塞流涕等风寒表证。可见风邪夹寒，内束于肺，肺失宣降是发病机制。邪气郁久化热，故见痰黏，苔淡黄。吴师采用清宣肺气，化痰治咳，应用"抗敏治咳方"治疗。二诊咳嗽仍有，加生姜、乌梅、炙百部，加强辛温散寒解表、抗敏治咳的功效。三诊咳嗽加重，鼻塞流涕等过敏症状减轻，故去白芷、乌梅、炙百部等酌减祛风抗敏之药，加鱼腥草、泽漆以加强清热化痰之功。四诊痰黏，以瓜蒌皮化痰。

**案四** 李某,女,42 岁。2009 年 5 月 31 日初诊。

**主诉:** 反复咳嗽 5 年。

**病史:** 患者无明显原因下反复咳嗽 5 年,四季均有,阵发性,痰少。曾反复使用抗生素、抗过敏药无效。

**辅助检查:** 血常规、胸部 X 线片均正常。

**刻下:** 咳嗽阵阵发作,痰量不多基本无,伴喷嚏,流涕频频,遇油烟、异味可加重,夜半尤甚。纳平,大小便正常;苔薄微淡黄,脉小弦。

**中医辨证:** 咳嗽(风邪束肺)。

**西医诊断:** 过敏性咳嗽。

**治法治则:** 疏风散寒,宣肺止咳。

**处方:** 自拟"抗敏治咳方"加减。炒荆芥 15 g,防风 9 g,炒黄芩 15 g,柴胡 15 g,生甘草 9 g,枳壳 9 g,桔梗 9 g,紫菀 15 g,款冬花 15 g,苍耳子 15 g,杏仁 10 g,炙麻黄 5 g,白芷 9 g,生地黄 12 g,金荞麦 30 g。7 剂,每日 1 剂,水煎 400 mL,早午饭后温服。

**二诊:** 2009 年 6 月 5 日。服药后第 2 天,咳嗽即平,几天来无咳嗽,昨天晚上吹风后稍有咳嗽,无痰,无喷嚏,流涕,纳平,大便正常;苔微淡黄薄,脉小弦。守上方加玄参 12 g。14 剂,煎服法同前。

**按语:** 该患者咳嗽病程较长,反复咳嗽迁延 5 年,临床表现咳嗽咯痰不多,但鼻痒,打喷嚏,流清涕甚,遇寒受冷、异味刺激诱发加重。血常规检查、胸部 CT 检查无明显异常,曾经抗生素、抗过敏反复治疗无效,患者叙述病情时告知西医诊断与过敏有关,根据病案临床表现分析,中医亦辨证为风邪袭肺,肺气被束,肺失宣降,肺气上逆之过敏性咳嗽。因其反复发作治疗无效,故选用疏风散寒,宣肺抗敏治咳法,取自拟"抗敏治咳方",疏风散寒,宣肺化痰,抗敏治咳,有利于支气管平滑肌松弛,减少咳嗽。二诊咳嗽基本平,久咳伤肺阴,予以玄参养阴清肺。

**案五** 周某,女,42 岁。2009 年 9 月 14 日初诊。

**主诉:** 反复咳嗽 7 年,复发 2 月。

**病史:** 患者每遇天凉或者季节交换时易咳嗽,反复不愈约 7 年,复发 2 个月。咳嗽阵作,晨起易打喷嚏、流鼻涕,如遇烟味、香水味、异味等可加重,咽干不适,痰色白量不多,易咯出。

**辅助检查**：血常规、胸部 X 线检查均无异常。

**刻下**：咳嗽，咽干，鼻痒，纳平，寐安，大便每日 2～3 次，成形；苔微淡黄薄，脉小细弦。

**中医辨证**：咳嗽（风寒袭肺）。

**西医诊断**：过敏性咳嗽。

**治法治则**：疏风散寒，宣肺止咳。

**处方**：自拟"抗敏治咳方"加减。炒荆芥 15 g，炒防风 9 g，炙麻黄 5 g，紫苏叶 15 g，白芷 9 g，苍耳子 15 g，紫菀 15 g，款冬花 15 g，枳壳 9 g，桔梗 9 g，黄芩 15 g，金荞麦 20 g，杏仁 10 g，生甘草 9 g。7 剂，每日 1 剂，水煎 400 mL，早午饭后温服。

**二诊**：2009 年 9 月 21 日。咯痰改善，痰不多，纳平，大便偏软；苔薄，脉小弦。守上方去荆芥；加炮姜炭 6 g，太子参 15 g，制黄精 15 g。7 剂，煎服法同前。

**三诊**：2009 年 9 月 28 日。因值班劳累后，咳嗽、流涕、咽痒加重（既往有类似情况），自测体温 37.5℃，痰白不多，无喘息，余平；苔根淡黄薄，脉小弦。治守法，首诊方加金银花 15 g，连翘 15 g，竹叶 15 g，芦根 20 g，生姜 2 片。10 剂，煎服法同前。

**四诊**：2009 年 10 月 8 日。药后热退，流涕、咽痒除，略有咳嗽，痰少白色，纳平，大便正常；苔薄，脉小弦。治守法，首诊方加太子参 20 g，制黄精 15 g。10 剂，煎服法同前。

**五诊**：2009 年 10 月 18 日。近来咳嗽已除，喷嚏、流鼻涕基本无，纳平，大便正常；苔薄，脉小弦。改用左归丸每日 2 次，每次 6 g；生脉饮口服液每日 2 次，每次 1 支。

**随访**：随访半年，咳嗽未复发。

**按语**：该患者为风寒袭肺，肺失宣肃之证。以干咳、痰不多为特征，常在接触过敏原或者刺激性气体后发作，夜间或者晨起明显。方中炒荆芥、炒防风、炙麻黄、紫苏叶宣肺散寒，杏仁治疗咳嗽气喘，无论新久寒热均可配伍使用，为肺家要药；现代医学研究显示，苍耳子、炙麻黄、黄芩、生甘草均有抗过敏作用。诸药合用，共奏疏风散寒、驱除外邪，又宣肺利咽、抗敏治咳之效。二诊时患者大便偏软，考虑其久病，伤及脾胃之气，加炮姜炭、太子参、制黄精温中健脾益肾。三诊时，患者复感外邪，加金银花、连翘、芦根、生姜等以增加清热解表之力。四诊之后，症情平稳，继续予以太子参、制黄精强固肺卫之气，待咳嗽症状完全消除，予成药善后。

**案六** 王某,女,60 岁。2015 年 3 月 23 日初诊。

**主诉:**咳嗽反复不休 2 月。

**病史:**患者咳嗽反复不休 2 月,伴鼻塞、流清涕、打喷嚏,咳痰不多,无气促,无发热。既往有慢性鼻炎史。

**辅助检查:**2015 年 3 月 15 日某院胸部 CT 示两肺无活动性病变。血常规正常。

**刻下:**咳嗽阵作,少痰,伴鼻塞、流清涕、打喷嚏,纳可,大便 1～2 日一行,质软;舌淡红,苔薄,脉小弦。

**中医辨证:**咳嗽(风痰蕴肺)。

**西医诊断:**变应性咳嗽。

**治法治则:**疏风宣肺,化痰治咳。

**处方:**自拟"抗敏治咳方"加减。炒荆芥 15 g,防风 9 g,羌活 12 g,川芎 12 g,苍耳子 12 g,炒黄芩 15 g,金荞麦 40 g,柴胡 15 g,竹沥半夏 15 g,前胡 12 g,桑白皮 15 g,紫菀 15 g,款冬花 15 g,枳壳 9 g,桔梗 9 g,生甘草 9 g,蝉蜕 9 g,僵蚕 9 g。7 剂,每日 1 剂,水煎 400 mL,早午饭后温服。

**二诊:**2015 年 3 月 30 日。患者咳嗽减少,稍有咳痰、咽干、打喷嚏,鼻塞、流涕改善,胃纳可,二便调;舌淡红,苔薄,脉细。守上方加玄参 12 g,鹅不食草 10 g。7 剂,煎服法同前。

**随访:**药后患者偶有鼻痒、流涕,咳嗽不多,继服上方巩固疗效。1 周后咳嗽已平。

**按语:**该患者咳嗽日久,反复发作,素有慢性鼻炎史,流涕、打喷嚏时作,此乃风邪所伤,肺卫不固,肺失宣降,肺气上逆而咳。治疗以治肺为主,宣通肺气,通利鼻窍。故方中以炒荆芥、防风、羌活、川芎疏风固表,以炒黄芩、金荞麦清利肺气,以柴胡、蝉蜕、僵蚕祛风解痉,以枳壳、桔梗、前胡升降并用,宣通肺气,以苍耳子、鹅不食草通利鼻窍,诸药相伍,共奏其功。

变应性咳嗽以刺激性干咳为主要症状,多为阵发性,常伴随咽干、咽痒,无明显气喘、气促。部分患者发作有季节性,以春、秋季为多见。接触冷空气、油烟、灰尘、花粉等刺激物时容易诱发。发作期症状集中于鼻咽,为肺气所主,故病位在肺,风邪犯肺、肺气失宣为其主要病机。

**案七** 张某,男,56 岁。2016 年 5 月 16 日初诊。

**主诉:** 反复咳嗽半年,加重 1 周。

**病史:** 患者近半年来咳嗽反复,最近 1 周受风寒后,咳嗽加重,遇异味则咳甚,痰色白质黏,不易咳出,伴咽痒,打喷嚏,乏力,说话多则咳嗽,无胸闷气促,无发热。呼吸科给予口服复方甲氧那明胶囊,每日 3 次,每次 2 粒;孟鲁司特钠片,每日 2 次,每次 1 粒;法罗培南钠片,每日 3 次,每次 1 粒。

**辅助检查:** 2016 年 4 月 26 日某院胸部 X 线片示两下肺纹理增多。血常规正常。C 反应蛋白正常。

**刻下:** 咳嗽痰黏,伴咽痒、喷嚏,胃纳可,二便尚调;舌淡红,苔淡黄薄,脉小弦。

**中医辨证:** 咳嗽(风寒袭肺)。

**西医诊断:** 变应性咳嗽。

**治法治则:** 清热化痰,宣肺治咳。

**处方:** 自拟"抗敏治咳方"加减。荆芥 15 g,防风 9 g,炙麻黄 6 g,紫苏叶 12 g,白芷 9 g,苍耳子 9 g,竹沥半夏 15 g,炒黄芩 15 g,紫菀 15 g,款冬花 15 g,枳壳 12 g,桔梗 9 g,生甘草 9 g,金荞麦 40 g,杏仁 9 g,蝉蜕 9 g,僵蚕 9 g。7 剂,每日 1 剂,水煎 400 mL,早午饭后温服。

**二诊:** 2016 年 5 月 23 日。患者咽痒基本除,咳嗽稍作,少痰,胃纳可,二便调;舌淡红,苔淡黄薄,脉细。守上方加炙枇杷叶<sup>包煎</sup> 20 g,南沙参 12 g。7 剂,煎服法同前。

**按语:** 患者久咳而肺脏受损,又遇外邪袭表、接触异味,导致气机失调,肺气宣降失常,气机上逆,痰随气动,而发为咳嗽。因久咳肺虚,故见说话多则咳嗽、乏力。又因风邪作祟,"风善行而数变",故见咽痒、打喷嚏。风为阳邪,日久易化热,故而痰黏不易咳出。以抗敏治咳方疏风散寒,宣肺治咳;加竹沥半夏清热化痰;加蝉蜕、僵蚕疏风利咽、宣肺止痉。全方寒温并用、宣降肺气、化痰治咳为立方之意。二诊患者表症渐退,正虚之象渐显,故守方加用炙枇杷叶化痰降逆止咳;南沙参清肺热补肺阴,以安脏虚。


**案八** 秦某,女,33 岁。2017 年 6 月 25 日初诊。

**主诉:** 反复咳嗽 5 年余,加重 3 天。

**病史:** 自诉反复咳嗽 5 年余,咽干、咽痒,冷热空气交替后更甚,于外院抗过敏治疗后好转,但反复发作,平素易感冒。否认内科疾病史。

**刻下**:咳嗽,咯痰,色白,泡沫状,神疲乏力,气少懒言,动则汗出,胃纳可,寐可,二便调;舌淡苔薄白,脉细。

**中医辨证**:咳嗽(肺气虚弱)。

**西医诊断**:变应性咳嗽。

**治法治则**:补益肺气,宣肺止咳。

**处方**:自拟"抗敏治咳方"合四君子汤加减。炙麻黄5 g,紫苏叶12 g,紫菀15 g,款冬花15 g,枳壳12 g,桔梗9 g,杏仁9 g,黄芩15 g,甘草12 g,蝉蜕9 g,生地黄12 g,玄参9 g,太子参15 g,茯苓12 g,炒白术9 g。7剂,每日1剂,水煎400 mL,早午饭后温服。

**二诊**:2017年7月2日。服药后咽干咽痒好转,恶风,偶有呛咳,汗出;苔脉平和。守上方加防风9 g,炙黄芪15 g。予7剂,煎服法同前。

**三诊**:2017年7月9日。无咳嗽,精神状态好转;苔脉平和。守上方加红枣15 g;改炙黄芪30 g,太子参30 g。14剂,煎服法同前。

**按语**:此患者咳嗽日久,反复发作,冷热空气交替后加重,抗过敏治疗有效,西医诊断为变应性咳嗽,且平素精神倦息,乏力少言,中医辨证为咳嗽,肺气虚寒证。方中抗敏治咳方调达肺气,宣肺止咳,以解在表之邪;四君子汤益气健脾,培土生金,以资后天之源;酌加蝉蜕清肃肺气,祛风止痉;生地黄、玄参养阴生津,润燥止咳;二诊时呛咳,咽部症状好转,遂加入防风祛风止咳,炙黄芪补益肺脾之气;三诊时咳嗽痊愈,精神状态可,即加大炙黄芪、太子参的用量,少佐红枣,增强固本培元之力,全方肺脾同调,标本兼顾,临床用之,效如桴鼓。

## 第二节 支气管炎

**案一** 尚某,女,27岁,已婚。2009年4月13日初诊。

**主诉**:反复咳嗽1年余,发作加重14天。

**病史**:患者反复咳嗽1年余,经抗生素治疗效不显,14天前自觉咳嗽加重,咳甚时气急,稍胸闷。

刻下：咳痰不畅，痰黏而少，色淡黄，鼻塞，无恶寒发热，无汗出，纳一般，寐可，二便正常；苔薄淡黄，脉浮小弦。

**中医辨证**：咳嗽（风热犯肺）。

**西医诊断**：支气管炎。

**治法治则**：祛风清热，肃肺止咳。

**处方**：黄吉赓教授自拟"治咳二方"加减。蝉蜕9g，僵蚕9g，杏仁9g，前胡15g，白前15g，紫菀15g，竹沥半夏15g，射干15g，柴胡15g，炒黄芩15g，枳壳9g，桔梗9g，甘草9g，瓜蒌皮15g。7剂，每日1剂，水煎400 mL，早午饭后温服。

**二诊**：2009年4月20日。患者现咳嗽基本平息，纳平；苔薄，脉小弦。守上方加款冬花12g。14剂，煎服法同前。

**按语**：本证为风邪痰热互阻、肺气失于宣肃所致。风热犯肺，肺失清肃，热伤津液，故见咳痰不畅，痰色黄稠，气急胸闷等；舌苔淡黄，脉浮小弦为主表主热之象，治拟祛风清热，肃肺止咳法，予黄吉赓教授自拟"治咳二方"加减。本方取止嗽散（《医学心悟》）加小柴胡汤之意，由蝉衣、僵蚕、杏仁、前胡、白前、紫菀、竹沥半夏、射干、柴胡、炒黄芩、枳壳、桔梗、甘草等药物组成。方中柴胡配伍炒黄芩，外解半表之邪，内清半里之热；紫菀、前胡、白前、杏仁、竹沥半夏为伍，肃肺降气化痰；射干化痰利咽；瓜蒌皮清热化痰；桔梗、枳壳理气通络，升降气机，此为治痰必先理气，气顺则痰消；蝉蜕联用僵蚕疏风通络，有一定的抗敏治咳作用；甘草利咽止咳，调和诸药。全方有祛风清热化痰、肃肺止咳之功。二诊加款冬花以增强止咳化痰之力。


**案二** 周某，女，29岁。2009年5月14日初诊。

**主诉**：感冒后反复干咳3月。

**病史**：患者3月前受凉后鼻塞流涕不适，予以疏风散寒治疗后，鼻塞流涕缓解，但出现反复干咳，咳甚则胸痛气急，无发热。曾服用麦迪霉素、氧氟沙星、头孢氨苄、复方甘草合剂、酮替芬等，症状控制不佳。

**辅助检查**：血常规正常。胸部X线检查示两肺未见明显异常。

刻下：呛咳阵作，喉间发痒，无痰，咳甚气急，胸闷，纳食欠佳，大小便正常。两肺听诊未及啰音；苔根微淡黄薄腻，舌质偏暗红，脉小弦细。

**中医辨证：**咳嗽（外邪恋肺，肺失清肃）。

**西医诊断：**支气管炎。

**治法治则：**清肃肺气，佐以止咳。

**处方：**自拟"平喘定哮汤"加减。射干15 g，炙麻黄6 g，桑白皮10 g，前胡10 g，竹沥半夏15 g，黄芩15 g，柴胡15 g，紫菀15 g，款冬花15 g，枳壳9 g，桔梗9 g，甘草9 g，郁金15 g，炙紫苏子15 g，炙百部15 g，炒谷芽15 g，炒麦芽15 g，桑白皮10 g，桃仁10 g，杏仁10 g，炙鸡内金10 g。7剂，每日1剂，水煎400 mL，分2次服，早午饭后温服。

**二诊：**2009年5月21日。药后咳嗽减轻一半，喉痒除，胸闷气急亦轻，纳食增，口干多饮；苔薄微淡黄，舌暗红，脉小弦。守上方去鸡内金；改郁金20 g；加胡颓叶30 g，麦冬10 g，南沙参10 g。7剂，煎服法同前。

**三诊：**2009年5月28日。偶有咳嗽，纳平，大小便如常；苔微黄薄，舌质偏暗红欠润，脉小弦。守上方去紫苏子、百部；改麦冬15 g，南沙参15 g，郁金30 g；加丹参20 g，制黄精15 g。7剂，煎服法同前。

**随访：**随访5月，未发。

**按语：**该患者感冒后经用药表证虽除，但反复干咳3月余，经用多种抗生素及中成药不效，干咳迁延不愈，为外邪恋肺，肺失宣发肃降之职，治疗用平喘定哮方寒热并用，清肃肺气而止咳，7剂咳减半，2周后干咳缓解，外邪已去，知久咳肺阴耗伤，故三诊加用制黄精，又增加麦冬、南沙参之剂量，以养育肺阴。

**案三** 张某，男，76岁。2010年3月1日初诊。

**主诉：**反复咳嗽咯痰5周。

**病史：**患者5周前寒温不适后，出现鼻塞流涕，咽痛，后上症愈。出现反复咳嗽，咯白痰，已服用复方新诺明、诺氟沙星、头孢氨苄、复方甘草合剂等不效。

**辅助检查：**血常规正常。胸部X线检查示两肺纹理增粗。

**刻下：**咳嗽，痰多白色泡沫，咳嗽甚则胸闷，气急，夜间加重，纳食一般，大小便正常；听诊：两肺呼吸音略有增粗；苔根微淡黄薄腻，脉小弦滑。

**中医辨证：**咳嗽（寒邪恋肺）。

**西医诊断：**支气管炎。

**治法治则**：宣肺化痰止咳。

**处方**：自拟"平喘定哮方"加味。射干 15 g，竹沥半夏 15 g，柴胡 15 g，黄芩 15 g，紫菀 15 g，款冬花 15 g，炙紫苏子 15 g，炙麻黄 5 g，桑白皮 10 g，前胡 10 g，桃仁 10 g，杏仁 10 g，枳壳 9 g，桔梗 9 g，甘草 9 g，郁金 20 g，全瓜蒌 30 g，谷芽 12 g，麦芽 12 g。7 剂，每日 1 剂，水煎 400 mL，早午饭后温服。

**随访**：服 3 剂时咳嗽减半，7 剂后咳痰除。随访 4 月未咳嗽。

**按语**：该患者受寒后久咳不愈，痰多白色泡沫，舌苔淡黄腻，寒邪恋肺，郁而化热，为寒热夹杂之证。肺为娇脏，不耐寒热，《医学三字经·咳嗽》认为"肺为脏腑之华盖，呼之则虚，吸之则满，只受得本然之正气，受不得外来之客气，客气干之则呛而咳矣"。感冒后，肺气受损，表证虽除，受生活环境之"邪气"所干，致咳嗽缠绵不休，易致病情转化。平喘定哮方虽初为哮、喘之实证而立，然其宣肺降气，化痰止咳之功非只为哮、喘证独用。临床见邪气恋肺，肺气失于宣肃之咳嗽投之效。

**案四**　张某，女，55 岁。2015 年 3 月 17 日初诊。

**主诉**：反复咳嗽 8 年，再发 1 月。

**病史**：患者有慢性支气管炎病史，1 月来咳嗽复作。目前咳嗽阵作，痰不多，运动后可有气急，时有哮鸣音，伴鼻塞、流清涕，无发热，无胸闷。

**辅助检查**：2015 年 3 月 17 日某院胸部 X 线检查示两肺纹理增多。血常规示正常。

**刻下**：咳嗽阵作，痰不多，纳可，大便偏软，每日 2 次；舌淡红，苔薄微淡黄，脉小弦。

**中医辨证**：咳喘（痰湿蕴肺）。

**西医诊断**：慢性支气管炎急性发作。

**治法治则**：清肺化痰，平喘治咳。

**处方**：自拟"平喘定哮方"加减。射干 15 g，炙麻黄 6 g，柴胡 15 g，炒黄芩 15 g，竹沥半夏 15 g，前胡 12 g，桑白皮 15 g，紫菀 15 g，款冬花 15 g，枳壳 12 g，桔梗 9 g，生甘草 9 g，杏仁<sup>后下</sup> 10 g，炙紫苏子 15 g，炒荆芥 15 g，防风 9 g，炒薏苡仁 30 g。7 剂，每日 1 剂，水煎 400 mL，早午饭后温服。

**二诊**：2015 年 3 月 24 日。患者喘鸣除，咳嗽改善，稍有鼻塞，无流涕，胃纳可,二便尚调;舌淡红,苔薄,脉小弦。守上方加苍耳子12 g。7剂,煎服法同前。

**按语:** 肺主通调水道,患者咳嗽日久,水液代谢失常,聚而为痰;偶感风寒,风寒之邪侵袭鼻窍,故见鼻塞、流清涕;风寒之邪侵袭肺部,肺失宣肃,而致咳嗽,风寒挟痰阻塞气道,故见哮鸣音。平喘定哮方宣肺化痰,平喘治咳。炙紫苏子、杏仁降气化痰;炒荆芥辛而微温,疏风解表利咽,以除在表之余邪;防风固表;炒薏苡仁健脾。患者素有肺部疾病,痰饮内郁,痰阻气道,肺失于宣降,肺气上逆而为咳。内伤咳嗽日久,多有反复,表虚而里实,平喘定哮方加减疏解表里、调畅肺气、平喘降逆,以奏其功。另外,吴师认为应重视疾病预防,可以从饮食调养、运动锻炼、避免接触过敏原等多方面进行调护。

平喘定哮方通过随证加减,对急、慢性咳嗽均可起效。

**案五** 潘某,男,91岁。2021年10月13日初诊。

**主诉:** 反复咳嗽咳痰20余年,再发1周。

**病史:** 患者慢性支气管炎病史20余年,近1周咳痰较多,黄白相间,泡沫样。

**刻下:** 咳吐较多淡黄泡沫黏痰,伴流清涕、咽痒、气喘、胸闷,无发热,纳食少,眠不安,大便干结不畅;舌质淡红,舌苔黄腻,脉细。

**中医辨证:** 咳嗽(痰热蕴肺)。

**西医诊断:** 慢性支气管炎急性发作。

**治法治则:** 清热化痰,宣肺止咳。

**处方:** 止嗽散合二陈汤加减。金荞麦40 g,鱼腥草<sup>后下</sup>30 g,黄芩18 g,竹沥半夏18 g,陈皮12 g,蜜紫菀15 g,款冬花15 g,前胡12 g,桑白皮15 g,杏仁<sup>后下</sup>9 g,桔梗9 g,蜜麸炒枳壳12 g,甘草9 g,豆蔻<sup>后下</sup>6 g,炒神曲18 g。7剂,每日1剂,水煎400 mL,早午饭后温服。

**二诊:** 2021年10月20日。咳痰、清涕、咽痒、气喘、胸闷、大便干结不畅均有改善,饮食有增,寐仍不安;舌质淡红,舌苔淡黄腻,脉细。守上方加制黄精15 g,太子参18 g。14剂,煎服法同前。

**三诊:** 2021年11月11日。患者近来夜间咳痰除,白天稍有咳痰,仍时有清涕,余症继续改善,寐欠安;舌质淡红,舌苔黄腻,脉小弦。守上方加荆芥12 g,防风9 g。14剂,煎服法同前。

**四诊**：2021 年 11 月 25 日。患者无咳嗽，睡眠改善。咽干，纳可，胃脘不耐受冷食，时有反酸，大便黏腻欠畅，每日 1～2 次；舌质淡红，舌苔根淡黄腻，脉细。守上方加蜜麸山药 15 g，白扁豆 15 g。14 剂，煎服法同前。

**按语**：本案患者慢性支气管炎病史，咳嗽黄痰 1 周，属咳嗽、痰热蕴肺之病证。吴师首诊治以止嗽散合二陈汤加减，并加黄芩、金荞麦、鱼腥草、桑白皮等以增清热化痰之功。二诊诸症见好，考虑患者已耄耋之年，二诊酌加制黄精、太子参健脾补肾之品。三诊患者仍有清涕，加荆芥、防风以祛风止涕。四诊咳嗽已除，结合胃肠道症状吴师开始健脾化湿、肺脾同治。

《素问·咳论》指出"五脏六腑皆令人咳，非独肺也。"痰湿犯肺者，多因脾失健运，水谷不能化为精微上输以养肺，反而聚为痰浊，上贮于肺，肺气壅塞，上逆为咳。若久病，肺脾两虚，气不化津，则痰浊更易滋生，此即"脾为生痰之源，肺为贮痰之器"的道理。如果痰湿蕴肺，遇外感引触，转从热化，则可表现为痰热咳嗽，如本案患者。吴师急则治其标，清热化痰，宣肺止咳，二诊即开始标本同治，兼顾肺脾肾。患者虽年事已高，然病瘥迅速，吴师治咳，可谓手到擒来。

## 第三节　哮　喘

**案一**　袁某，男，81 岁。2009 年 11 月 9 日初诊。

**主诉**：患者反复咳喘 4 年余，加重 14 天。

**病史**：患者 4 年前起，反复出现咳嗽、气喘，经对症治疗稍有缓解；14 天前受凉后咳喘加重，晨起咳嗽，咳痰较多，色白，呈稀泡沫状；动则气喘胸闷，夜间哮鸣音，能平卧。

**刻下**：咳嗽咳痰，痰白质稀，无恶寒发热，无汗出，纳可，寐一般，大便偏溏，小便正常；舌淡红，舌苔根白薄腻，脉小弦滑。

**中医辨证**：哮喘（寒痰壅肺）。

**西医诊断**：哮喘。

**治法治则**：温肺化饮，平喘定哮。

**处方**：黄吉赓教授自拟"平喘定哮一方"加减。射干 15 g，炙麻黄 5 g，泽漆

18 g,紫菀 15 g,款冬花 15 g,前胡 10 g,竹沥半夏 15 g,桑白皮 10 g,炒黄芩 15 g,柴胡 15 g,枳壳 9 g,桔梗 9 g,甘草 9 g,生姜 9 g,瓜蒌皮 18 g,炒薏苡仁 20 g。7 剂,每日 1 剂,水煎 400 mL,早午饭后温服。

**二诊:**2009 年 11 月 16 日。患者药后咳嗽痰量减半且畅,夜间哮除,动则气喘改善,大便成形。守上方加苦杏仁 9 g。14 剂,每日 1 剂,水煎 400 mL,早午饭后温服。

**按语:**患者素有痼疾,寒痰留伏于肺遇诱因触发,气道受阻,痰气搏击,故喘息、哮鸣有声;痰白而清稀,苔根白腻,脉小弦滑,为寒痰之象。治拟温肺化饮,平喘定哮法,予黄吉赓教授自拟"平喘定哮一方"加减,本方取《金匮要略》射干麻黄汤加泽漆汤之意。方中射干、炙麻黄宣肺平喘,豁痰利咽;紫菀、款冬花化痰止咳;前胡、桑白皮降气化痰平喘;泽漆、竹沥半夏化痰利水;生姜降逆化饮,畅利胸膈,助竹沥半夏降逆化痰;炒黄芩清热肃肺;枳壳、桔梗一升一降,宣理肺气,调畅气机;甘草既利咽止咳,又可调和诸药;动则胸闷气促,加瓜蒌皮宽胸理气化痰;大便偏溏,加炒薏苡仁健脾渗湿止泻。二诊诸症好转,咳嗽咳痰改善,治拟守法,加苦杏仁以增强止咳平喘的功效。

**案二** 渠某,男,11 岁。2009 年 12 月 14 日初诊。

**主诉:**反复咳喘 8 年余,加重 5 天。

**病史:**患者自幼反复咳喘不休。近 5 天因感冒后咳嗽,痰黄黏,咯吐不畅,胸闷气喘,夜间哮鸣音,睡时需垫高枕;每天需用喘康速喷雾剂 1～2 次。

**刻下:**咳嗽痰黄,鼻塞,流黄稠涕,无发热恶寒,纳欠佳,寐欠安,口干欲饮,大便偏干结,小便正常;舌淡红,舌苔根淡黄薄腻,脉小滑。

**中医辨证:**哮喘(痰热壅肺)。

**西医诊断:**哮喘。

**治法治则:**清热宣肺,化痰平喘。

**处方:**自拟"平喘定哮二方"加减。射干 15 g,炙麻黄 5 g,紫菀 15 g,款冬花 15 g,竹沥半夏 15 g,前胡 10 g,桑白皮 10 g,炒黄芩 15 g,柴胡 15 g,枳壳 9 g,桔梗 9 g,甘草 9 g,苦杏仁 9 g,炙紫苏子 15 g。7 剂,每日 1 剂,水煎 400 mL,早午饭后温服。

**二诊:**2009 年 12 月 21 日。患者服药后胸闷喘促、夜间哮鸣基本消除,7 天来只用特布他林气雾剂 2 次,夜间已能平卧,痰色变淡,大便转软。守上方,加瓜蒌皮 15 g。14 剂,每日 1 剂,水煎 400 mL,早午饭后温服。

**按语:** 患者自幼有咳喘病史,素有痰热内蕴,复为外邪所束,肺气壅塞,致胸闷气喘,哮鸣咳嗽,痰黄稠,咳吐不畅,为痰热内伏于肺;热盛伤津,则口干、便秘;流黄涕,苔淡黄腻,脉小滑,为痰热内盛兼感外邪之象。治拟清热宣肺,化痰平喘法。予黄吉赓教授自拟"平喘定哮二方"加减,本方取《金匮要略》射干麻黄汤加小柴胡汤之意。方中射干、炙麻黄宣肺平喘,豁痰利咽;紫菀、款冬花化痰止咳;前胡、桑白皮降气化痰平喘;竹沥半夏燥湿化痰;柴胡、炒黄芩清热肃肺;枳壳、桔梗一升一降,宣肺理气,调畅气机;苦杏仁配炙紫苏子止咳平喘、润肠通便;甘草利咽止咳、调和诸药。二诊诸症好转,治拟守法,原方加瓜蒌皮宽胸理气化痰。

# 第二章 妇科病医案

## 第一节 围绝经期综合征

**案一** 钟某,女,52岁,已婚。2012年8月16日初诊。

**主诉:** 月经偶有延后1年,烘热汗出1月余。

**病史:** 患者1年来经期偶有延后,经行无腹痛,无明显血块,颜色及经量正常,带下无异常。近1月来,自觉时有烘热汗出不适,每次持续1~2分钟,白天尤甚,夜寐浅,易醒,纳食正常,二便调。既往月经规律,否认甲状腺功能亢进、结核等病史。

**辅助检查:** 妇科检查与阴道B超示无异常。

**刻下:** 患者时有烘热汗出不适,夜间明显,夜寐差,易醒;舌质红苔厚腻,脉小弦。

**中医辨证:** 经断前后诸证(肾阴亏虚夹痰湿)。

**西医诊断:** 围绝经期综合征。

**治法治则:** 滋养肾阴,调理冲任。

**处方:** 自拟"滋阴补肾方"合"化湿方"加减。藿香9g,佩兰9g,砂仁3g,生地黄12g,山茱萸9g,山药15g,茯苓15g,牡丹皮9g,泽泻15g,女贞子9g,墨旱莲40g,合欢皮15g,首乌藤30g,糯稻根30g。14剂,每日1剂,水煎400mL,早午饭后温服。并建议其辅以体育锻炼、饮食调摄、情志调节。

**二诊:** 2012年8月30日。药后烘热汗出明显缓解,夜寐改善;舌质略红苔薄腻,脉小弦。治守法,续上方14剂,煎服法同前。

**三诊:** 2012年9月13日。患者烘热汗出不显,夜寐尚可,舌苔转净,改予六味地黄丸每日3次,每次8粒。

**按语:** 对围绝经期综合征的治疗,吴师尤重调补肝肾,治病求本,兼顾兼症。

本案中患者因烘热汗出就诊,天癸将绝、肾阴亏虚为发生疾病的根本,烘热汗出、夜寐浅为标,故治以"滋养肾阴,调理冲任"为先。方中生地黄、女贞子滋阴养血、益肝肾而补精;山茱萸、山药、墨旱莲补肝肾、健脾养血;牡丹皮、茯苓、泽泻清热凉血、利水渗湿;山药、茯苓健脾和中以济滋精血化生之源,诸药合用,共奏滋先天、养后天之效,使阴血得充、冲任得养。化湿方清化湿浊。合欢皮、首乌藤宁心安神。糯稻根敛住真阴,以防汗出过多。

**案二** 蔡某,女,46岁,已婚。2012年11月19日初诊。

**主诉**:月经紊乱6个月。

**病史**:患者近6个月来经行先后不定期,2012年10月至今月经未行,阵发性潮热汗出,紧张时明显,手足心热,心烦急躁,情绪容易激动,腹痛时作。既往无高血压、糖尿病病史。

**辅助检查**:B超示子宫前位,大小正常,肌层回声均匀,内膜厚约11 mm,子宫及双附件未见明显异常。

**刻下**:经未行,有阵发性潮热汗出,寐欠安,大便正常;舌红少苔,脉小弦。

**中医辨证**:经断前后诸证(肾虚肝郁夹血瘀)。

**西医诊断**:围绝经期综合征。

**治法治则**:养阴益肾,疏肝理气,化瘀通经。

**处方**:自拟"滋阴补肾方"加减。生地黄18 g,山茱萸9 g,淮山药15 g,泽泻12 g,牡丹皮9 g,茯苓15 g,女贞子10 g,墨旱莲18 g,制黄精15 g,菟丝子30 g,制香附12 g,郁金20 g,当归10 g,赤芍15 g,川芎9 g,川牛膝9 g。7剂,每日1剂,水煎400 mL,早午饭后温服。嘱患者注意情绪调节,避免过度焦虑紧张,适当锻炼身体,增强抵抗力。

**二诊**:2012年12月4日。服药2天后月经至,行经10天方尽,月经量少,色偏暗,有血块,小腹疼痛减轻,仍有潮热汗出,紧张时明显,情绪较前好转,手脚心热,心烦,纳食可,二便正常;舌尖红苔薄白,脉弦细。守上方,去郁金;改生地黄20;加炒白芍9 g。14剂,煎服法同前,嘱注意调节情绪及生活方式。

**三诊**:2013年1月8号。服药后本次月经经行量较前有增多,基本正常,色红,无腹痛,阵发性潮热汗出减轻,情绪较前平稳,手足心热减轻,由于工作劳累易疲劳,纳食可,但饮食不规律,大便偏干;舌红苔薄白,脉弦力弱。守上方加火麻仁20 g,党参15 g,炙黄芪20 g。14剂,煎服法同前。

**随访:**停药后随访2个月,患者诸证平,月经正常,无不适主诉。

**按语:**患者经过经、胎、产、乳等耗伤阴血,近"七七"之年,当属经断之岁,月经紊乱。肾阴亏虚,天癸渐竭,冲任失养,不能正常行经,出现月经过期不至,腹痛时作。肾阴不足,故五心烦热,阵发性潮热汗出;由于肝肾同源,阴精亏虚,导致肝阴血不足,肝阳偏亢,出现心烦急躁,情绪容易激动。肾虚肝郁,气机不畅,经血瘀滞,故小腹作痛。治疗当滋养肾阴,佐以疏肝理气之品,同时加入活血通经之药,使患者经行正常,瘀去新血自生,则诸证可愈。因此治疗以补肾为主,方中六味地黄丸以补先天之本,女贞子、墨旱莲、制黄精、菟丝子亦为增强其补肾作用,制香附、郁金疏肝理气,当归、赤芍、川牛膝、川芎活血化瘀,且当归有养血调经之效;川牛膝可引气血下行,使月经如期而至。

**案三** 倪某,女,49岁,已婚。2012年12月27日初诊。

**主诉:**月经紊乱1年。

**病史:**患者近1年来月经经行不规律,2012年2月份行经1次,8月份行经1次,此后至今月经未行,平时经行色暗,量不多,自觉烘热阵作,伴汗出,急躁易怒,情绪容易激动,手脚心热,无腹痛。既往无高血压、糖尿病病史。

**辅助检查:**B超示子宫及双附件未见明显异常。

**刻下:**经未行,时有烘热汗出,口燥咽干,喜凉饮,纳食可,寐不安,多梦,二便正常;舌质紫暗,苔薄白微黄,脉弦细。

**中医辨证:**经断前后诸证(阴虚有热夹血瘀)。

**西医诊断:**围绝经期综合征。

**治法治则:**滋阴降火,活血化瘀。

**处方:**知柏地黄丸加桃红四物汤加减。知母9 g,炒黄柏9 g,生地黄15 g,山茱萸9 g,淮山药15 g,茯苓15 g,泽泻15 g,牡丹皮12 g,制黄精15 g,菟丝子30 g,桃仁15 g,红花12 g,川芎9 g,川牛膝9 g,赤芍15 g,当归9 g,王不留行18 g,路路通18 g,益母草30 g,制香附15 g。7剂,每日1剂,水煎400 mL,早午饭后温服。嘱患者注意放松心情,调畅情志,锻炼身体以增强抵抗力。

**二诊:**2013年1月4日。服药后月经仍未至,自觉烘热减轻,汗出较前减轻,手脚心热减轻,仍心烦易怒,脾气急躁,口干尚可,纳食可,睡眠多梦,大便每日 2～3 次,成形;舌质紫暗,苔薄白,脉弦细。守上方,改红花 9 g;加郁金 18 g,柴胡 6 g。14 剂,煎服法同前,嘱注意调节情绪。

**三诊:**2013 年 2 月 4 日。服药后 1 月 21 日月经至,行经 4 天,量不多,行经初期月经色暗,之后月经色红,白带不多,无腹痛,略有腰酸,情绪较前好转,纳食可,二便正常;舌质暗红,苔薄白,脉弦。守上方,去路路通、王不留行;改益母草 15 g,桃仁 12 g,赤芍 12 g,泽泻 20 g。14 剂,煎服法同前。

**随访:**三诊后患者自觉诸证平,自行停药。3 个月后随访,患者月经未行,无明显不适。

**按语:**患者正值经断之年,肾气逐渐耗损,素体阴虚,此期则出现肾阴亏虚,阳失潜藏之证。肾阴亏虚,阴虚则热,内热煎灼耗伤津液,血液黏稠干结,可致血瘀,瘀血可致脏腑气血不和,阴阳失调。久病亦可导致瘀血,如素体即有瘀血之象,可致新血不生,脏腑化精乏源,虚损症状加重。肾水不足以涵养肝木,易致肝阳上亢,情绪不畅。因此,治疗以滋阴养血为主,兼以活血化瘀之品,少佐疏肝理气药物以调达气机。方用知柏地黄丸为主,加制黄精、菟丝子滋补肾阴,桃仁、红花、川芎、川牛膝、赤芍、当归活血化瘀,使瘀去新血生,路路通、王不留行、益母草活血通经,制香附疏肝理气。诸药和用,邪去正安。

**案四** 胡某,女,52 岁,已婚。2021 年 6 月 3 日初诊。

**主诉:**多汗伴心情烦躁半年。

**病史:**近来半年来汗出多,夜间明显伴烘热阵作,心情郁闷烦躁易怒,常有头晕,寐差。患者月经初潮 14 岁,5～7/28～30 天*,量少,色暗,伴腰酸,未经治疗。末次月经 2021 年 2 月 27 日。已 3 月未行经。无其他器质性疾病。

**刻下:**纳食差不思饮食,寐欠安,大便如常;舌质淡红,苔淡黄薄腻,脉细小弦。

**中医辨证:**经断前后诸证(肾虚湿热)。

**西医诊断:**围绝经期综合征。

**治法治则:**养阴清热,健脾益肾。

**处方:**自拟"滋阴补肾方"加减。地黄 12 g,山药 15 g,制山茱萸 9 g,牡丹皮

---

\* 此为月经初潮年龄,月经天数/月经周期。全书同。

12 g,泽泻 12 g,白茯苓 15 g,郁金 12 g,制香附 12 g,糯稻根 30 g,首乌藤 30 g,合欢皮 30 g,炒谷芽 30 g,炒麦芽 30 g,炒鸡内金 30 g,墨旱莲 18 g,制女贞子 12 g。7 剂,每日 1 剂,水煎 400 mL,早午饭后温服。

**二诊:**2021 年 6 月 10 日。经未行,药后近来睡眠改善,夜汗、烘热减轻,易怒,头晕,胃纳差,二便尚可;舌质淡红,苔淡黄薄腻,脉细小弦。守上方改生地黄 18 g;加黄精 15 g,菟丝子 30 g,酸枣仁 12 g,石斛 15 g。14 剂,煎服法同前。

**三诊:**2021 年 6 月 24 日。睡眠、夜汗、烘热阵作续减轻,易怒头晕改善,胃纳好转,二便尚可;经未行;舌质淡红,苔淡黄薄腻,脉细小弦。守上方加玄参 12 g,太子参 18 g,麦冬 9 g,五味子 9 g。14 剂,煎服法同前。

**四诊:**2021 年 7 月 8 日。药后心情、睡眠可,夜汗、烘热续减轻,时有胸闷,胃纳好转,二便尚可;末次月经 6 月 28 日~6 月 30 日;舌质淡红,苔淡黄薄,脉细小弦。守上方加炒瓜蒌皮 20 g。14 剂,煎服法同前。

**随访:**后守法续治半年,随证加减,患者不适症状基本除,月经周期基本正常。

**按语:**《素问·上古天真论》曰:"女子七七,任脉虚,太冲脉衰少,天癸竭,地道不通"。本案患者已过七七之年,肾精亏虚,天癸衰竭,精血不足,冲任不通,故月经紊乱,3 个月未行经。肾精亏虚,水不涵木,阴虚火旺,故夜汗明显,烘热阵作,易怒头晕,寐差。吴师认为本病以肾虚为本,以调整肾阴肾阳平衡为主,涉及他脏者,兼而治之。吴师以滋阴补肾方化裁,兼以健脾和胃,补中寓泻,补泻结合而又以调补为主,共奏滋先天、后天之效,使阴血得充、冲任得养,故四诊时上述症状明显好转,月经复来。

**案五** 蒋某,女,50 岁,已婚。2022 年 11 月 8 日初诊。

**主诉:**经未行半年。

**病史:**患者半年来经未行,时有烘热汗出阵作,夜间汗出明显,失眠多梦,眼部干涩,时有耳鸣,伴腰酸腿软。

**刻下:**经未行,时有烘热汗出,失眠多梦,耳鸣腰酸,纳平,大便正常,夜尿 2~3 次;苔淡黄薄,脉细。

**中医辨证:**经断前后诸证(肝肾不足)。

**西医诊断:**围绝经期综合征。

**治法治则**：调补肝肾。

**处方**：自拟"滋阴补肾方"加减。生地黄 12 g，山茱萸 9 g，炒山药 15 g，茯苓 15 g，泽泻 12 g，牡丹皮 9 g，女贞子 12 g，墨旱莲 20 g，合欢皮 30 g，首乌藤 30 g，补骨脂 12 g，枸杞子 15 g，川芎 9 g。7 剂。每日 1 剂，水煎 400 mL，早午饭后温服。

**二诊**：2022 年 11 月 15 日。患者睡眠较前明显改善，耳鸣仍明显，腰酸腿软仍有，纳可，大便如常，夜尿仍 2～3 次；苔根淡黄薄腻，脉小弦。守上方改泽泻 20 g，川芎 18 g，补骨脂 15 g；加金樱子 15 g，锁阳 15 g。14 剂，煎服法同前。

**三诊**：2022 年 11 月 29 日。患者耳鸣及腰酸腿软改善，夜尿 1 次，纳可，大便正常；苔薄，脉小弦。守上方加黄精 12 g，菟丝子 30 g。14 剂，煎服法同前。

**按语**：患者正值围绝经期，腰酸腿软，耳鸣，烘热汗出伴眼部干涩，此乃患者肝肾阴虚、虚火上扰之象，夜尿多为肾阴不足损及肾阳之证。方用滋阴补肾方加枸杞子滋补肾阴，补骨脂温补肾阳，配以安神之合欢皮、首乌藤安神助眠。二诊患者夜尿仍多，耳鸣同前，故加大温补肾阳之用量，同时加用金樱子、锁阳温肾助阳。三诊患者症情平稳，夜尿还有，故加用黄精、菟丝子加强补肾填精之效。

**案六** 郁某，女，51 岁，已婚。2023 年 2 月 23 日初诊。

**主诉**：经行紊乱 1 年余。

**病史**：患者诉近 1 年来反复出现心情烦躁，易发脾气，时有烘热汗出，睡眠差，神疲乏力，时有腰酸感。

**刻下**：心情烦躁，易怒，伴有头晕胸闷不适，寐差，纳平，大便如常；苔薄微黄，脉细弦。

**中医辨证**：经断前后诸证（肝肾不足）。

**西医诊断**：围绝经期综合征。

**治法治则**：滋补肝肾。

**处方**：自拟"滋阴补肾方"加减。生地黄 15 g，山药 15 g，山茱萸 9 g，茯苓 15 g，泽泻 12 g，牡丹皮 12 g，女贞子 12 g，墨旱莲 20 g，制黄精 15 g，菟丝子 30 g，香附 12 g，益母草 20 g，合欢皮 30 g，首乌藤 30 g。7 剂，每日 1 剂，水煎 400 mL，早午饭后温服。

**二诊**：2023 年 3 月 2 日。药后自觉睡眠改善，胸闷头晕好转，纳可，大便如常；苔薄，脉小弦。守上方加丹参 20 g，五味子 9 g，麦冬 12 g，太子参 20 g。14 剂，煎服法同前。

**三诊**：2023 年 3 月 16 日。患者心情烦躁基本除，烘热汗出少有发作，纳可，睡眠基本正常，二便如常；苔薄，脉小弦。守上方加桑椹 15 g。14 剂，煎服法同前。

**按语**：此为肝肾不足所致经断前后诸证，患者由于肝肾阴虚，阴虚则阳亢，虚热内生，故可见患者烘热汗出。肾阴不足，心阴亦亏，心神失养，故患者神疲乏力伴寐差，肾虚则腰府失养，故患者出现腰酸乏力。方用滋阴补肾方滋补肾阴，酌加香附疏肝，合欢皮、首乌藤安神，益母草活血通经。二诊时患者汗出仍有，故加太子参、麦冬、五味子等益气养阴以止汗。三诊患者病症基本除，故加用桑椹加强滋补肝肾之功效。

**案七** 闵某，女，50 岁，已婚。2023 年 3 月 7 日初诊。

**主诉**：经行提前 6 个月。

**病史**：患者近 6 个月来每次约 20 天行经，较前提前 1 周余，经行量少、色暗，经期第 2 天出现烘热汗出，手足心发热，烦躁易怒，时有心悸，且伴有颈项及偏侧头部刺痛，带下量少，无异味。

**刻下**：经行第 2 天，量少，烘热汗出，多梦易醒，口干，纳食可，夜寐多梦易醒，二便正常；舌红有裂纹，苔薄白干，脉细弦无力。

**中医辨证**：经断前后诸证（肝肾不足夹血瘀）。

**西医诊断**：围绝经期综合征。

**治法治则**：补益肝肾，活血通络。

**处方**：自拟"滋阴补肾方"加减。生地黄 15 g，熟地黄 15 g，山茱萸 12 g，怀山药 20 g，茯苓 15 g，牡丹皮 12 g，泽泻 15 g，女贞子 12 g，墨旱莲 20 g，杜仲 12 g，川断 12 g，丹参 20 g，川芎 12 g，首乌藤 30 g，合欢皮 30 g，糯稻根 30 g。14 剂，每日 1 剂，水煎 400 mL，早午饭后温服。

**二诊**：2023 年 3 月 21 日。药后患者烘热汗出明显减轻，睡眠较前有好转，偶有右侧耳鸣感；舌红有裂纹，苔薄白干，脉细弦无力。守上方改熟地黄 20 g。14 剂，煎服法同前。

三诊:2023 年 4 月 4 日。无明显汗出不适感,偶感腰酸乏力,耳鸣无发作;舌红有裂纹,苔薄白,脉细弦。守上方加淫羊藿 12 g。14 剂,煎服法同前。

按语:该患者舌红有裂纹质干,提示肝肾阴亏较甚,同时伴有血瘀之征象。故在滋阴补肾方滋补肝肾的基础上,加用熟地黄加强滋阴填精,丹参、川芎活血化瘀,首乌藤、合欢皮养血安神,糯稻根敛汗。二诊时患者出现耳鸣,故加重补肾填精之熟地黄用量。三诊时患者腰酸时有,"腰为肾之府",故加用淫羊藿补肾强腰为治。

**案八** 马某,女,47 岁,已婚。2023 年 3 月 14 日初诊。

**主诉:**月经紊乱半年余。

**病史:**患者近半年来经行紊乱,经行量少,色暗,自觉腰酸,神疲乏力,夜间汗出不畅,睡眠欠佳,心境差。

**刻下:**腰酸,神疲乏力,寐差,纳平,二便如常;苔薄微黄,脉细弦。

**中医辨证:**经断前后诸证(肝肾不足)。

**西医诊断:**围绝经期综合征。

**治法治则:**滋补肝肾。

**处方:**自拟"滋阴补肾方"加减。生地黄 12 g,山茱萸 9 g,淮山药 15 g,泽泻 10 g,牡丹皮 9 g,茯苓 15 g,茯神 15 g,制香附 12 g,女贞子 15 g,墨旱莲 20 g,淫羊藿 9 g,仙茅 9 g,糯稻根 30 g,合欢皮 30 g,首乌藤 30 g。7 剂,每日 1 剂,水煎 400 mL,早午饭后温服。

二诊:2023 年 3 月 21 日。药后出汗改善,纳可,大便如常;舌苔淡微黄,脉细。守上方去淫羊藿、仙茅;加煅牡蛎 30 g,煅龙骨 20 g,知母 12 g,炒黄柏 9 g。14 剂,煎服法同前。

三诊:2023 年 4 月 4 日。睡眠有所改善,时有腰部酸痛,纳平,大便正常;苔薄,脉弦细。守上方,加五味子 9 g,川断 12 g,杜仲 12 g。14 剂,煎服法同前。

四诊:2023 年 4 月 18 日。睡眠时好时差,腰酸改善,余平;苔薄,脉弦。守上方去知母、炒黄柏;加黄连 3 g,肉桂 3 g。14 剂,煎服法同前。

五诊:2023 年 5 月 2 日。诸症平,时有背部怕冷;苔薄,脉弦。守上方加附片 9 g,桂枝 9 g。14 剂,煎服法同前。

六诊:2023 年 5 月 16 日。背冷症状改善,其余正常;苔薄,脉弦。守上方加当归9g。14剂,煎服法同前。

**随访**:3月后回访,无汗出、腰酸等症状,情志畅,月事依时而下,疗效满意。

**按语**:患者因肾阴不足,阴虚则阳盛,虚热内生,故见夜汗多;肾阴不足,心阴亦亏,心神失养,故神疲寐差;肾虚则腰府失养,故见腰酸乏力。方用滋阴补肾方以滋补肝肾,糯稻根固守汗液,故药后夜汗减,加淫羊藿、仙茅温补以阳中求阴,合欢皮、首乌藤、茯神、制香附以解郁安神。二诊时加知母、炒黄柏、煅牡蛎、煅龙骨等坚阴潜镇之品,症状进一步缓解。后诊用二仙汤调理而愈。

**案九** 何某,女,55岁,已婚。2013年11月21日初诊。

**主诉**:阵发性烘热汗出4年,加重1月。

**病史**:患者4年前停经后,时有阵发性烘热汗出,夜间出汗明显,伴有腰酸腿软,头晕头痛,入睡难,易惊醒或早醒。近1月来患者上述症状加重,且神疲乏力,烦躁不安,脘腹胀满,纳食不香,口中黏腻,口臭,咽中常有异物感,难以咳出。某院妇科门诊确诊为"围绝经期综合征",并建议激素替代疗法,患者因担心激素带来的副作用而拒绝治疗。

**辅助检查**:2013年10月11日某院血激素检查示雌二醇27.386 $\mu$mol/L,卵泡刺激素150.1 IU/L,黄体生成素67.7 IU/L。腹部B超示子宫肌瘤10 mm(具体不详)。

**刻下**:患者烘热汗出,神疲乏力,易烦躁,寐欠安,大便偏干,夜尿2~3次,脚怕冷;舌质红,苔淡黄腻,脉细弦。

**中医辨证**:经断前后诸证(肝肾不足夹湿热)。

**西医诊断**:围绝经期综合征。

**治法治则**:调补肝肾,健脾化湿,兼清热。

**处方**:自拟"滋阴补肾方"加减。生地黄12g,山茱萸9g,淮山药15g,泽泻15g,牡丹皮12g,茯苓15g,女贞子12g,墨旱莲30g,制黄精12g,菟丝子20g,藿香9g,佩兰12g,砂仁后下6g,太子参12g,白术12g,糯稻根30g,神曲18g,合欢皮15g,首乌藤18g。7剂,每日1剂,水煎400 mL,早午饭后温服。

**二诊**:2013年11月28日。患者服药后烘热汗出、腿软、脘胀症状改善,纳食欠香,大便尚可,余无明显变化;舌苔仍黄腻,脉细弦。适逢冬令时期,改汤药为膏方调治。治拟守法,自拟方:生地黄120g,山茱萸90g,淮山药200g,泽泻

150 g,牡丹皮 120 g,茯苓 150 g,女贞子 120 g,墨旱莲 300 g,制黄精 120 g,菟丝子 200 g,藿香 90 g,佩兰 120 g,砂仁<sup>后下</sup> 60 g,太子参 90 g,白术 120 g,糯稻根 300 g,神曲 180 g,炒麦芽 200 g,炒谷芽 200 g,苍术 120 g,白扁豆 200 g,莲子肉 200 g,仙茅 90 g,淫羊藿 90 g,杜仲 120 g,续断 120 g,桑椹 200 g,制附片 60 g,川桂枝 90 g,炒黄芩 120 g,柴胡 90 g,莱菔子 180 g,酸枣仁 180 g,首乌藤 180 g,合欢皮 150 g。1 料,上述中药煎煮 3 次,弃渣取汁,经浓缩后加入龟甲胶 250 g,鳖甲胶 250 g,鹿角胶 150 g,冰糖 300 g,饴糖 200 g,收膏。服法:每日 2 次,每次 1~2 匙。忌辛辣香燥刺激等物及生萝卜和浓茶,如遇感冒、发热、腹痛、腹泻时暂停,愈后可续服。

**三诊:**2014 年 11 月 30 日。患者诉自去年服膏方调治后,全年无潮热汗出等围绝经期诸症,精神状态好转,未曾感冒;但近 1 个多月来有疲乏感,动则易汗出,腰酸时作,下肢怕冷,晨起口苦,睡眠时好时差,纳可,大便每日 1 次,不畅;舌苔淡黄薄腻,脉弦。并述 2013 年膏方口味适宜,要求续用膏方调治。故予原膏方(2013 年 11 月 28 日方)去藿香、佩兰、炒麦芽、炒谷芽,加炒栀子 90 g;改太子参 120 g,川桂枝 120 g。1 料,细料、制法、服法、注意事项均同前。

**随访:**2015 年冬令随访,称诸症痊愈,体健,无意续服膏方调治。

**按语:**该案例患者因肾精亏虚导致骨骼失养、脑海失充而出现腰膝酸软、头晕头痛等症状。阴虚则阳亢,肾精亏虚导致阴不敛阳,故患者出现烘热汗出、烦躁不安等症状。因其病之根本是肾精亏虚,以滋阴补肾方补其肾阴虚损。又因该患者有怕冷、夜尿多等肾阳虚的表现,故二诊膏方中加桑椹、鳖甲胶、龟甲胶、鹿角胶、仙茅、淫羊藿、制附片、川桂枝等加强滋阴补肾的同时佐以温补肾阳。除此之外,患者还出现腰膝酸软,辅以杜仲、续断以补肝肾、强腰膝。围绝经期妇人肾精亏虚,应由后天补之。四君子汤具有益气补中,温养脾胃的功效。又因患者脘胀、纳食不香、神疲乏力等症状,故在四君子汤的基础上加苍术、白扁豆、神曲、炒麦芽、炒谷芽等以增强健脾化湿,益胃消食的作用。再加柴胡、炒黄芩、炒栀子等清肝解郁,针对患者的烦躁不安、口臭、入睡困难等症状。此外,该案例患者夜寐差加酸枣仁、首乌藤、合欢皮以养心安神,舌苔腻加自拟化湿方以化湿醒脾,出汗多加糯稻根以收敛止汗,用冰糖、饴糖以补中调味。

## 第二节 ))) 月 经 病

### 一、月经先期

**案一** 沈某,女,34 岁,已婚。2016 年 11 月 15 日初诊。

**主诉:** 月经提前来潮 5 年。

**病史:** 患者月经初潮 12 岁,12~14/14~15 天,量中或多,色淡红,淋漓不尽,伴腰酸,未经治疗。末次月经时间 2016 年 11 月 3 日。既往过敏性鼻炎病史。

**辅助检查:** 妇科常规检查未见明显异常,血常规示血红蛋白 95 g/L。

**刻下:** 时有头晕,口干多饮,易反复感冒(1 月前感冒,近日方愈),纳平,大便偏干,寐不安,带下不多;舌淡红,苔根淡黄薄腻,脉沉细。

**中医辨证:** 月经先期(脾虚湿热)。

**西医诊断:** 月经不规则。

**治法治则:** 健脾益气,少佐清热化湿。

**处方:** 香砂六君子汤加减。太子参 15 g,茯苓 15 g,炒白术 10 g,生甘草 9 g,制半夏 12 g,陈皮 12 g,砂仁^后下 6 g,炙黄芪 15 g,炒当归 12 g,黄精 15 g,菟丝子 20 g,红枣 15 g,炒黄芩 12 g,生地黄 12 g。7 剂,每日 1 剂,水煎 400 mL,早午饭后温服。

**二诊:** 2016 年 11 月 2 日。昨日经行,量少,稍有腹胀,伴腰酸,寐欠安,大便略干;苔薄微淡黄,脉细。守上方加川厚朴 15 g,枳实 15 g,火麻仁 18 g。14 剂,煎服法同前。

**三诊:** 2016 年 12 月 13 日。末次月经时间 2016 年 11 月 29 日,10 天净,量多色鲜红。大便干结不畅,易发痤疮,纳平,寐改善;苔根微淡黄薄,脉细。守上方,炒白术改生白术 30 g,川厚朴 18 g,枳实 18 g,火麻仁 30 g;加莱菔子 30 g。14 剂,煎服法同前。

**四诊:** 2017 年 1 月 5 日。末次月经时间 2016 年 12 月 24 日,量略少,色鲜红,伴腰酸腹痛。复查血常规:血红蛋白 121 g/L。纳平,寐安,大便偏干;苔薄,脉小弦。守上方改党参 25 g,炙黄芪 30 g;加女贞子 12 g,墨旱莲 30 g。14 剂,煎服法同前。

**随访**：守法三月,患者月经正常。

**按语**：患者素体亏虚,冲任不固,则不能统摄经血,故经行提前,且淋漓不尽,脾气虚,则血失固摄,气血丢失过多,造成贫血,进一步加重体虚,如此循环;患者又反复易感冒,兼夹湿热,苔根淡黄薄腻,即为佐证。故予香砂六君子汤加减,以理气健脾化湿为法,其中易纯补之党参为清补之太子参,并用炒白术、生地黄、炒黄芩等健脾化湿清热之品,炙黄芪、炒当归有益气补血之功,黄精、菟丝子兼补肾填精之效,先后天同补,以资气血健旺,经行复常。


**案二** 赵某,女,44 岁,已婚。2021 年 8 月 5 日初诊。

**主诉**：月经先期 2 年。

**病史**：患者月经初潮 14 岁,4～5/21～22 天,量少,色偏暗。末次月经时间 2021 年 7 月 29 日,经行无明显不适,时有小腹作痛,带下多。平时易疲劳。

**辅助检查**：2021 年 6 月 7 日某院妇科 B 超示多发性子宫肌瘤,右卵巢囊性结构,双侧附件区囊性结构。

**刻下**：劳累感,纳可,大便干结,寐欠安;舌质淡红,苔微淡黄薄腻,脉细。

**中医辨证**：月经先期(脾虚湿热内蕴)。

**西医诊断**：月经失调。

**治法治则**：清热化湿,健脾通腑。

**处方**：自拟"化湿方"合六君子汤加减。藿香 9 g,佩兰 9 g,砂仁^后下 6 g,陈皮 12 g,制半夏 12 g,太子参 18 g,白茯苓 15 g,生白术 10 g,甘草 9 g,厚朴 15 g,枳实 15 g,莱菔子 30 g,神曲 15 g,制香附 12 g,益母草 20 g。7 剂,每日 1 剂,水煎 400 mL,早午饭后温服。

**二诊**：2021 年 8 月 12 日。患者大便干结改善,带下时作,寐改善;舌质淡红,苔淡黄薄,脉细。守上方去藿香、佩兰;加大血藤 20 g,败酱草 30 g,川牛膝 9 g,薏苡仁 30 g,酸枣仁 15 g。14 剂,煎服法同前。

**三诊**：2021 年 8 月 26 日。本次月经时间 2021 年 8 月 19 日～8 月 23 日,量不多,色偏暗,小腹作痛、带下减轻,睡眠续改善;舌质淡红,苔淡黄薄,脉细。守上方加女贞子 12 g,墨旱莲 20 g,黄精 15 g,菟丝子 30 g。14 剂,煎服法同前。

**随访：**守法续治 1 年后，患者月经量增多，带下好转，周期基本恢复正常，大便正常，寐已安。

**按语：**此患者素体虚弱，又年近"七七"，此时脾肾气虚，冲任不固，故月经先期，量少色暗，脉细。脾虚，运化失司，且易蕴湿化热，故易疲劳，大便偏干；苔微淡黄薄腻，是为湿热内蕴之象。故治疗上先以自拟化湿方合六君子汤，化湿理气健脾，其中易党参为清补之太子参，清中带补，补而不滞，加枳实、莱菔子以行气通腑，制香附、益母草调经。二诊时，患者苔腻好转，仍带下时作，此时去藿香、佩兰，加大血藤、败酱草、川牛膝、薏苡仁，以健脾利湿、清热解毒，引湿热从下焦而去。三诊时，患者腹痛带下减轻，湿热之邪有减；虽月经周期准时，但量仍偏少，色偏暗，故加用二至丸（女贞子、墨旱莲）、黄精、菟丝子，滋补肝肾养血，意在调补先后天。吴师强调调经贵在补先后二天，脾旺肾足，气血和畅，月经才能按时而至，故补脾胃养肾气是调经的重要法则。

**案三** 陈某，女，36 岁，已婚。2021 年 9 月 9 日初诊。

**主诉：**月经先期 1 年。

**病史：**患者月经初潮 14 岁，4～5/21～22 天，量多，色淡，质稀，末次月经时间 2021 年 8 月 30 日。无其他器质性疾病。平时经常出差，易有疲劳感。

**刻下：**神疲乏力，纳少，大便溏薄，夜寐欠安；舌质淡红，苔薄白，脉细弱。

**中医辨证：**月经先期（脾气亏虚）。

**西医诊断：**月经失调。

**治法治则：**健脾益气调经。

**处方：**补中益气汤加减。党参 20 g，炙黄芪 20 g，升麻 9 g，柴胡 9 g，陈皮 12 g，茯苓 15 g，生白术 15 g，生甘草 9 g，女贞子 12 g，墨旱莲 20 g，炒谷芽 30 g，炒麦芽 30 g，炒神曲 15 g。7 剂，每日 1 剂，水煎 400 mL，早午饭后温服。

**二诊：**2021 年 9 月 16 日。暂未行经，药后自觉精力有增，纳有增，大便成形，日一行，夜寐仍欠安；舌质淡红，苔薄白，脉细。守上方改党参 30 g，炙黄芪 30 g；加合欢皮 30 g，首乌藤 30 g。14 剂，煎服法同前。

**三诊：**2021 年 9 月 29 日。本次月经时间 2021 年 9 月 26 日，还未净，量较前有减，色鲜，质较前稠，精力较前明显增加，纳平，寐安，大便正常；舌质淡红，苔薄白，脉细。守上方加炒山药 15 g。14 剂，煎服法同前。

随访：共治疗3个月经周期。半年后随访，患者精神状态较好，纳香，大便正常，月经周期、色量均已基本恢复正常。

按语：月经周期提前1周以上，甚或1月两潮者，称"月经先期"，亦称"经期超前""月经超前"或"经早"。本案患者因工作劳力过度，损伤脾气，脾伤则中气虚弱，统血无权，冲任不固，故月经提前而至，且量多；气虚血失温煦，则经色淡而质稀；脾虚中气不足，故神疲肢倦；运化失职，则纳少便溏；舌淡红，苔薄白，脉缓弱，为脾虚之象。故予以补中益气汤补气摄血调经，加炒谷芽、炒麦芽、炒神曲健脾和胃，女贞子、墨旱莲滋补肝肾，养血调经。二诊时症状已明显改善，睡眠仍欠安，加合欢皮、首乌藤安神，增加炙黄芪、党参用量，健脾益气摄血。三诊时经已行，色质量均有改善，守法续治，加炒山药补益脾肾。半年后随访，患者诸多不适症状均已好转，月经基本如常。

**案四** 余某，女，29岁，未婚。2021年10月15日初诊。

**主诉：**月经先期半年。

**病史：**患者月经初潮13岁，6～7/21～22天，经量少，色由暗到鲜，经行乳胀痛。末次月经2021年9月14日。无其他器质性疾病。平素易发脾气，易疲劳。

**刻下：**疲乏感，纳少，寐可，大便溏薄；舌质淡红，苔淡黄薄，脉弦细。

**中医辨证：**月经先期（肝郁脾虚）。

**西医诊断：**月经失调。

**治法治则：**疏肝健脾，养血调经。

**处方：**逍遥散合六君子汤加减。柴胡9g，郁金18g，炒白芍12g，太子参20g，炒白术12g，茯苓12g，炙甘草9g，赤芍15g川芎9g，川牛膝9g，生地黄15g，当归12g，半夏12g，陈皮12g，炒谷芽30g，炒麦芽30g，炒神曲15g，益母草20g。7剂，每日1剂，水煎400mL，早午饭后温服。

**二诊：**2022年10月22日。药后自觉情绪、疲乏感均有改善，本次月经周期2021年10月8日～10月14日，量不多，色鲜，乳胀减轻，纳食增，大便成形；舌质淡红，苔淡黄薄，脉细小弦。守上方加制香附12g，丝瓜络18g。14剂，煎服法同前。

**三诊：**2021年11月5日。疲乏感续减，纳平，二便调；舌淡红，苔薄，脉细。

守上方去炒谷芽、炒麦芽;改炒太子参 30 g;加女贞子 12 g,墨旱莲 20 g,黄精 15 g,菟丝子 30 g。14 剂,煎服法同前。

**随访:** 守法续治 6 个月后,患者心情舒畅,纳可,二便调整,月经量正常色鲜红,经行无乳胀。

**按语:** 该患者因脾虚气弱则统血无权,肝郁血虚则疏泄不利,故月经提前而至,量多或少,易疲乏;肝郁气滞,情志不舒,故经行乳胀,易发怒,脉弦细;肝气横逆犯脾,脾气虚弱,不能运化水谷,则纳欠香,大便易溏。治以逍遥散疏肝健脾养血;六君子加炒谷芽、炒麦芽、炒神曲以健脾和胃;郁金、川牛膝、益母草疏肝解郁,活血调经。二诊患者情绪改善,精力有增,乳胀减轻,月经周期延长,加制香附、丝瓜络以助理气解郁,通络止痛。三诊时,增太子参用量,加女贞子、墨旱莲、黄精、菟丝子,吴师认为经后应补益脾肾,调养气血为主,以滋养冲任。

## 二、月经后期

**案一** 杜某,女,30 岁,已婚。2021 年 7 月 8 日初诊。

**主诉:** 月经后期 1 年。

**病史:** 患者月经初潮 14 岁,5~7/28~30 天,量中,色鲜红,无痛经等不适。近 1 年来月经推迟 1~2 周,经量少,量少,色暗,有块。末次月经时间 2021 年 6 月 30 日,伴行经小腹隐痛。无其他器质性疾病。平时工作压力大,时有腰酸乏力。

**刻下:** 神疲乏力,时有腰酸,纳差,夜尿 2~3 次,大便如常;舌质淡红,苔薄,脉细。

**中医辨证:** 月经后期(脾肾两虚)。

**西医诊断:** 月经失调。

**治法治则:** 补益脾肾,养血调经。

**处方:** 自拟"滋阴补肾方"合四君子汤加减治疗。生地黄 12 g,山茱萸 9 g,淮山药 15 g,泽泻 12 g,牡丹皮 9 g,茯苓 15 g,菟丝子 30 g,制黄精 15 g,女贞子 12 g,墨旱莲 20 g,制香附 15 g,炒谷芽 30 g,炒麦芽 30 g,益母草 20 g,川牛膝 9 g,太子参 20,生白术 10 g,甘草 9 g,炒神曲 15 g。7 剂,每日 1 剂,水煎 400 mL,早午饭后温服。

**二诊**：2021年7月15日。药后自觉腰酸神疲感改善，纳食有增，夜尿1～2次；舌质淡红，苔薄，脉细。守上方改太子参30 g，山茱萸12 g；加黄芪15 g，桃仁12 g，红花12 g，玫瑰花6 g。14剂，煎服法同前。

**三诊**：2021年8月5日。本次月经时间2012年8月3日，经量有增，色鲜，经行小腹隐痛好转，腰酸乏力明显好转，纳平，夜尿1次；舌淡红苔薄，脉小弦。守上方去桃仁、红花、玫瑰花、炒谷芽、炒麦芽；改益母草15 g。14剂，煎服法同前。

**随访**：守法续治半年后，患者精神状态可，纳平，二便正常，月经周期基本恢复正常。

**按语**：月经周期延后7天以上，甚至3～5个月而行经的，称为"月经后期"，或称"经迟""经行后期"。本病相当于西医的月经稀发。本案患者因素体虚弱，气血生化乏源，冲任亏虚，血海不能按时满溢，而致月经后期，量少，色暗，有块。脾胃虚弱，运化失司，故纳差，神疲乏力；腰为肾之外府，肾虚则腰酸腿软，夜尿多。方中以滋阴补肾方补肝肾，滋阴养血为主，四君子汤补气健脾，以济滋精血化生之源，制香附、益母草、川牛膝行气活血通经，佐以炒谷芽、炒麦芽、炒神曲健脾和胃。二诊时患者月经未行，精力有增，夜尿改善，增加太子参、山茱萸用量以补益脾肾，加桃仁、红花、玫瑰花等以加强活血通经之力。三诊时患者月经来潮，周期有所好转，此时去桃仁、红花、玫瑰花等，减益母草用量，缓和药力，后期守法以调养气血为主。

**案二**　许某，女，47岁，已婚。2021年7月2日初诊。

**主诉**：月经推迟2月余。

**病史**：患者月经初潮13岁，4～5/27～28天，量少，色暗，无明显不适。末次月经2021年4月21日。无其他器质性疾病。平素易急躁。

**刻下**：经未行，纳可，大便每日1～3次，便质先干结后偏软，睡眠不安，入睡难且易醒；舌质淡红，苔淡黄薄，脉小弦。

**中医辨证**：月经后期（肾虚肝郁）。

**西医诊断**：月经失调。

**治法治则**：滋阴补肾，疏肝理气。

**处方**：六味地黄丸合柴胡疏肝散加减。豆蔻<sup>后下</sup> 6 g，地黄12 g，山药15 g，白茯苓 15 g,山茱萸 9 g,泽泻 12 g,牡丹皮 12 g,续断 18 g,杜仲 12 g,香附 12 g,郁金 12 g,益母草 30 g,川牛膝 9 g,桃仁 12 g,红花 12 g,柴胡 6 g,白芍 15 g,丝瓜络 18 g。7 剂,每日 1 剂,水煎 400 mL,早午饭后温服。

**二诊:** 2021 年 7 月 9 日。暂未行经,药后大便、睡眠均有改善。守上方加玄参 9 g,玫瑰花 6 g,路路通 18 g,石斛 20 g。14 剂,煎服法同前。

**三诊:** 2021 年 7 月 23 日。本次月经周期 2021 年 7 月 14 日~7 月 19 日,经量有增,行经无明显不适,大便每日 1~2 次,成形,睡眠改善;舌淡红苔薄,脉小弦。守上方去桃仁、红花、玫瑰花;加女贞子 12 g,墨旱莲 18 g。14 剂,煎服法同前。

**随访:** 守法续治 3 个月经周期后随访,患者心情舒畅,睡眠质量好,大便正常,月经周期基本正常。

**按语:** 该患者年届"七七",2 月未行经,吴师认为此时肾气虚,天癸将竭,然肝为肾之子,肝之疏泄功能失常,子病及母而致肾之封藏失司,经水出诸肾,藏泄失常,则开阖不利,冲任失调,血海蓄溢失常。肝疏泄失常,气郁化火,则易急躁。故治疗上予六味地黄丸合柴胡疏肝散加减,以滋肾疏肝,益气养血。二诊时月经未行,加玫瑰花、路路通以助活血通经,玄参、石斛以清热滋阴。三诊时月经复来,去桃仁、红花、玫瑰花;加二至丸,经后以滋阴调养气血为主。月经的周期性来潮,是肾阳转化气血盈亏变化的结果,所以经后调治要以肾为本。

**案三** 朱某,女,33 岁,未婚。2023 年 3 月 16 日初诊。

**主诉:** 月经推迟近 1 月。

**病史:** 患者从 2013 年起开始规律服用炔雌醇环丙孕酮片,其间月经正常来潮。前次月经周期 2022 年 12 月 27 日~2023 年 1 月 2 日,末次月经周期 2023 年 1 月 24 日~1 月 28 日,经期无明显不适,量不多,无乳胀、腰酸。自 2 月份起停服炔雌醇环丙孕酮片,改服溴隐亭每日 1 粒后,月经尚未来潮。既往体健,否认精神重大刺激、剧烈运动、节食及其他服药史等。

**辅助检查:** 2023 年 1 月 18 日泌乳素 475.5 mIU/L,2023 年 2 月 15 日泌乳素 388.1 mIU/L。

**刻下:** 经未行,纳欠香,腹胀时有,矢气多,大便质软,日行 1~2 次,寐可;舌淡红,苔淡黄薄,脉细。

**中医辨证：**月经后期(肝肾不足,气滞血瘀)。

**西医诊断：**月经稀发。

**治法治则：**滋阴清热,活血行气。

**处方：**自拟"滋阴补肾汤"加减。知母 12 g,炒黄柏 9 g,地黄 18 g,山茱萸 12 g,山药 15 g,白茯苓 15 g,牡丹皮 12 g,泽泻 12 g,制女贞子 12 g,墨旱莲 18 g,制黄精 15 g,肉苁蓉 18 g,菟丝子 30 g,郁金 12 g,制香附 12 g,柴胡 9 g,路路通 18 g,川牛膝 9 g,桃仁 12 g,红花 12 g,炒王不留行 18 g,豆蔻<sup>后下</sup> 3 g。14 剂。每日 1 剂,水煎 400 mL,早午饭后温服。

**二诊：**2023 年 3 月 30 日。月经未来潮,腹胀、矢气减少,大便正常,寐可;舌淡红,苔淡黄薄,脉细。守上方加玫瑰花 6 g,益母草 30 g。14 剂,煎服法同前。

**三诊：**2023 年 4 月 13 日。月经仍未来潮,腹胀、矢气消失,大便正常,寐可;舌淡红,苔淡黄薄,脉细。守上方加醋龟甲 30 g,醋鳖甲 30 g。14 剂,煎服法同前。

**四诊：**2023 年 4 月 27 日。2023 年 4 月 25 日月经来潮,经量中等,色红,质可无血块,无乳胀、腰酸,大便正常,寐可;舌淡红,苔淡黄薄,脉细。守上方去郁金、柴胡、路路通、桃仁、红花、王不留行、玫瑰花、益母草。14 剂,煎服法同前。

**按语：**本案患者应用外源激素(炔雌醇环丙孕酮片)调控月经整 10 年,一朝停药,月经未能如期而至,属于月经后期范畴。结合患者泌乳素偏高的情况,此乃内分泌功能紊乱,中医中药是唤醒患者自身肾-天癸-冲任-胞宫生殖、内分泌轴的不二选择。"月经全借肾水施化",吴师方选自拟"滋阴补肾汤"加味清热行气活血之药。二诊月经尚未来潮,吴师酌添玫瑰花、益母草,加大疏肝活血之力以催经。三诊月经仍未来潮,俗语说"巧妇难为无米之炊",吴师增加醋龟甲、醋鳖甲血肉有情之品以填精益髓。四诊患者月经已复潮,吴师减少活血通经之药物,处方遂回到经后期滋阴活血之法,服方 1 月半,可谓全效。

## 三、 月经先后不定期

**案** 张某,女,39 岁,已婚。2016 年 2 月 13 日初诊。

**主诉：**经行先后不定 4 年。

**病史：**患者月经初潮 13 岁,既往经行正常。3 年前开始出现月经先后无定期,或半月一行,或 45～50 日一行,月经量多,色暗红,未经治疗。末次月经时间 2016 年 1 月 31 日,经行时胸胁、乳房胀痛。

**辅助检查:**妇科常规检查未见明显异常。

**刻下:**精神郁闷,嗳气,食少,带下多,面色暗;舌淡稍暗,苔薄白,脉弦。

**中医辨证:**月经先后无定期(肝郁脾虚)。

**西医诊断:**月经不规则。

**治法治则:**疏肝健脾,佐养血调经。

**处方:**逍遥散加减。柴胡 12 g,枳壳 12 g,当归 9 g,白芍 9 g,炒白术 12 g,白茯苓 9 g,香附 9 g,益母草 12 g,泽兰 12 g,陈皮 9 g,炙甘草 6 g。14 剂,每日 1 剂,水煎 400 mL,早午饭后温服。

**二诊:**2016 年 3 月 1 日。服药后第 3 日月经来潮,经量多,色暗红,夹少量血块,胸胁、乳房胀痛较以往减轻,刻下自觉神疲乏力,纳食少,腹胀略有,大便可;舌淡略暗,苔薄,脉细。守上方加广木香 9 g,麦芽 30 g。14 剂,煎服法同前。

**三诊:**2016 年 3 月 29 日。自觉精神胃纳好转,嗳气亦有减轻,但近日因工作原因致夜寐欠安;舌脉同前。守上方加合欢皮 12 g,酸枣仁 9 g。14 剂,煎服法同前。

**随访:**守方随症加减半年余,患者经行周期基本恢复正常,余诸症减轻。

**按语:**患者为肝郁气结,木郁乘土,冲任失司,致血海蓄溢失常,经行先后不定。肝气郁滞,气滞血瘀,则经行色暗有块;肝经气滞,故胸胁、乳房、少腹胀痛,精神郁闷,时欲太息;木郁乘土,则脾气不舒,故嗳气食少;证属气滞,内无寒热,故舌苔正常。脉弦为肝郁之征。逍遥散为调和肝脾之名方,诸药合用,肝脾并治,气血兼顾。本案中患者月经色暗红,夹有血块,舌淡略暗,此为气滞血瘀之征象,以益母草、泽兰活血化瘀;肝郁脾虚运化失常,故用陈皮以理气和胃。二诊时患者肝气郁结症状好转,仍有脾虚气滞之症,故给予麦芽、广木香以健脾行气。三诊时,患者诸症减轻,加用合欢皮、酸枣仁以安神解郁。

## 四、经间期出血

**案一** 杭某,女,33 岁,已婚。2016 年 4 月 7 日初诊。

**主诉:**非经期少量阴道出血 3 个月。

**病史**：初潮 13 岁，5～6/30 天，经量一般、色红，无块，无明显经行腹痛。近 3 个月来，每于两次月经之间，发现少量阴道出血，出血量少，色鲜红，3～4 天后自行消失。平素经前乳房胀痛明显，经前有盗汗。末次月经时间 2016 年 4 月 1 日。

**辅助检查**：尿妊娠试验阴性，妇科常规检查未见明显异常。

**刻下**：纳可，寐欠安，梦多，二便调；舌瘦红，苔薄黄，脉细弦。

**中医辨证**：经间期出血（阴虚血热）。

**西医诊断**：排卵期出血。

**治法治则**：养阴清热止血。

**处方**：六味地黄汤加减。生地黄 12 g，山药 15 g，茯苓 15 g，牡丹皮 12 g，泽泻 9 g，山茱萸 12 g，女贞子 12 g，墨旱莲 18 g，赤芍 15 g，川芎 12 g，川牛膝 9 g，益母草 15 g，制香附 15 g，丝瓜络 18 g，枳壳 12 g，地榆炭 18 g，侧柏炭 12 g。7 剂，每日 1 剂，水煎 400 mL，早午饭后温服。

**二诊**：2016 年 4 月 14 日。患者于 2016 年 4 月 13 日出现阴道出血，量较前少，至复诊时，出血已停，带下较多，色偏黄；舌瘦红，苔薄黄，脉细数。守上方去地榆炭、侧柏炭；加知母 9 g，黄柏 9 g，菟丝子 30 g。14 剂，煎服法同前。

**三诊**：2016 年 4 月 28 日。患者诉服药期间诸症平稳，无特殊不适主诉；舌瘦红，苔薄黄，脉细。守上方去菟丝子、黄柏，14 剂，煎服法同前。

**四诊**：2016 年 5 月 12 日。患者于 2016 年 4 月 30 日行经，经乳房胀痛及盗汗明显缓解，余症可；舌红，苔薄，脉细数。予首诊方继服。14 剂，煎服法同前。

**随访**：守方随证加减 3 个月后，患者未出现经间期出血。半年后随访经间期出血未发。

**按语**：经间期为阴阳转化之机，古称"氤氲之时"，现代医学称为排卵期。患者平素阴虚阳亢，盗汗、寐欠安、梦多、舌瘦红、苔薄黄，脉细弦均为阴虚之像。阴血不足维系阳气，阳气妄动致阴血非时以下，导致经间期出血。方中以地榆炭、侧柏炭，止血以治其标，以六味地黄加减滋阴补肾治其本，肝肾得养，阴血以资，则虚阳得控，经血不再非时以下。

**案二**　周某，女，32 岁，已婚。2021 年 7 月 9 日初诊。

**主诉**：经间期出血半年余。

**病史**：患者月经初潮 13 岁，4～5/28～29 天，半年前因流产后于两次月经中间出现周期性的阴道出血,每次出血持续 2～4 天,出血量少,色淡。末次月经时间 2021 年 6 月 25 日。妇科 B 超检查示子宫无附件无明显异常。

**刻下:** 阴道下血 2 天(经间期),时有腰酸乏力,易疲劳,纳欠香,眠尚可,大便欠畅;舌质淡红,苔淡黄薄腻,脉细。

**中医辨证:** 经间期出血(脾肾亏虚,湿热内蕴)。

**西医诊断:** 排卵期出血。

**治法治则:** 调益脾肾,清热化湿。

**处方:** 自拟"化湿方"合六君子汤加减。藿香 9 g,佩兰 9 g,豆蔻<sup>后下</sup> 6 g,半夏 12 g,陈皮 12 g,太子参 20 g,生白术 12 g,白茯苓 15 g,甘草 9 g,女贞子 12 g,墨旱莲 20 g,制黄精 15 g,菟丝子 30 g,炒谷芽 30 g,炒麦芽 30 g,神曲 15 g。7 剂,每日 1 剂,水煎 400 mL,早午饭后温服。

**二诊:** 2021 年 7 月 16 日。患者服上方 3 天出血止,精力有增,纳平,大便偏干改善;舌质淡红,苔淡黄薄,脉细。守上方去藿香、佩兰;改太子参 30 g。14 剂,煎服法同前。

**随访:** 依上法调理 3 个月经周期后,患者经间期再无出血情况,纳可,大便如常,精力较前明显好转。

**按语:** 经间期出血为中医学病名,相当于西医之排卵期出血。现代医学认为,月经中期出血是因在排卵期雌激素峰暂时低落,引起子宫内膜暂时少量撤退出血。此患者因流产后损及身体正气,冲任失调,胞宫蓄溢失常,导致经间期出血。脾肾亏虚,运化失常,气血不足,故腰酸乏力,易疲劳,纳欠香,大便偏干。舌质淡红,苔黄腻,脉细。辨证属脾肾亏虚,湿热内蕴。故治疗采用调益脾肾,清热化湿法。方中六君子汤合自拟化湿方以健脾清热化湿;女贞子、墨旱莲、制黄精、菟丝子滋补肝肾,调养气血;炒谷芽、炒麦芽、神曲以助健脾和胃。全方调补先后天,则气血生化有源,滋养冲任,湿热得清利,如此方获桴鼓之效。

## 五、月经过多

**案一** 陆某,女,34 岁,已婚。2016 年 8 月 9 日初诊。

**主诉:** 月经量多 7 月余。

**病史:** 月经初潮 13 岁,7/25～28 天,经量较多,色鲜红,无痛经。既往服用补气血类中成药。末次月经时间 2016 年 7 月 15 日。既往过敏性鼻炎病史。

**辅助检查**：妇科常规检查未见明显异常。

**刻下**：自觉腰酸乏力，乳房胀痛明显。纳呆，口气重，大便 4～5 日一行，干结难下；舌红苔薄黄，脉沉软。

**中医辨证**：月经过多（肝肾不足，冲任失调）。

**西医诊断**：月经不规则。

**治法治则**：滋补肝肾，调理冲任。

**处方**：六味地黄丸合二至丸加味。生地黄 12 g，山茱萸 9 g，淮山药 15 g，泽泻 15 g，牡丹皮 9 g，茯苓 15 g，女贞子 12 g，墨旱莲 20 g，制香附 12 g，菟丝子 30 g，制黄精 15 g，生甘草 9 g。7 剂，每日 1 剂，水煎 400 mL，早午饭后温服。

**二诊**：2016 年 8 月 16 日。诉服药后大便软不畅，3～4 天一行，易发口腔溃疡，纳食差；舌红苔黄，脉沉软。守上方加制何首乌 20 g，肉苁蓉 15 g。14 剂，煎服法同前。

**三诊**：2016 年 9 月 6 日。大便改善，纳食欠香；舌红苔黄腻，脉沉软。守法加藿香 12 g，砂仁<sup>后下</sup> 5 g。14 剂，煎服法同前。

**四诊**：2016 年 9 月 20 日。诉 9 月 14 日月经来潮，经行量已较前次减少，大便调，额前痤疮多，时有带下量多，夜寐不安；苔薄腻，脉弦滑。守上法加酸枣仁 9 g，生白术 15 g；改泽泻 20 g，茯苓 20 g。14 剂。煎服法同前。

**随访**：守方加减。4 个月后，患者诉经量已趋于正常，纳可，大便日行 1 次。

**按语**：患者肝肾不足、冲任失调致月经量多，精血不足，肠道失润，则大便干结。口腔溃疡频发亦为是阴血不足征象。六味地黄丸以"三补"配"三泻"，为补肾名方，合用滋阴补肾填精的二至丸，女贞子清热养阴，墨旱莲滋阴凉血。四诊时适逢月经来潮，经量已较前减少，故效不更方，因经期气血旺盛，额前多痤疮，加重泽泻、茯苓的剂量以泻肾浊。

**案二**　朱某，女，49 岁，已婚。2018 年 4 月 26 日初诊。

**主诉**：月经 20 余天未净。

**病史**：患者平素经期延长，本次经行 20 余天，经量多，色暗红，有血块，无腹痛。

**辅助检查**：2018 年 4 月 25 日血常规检查示血红蛋白 80 g/L、红细胞计数 $2.74 \times 10^9$/L、红细胞比积 25%、血小板计数 $545 \times 10^9$/L。

**刻下**：月经量多，睡眠不安，神疲乏力，面色㿠白，腰酸时作，纳可，大便如常，偏软，小便调；舌质淡红，有齿印，舌苔薄白，脉细弦。

**中医辨证**：月经过多(脾肾亏虚)。

**西医诊断**：功能失调性子宫出血，贫血。

**治法治则**：补气摄血，健脾益肾。

**处方**：归脾汤合二至丸加减。炙黄芪 30 g，党参 30 g，炒白术 10 g，生地黄 18 g，熟地黄 10 g，炙甘草 9 g，制香附 12 g，藕节炭 20 g，山药 15 g，炒当归 9 g，墨旱莲 30 g，白茯苓 15 g，女贞子 12 g，白扁豆 15 g，大枣 18 g，侧柏炭 18 g，槐角炭 18 g，益母草 15 g，阿胶<sup>烊化</sup> 9 g。7 剂，每日 1 剂，水煎 400 mL，早午饭后温服。

**二、三诊**：服药第 2 天月经净，二、三诊守法论治。

**四诊**：2018 年 6 月 27 日。今日复查血常规：血红蛋白 140 g/L，红细胞计数 $4.47 \times 10^9$/L，血小板计数 $364 \times 10^9$/L。守上方去阿胶；加鳖甲 10 g，龟甲 20 g；改墨旱莲 20 g。14 剂，煎服法同前。

**随访**：连续 3 个月经周期经行规律，嘱患者服六味地黄丸加左归丸调补肾精，以巩固疗效。

**按语**：患者适逢"七七"之年，任脉虚，太冲脉衰少，天癸将竭，精气耗亏，肾失封藏，加之患者素体脾虚，气虚不固而致经行量多。既有肾精不足，又有脾失调养，加之失血过多，故见血虚贫血。方药取归脾汤合二至丸之意加味调治，方中炙黄芪、党参、炒白术补中益气以生血，升阳固脱以治经量过多；并予白茯苓、白扁豆健脾利湿以防湿浊碍脾；生地黄味甘性寒，归心、肝、肾经，清热凉血，养阴生津；熟地黄味甘性微温，归肝、肾经，入血分，质柔润降，滋阴补血，益精填髓；山药平补脾肾；女贞子、墨旱莲滋养肾阴；炒当归、益母草养血活血又祛瘀生新；大批补药中佐以制香附理气，使其补而不壅滞；槐角、侧柏、藕节烧成炭，取其收涩止血之功，临床运用于妇科出血诸症，标本同治；大枣、阿胶培补阴血。方中以补气血为主，兼顾脾肾，并加重收敛止血之品的应用。药后第 2 天其淋漓 20 余天的经血即停，守法调治 1 月，复查血红蛋白已恢复正常，此时治疗以补肾填精治本之法为主，兼顾健脾益气。四诊去阿胶，加鳖甲、龟甲，龟甲味甘咸性寒，滋肾养血，兼有健骨之效；鳖甲味咸性微寒，功专滋阴。两者同用，取其血肉有情之品滋阴补血力甚。经过中药调治，患者经行恢复规律，贫血好转，续以成药缓补肾精。

**案三** 杨某,女,39岁,已婚。2018年12月8日初诊。

**主诉:** 月经量多伴轻度贫血4~5年。

**病史:** 平素头晕时作,近有加重伴疲乏无力。末次月经时间2018年11月16日,经行7天,经行量多,周期尚准,经行无明显不适。既往痔疮、颈椎病病史。

**刻下:** 头晕时作,疲乏,纳欠香,偶有腰膝酸软,大便正常;舌质淡红,苔淡黄薄腻,脉细。

**中医辨证:** 月经过多(脾肾亏虚)。

**西医诊断:** 功能失调性子宫出血,贫血。

**治法治则:** 健脾益肾,调益气血。

**方药:** 六君子汤和当归补血汤加减。制半夏9 g,陈皮12 g,太子参18 g,炒白术15 g,白茯苓15 g,甘草9 g,豆蔻<sup>后下</sup> 6 g,山药15 g,炙黄芪20 g,当归12 g,生地黄12 g,制黄精15 g,丹参15 g,大枣18 g,炒麦芽30 g,炒谷芽30 g,黄连3 g。7剂,每日1剂,水煎400 mL,早午饭后温服。

**二诊:** 2018年12月13日。药后已无头晕,乏力感已不明显,胃纳好转;舌质淡红,舌苔淡黄薄,脉细。血常规检查示血红蛋白101 g/L,白细胞、红细胞、血小板正常范围。守上方改太子参27 g,黄芪30 g;加苍术12 g,枸杞子15 g,鸡血藤15 g。7剂,煎服法同前。

**三诊:** 2018年12月27日。症情稳定,无明显不适,纳可;舌质淡红,苔薄,脉细。血常规检查示血红蛋白104 g/L。治守法,续上方14剂,煎服法同前。

**四诊:** 2019年1月14日。末次月经时间2018年12月15日,经行7日,经期如常,经量较前明显减少,经行无明显不适。血常规检查示血红蛋白103 g/L。守上方去太子参;加党参30 g,枸杞子15 g。14剂,煎服法同前。

**随访:** 守法治疗3个月经行如期,经量正常,未有头晕,纳可,二便调。2019年4月2日血常规检查示血红蛋白134 g/L,嘱服中成药归脾丸合六味地黄丸缓缓调之。

**按语:** 患者长期月经量大造成失血过多,而致体内的铁流失,再加上纳食不香、食量减少等因素导致铁的摄入不足,从而引发缺铁性贫血。患者月经量过多而致气血亏虚,脾肾失于濡养,久则脾肾亏虚,脾运化失常,影响精微物质转化成气血;肾精亏虚,生髓养血功能减弱,故长期贫血难以纠正。治当以调理脾肾为主,方以六君子汤益气健脾;豆蔻醒脾化湿;炒谷芽、炒麦芽和中消食,健脾开胃,胃纳增则化生气血亦增;又以炙黄芪、当归共用,气血双补;生地黄益肾补阴,又无熟地黄之滋腻碍胃;制黄精味甘性平,归肺、脾、肾经,取其补气养阴之效;山药味甘性平,归脾、肺、肾经,益肾气、健脾胃,治诸虚百损,为补益要药;丹参味苦性微寒,归心、肝经,活血凉血,化瘀通经,又有"小四物"之称,为调经之要药;黄连清中焦湿热。二诊时患者气血充足,故头晕减轻,加大太子参、黄芪用量,补气生血;加苍术燥湿健脾,枸杞子平补肝肾;加鸡血藤,有"去瘀血,生新血"之功,现代药理学研究发现,鸡血藤通过增强促红细胞生成素分泌和提高活性,促进机体红细胞生成素分泌、成熟和释放,发挥补血功效。患者用药 3 个月后,头晕、纳食不香等症状基本消除,血红蛋白稳步上升,然患者病程日久,其脾肾亏虚仍存,治疗仍需缓缓图之,嘱其续服中成药调理半年。

## 六、月经过少

**案一**　谢某,女,32 岁,已婚。2016 年 3 月 15 日初诊。

**主诉**:月经量少 3 年。

**病史**:月经初潮 12 岁,5～6/28～35 天。3 年前人工流产术后,经量减少,经期 1～2 天,色暗黑,量少无血块。末次月经时间 2016 年 3 月 3 日。既往子宫内膜黏连病史。

**辅助检查**:妇科常规检查未见明显异常,雌激素检查示尿促卵泡素 10.98 mU/mL,促黄体生成素 3.03 mU/mL。

**刻下**:头晕眼花,面色萎黄,形体消瘦,食纳减少,肌肤干燥,便秘难解;舌紫暗,有瘀斑,脉细涩。

**中医辨证**:月经过少(血虚夹瘀)。

**西医诊断**:月经失调。

**治法治则**:养血活血,调理冲任。

**处方**:桃红四物汤加减。熟地黄 12 g,当归 9 g,川芎 12 g,赤芍 15 g,白术 12 g,泽泻 9 g,鸡血藤 30 g,红花 12 g,凌霄花 12 g,三七花 12 g,吴茱萸 3 g,香附 12 g,牛膝 12 g。7 剂,每日 1 剂,水煎 400 mL,早午饭后温服。

**二诊**:2016 年 3 月 29 日。诉服药后诸症减轻;舌暗,有瘀斑,脉细涩。守上方加大血藤 15 g,益母草 12 g。7 剂,煎服法同前。

**三诊:** 2016 年 4 月 12 日。诉 4 月 5 日月经来潮,此次服药后月经量较前增多;舌紫暗,略瘀斑,脉细涩。守上方加地锦草 15 g,夏枯草 15 g。14 剂,煎服法同前。

**随访:** 守上方调理 9 月后,患者月经量明显增多,月经经期 3～4 天,色鲜红,无血块。余诸症均有明显改善。

**按语:** 患者血虚夹瘀所致月经过少。患者多次流产术后,子宫内膜产生炎症、粘连,导致内膜受损,内膜生长受限,经量减少。在非经期运用了大血藤、地锦草、夏枯草等药物清热利湿,通利下焦以治疗内膜炎症,以四物汤为底,滋养气血,于经期使用大血藤、益母草等药调节经量,补血活血并用,以资气血,调经量。


**案二** 李某,女,34 岁,已婚。2021 年 12 月 3 日初诊。

**主诉:** 月经量少半年余。

**病史:** 患者月经初潮 14 岁,5～7/27～28 天,半年前开始出现月经过少,经行 2～3 天,量少,色淡红,质偏稀。末次月经时间 2021 年 11 月 28 日。无其他器质性疾病。平素经行易感冒。

**刻下:** 疲乏感,纳可,大便日 1 次,不成形,寐欠安;舌质淡红,苔淡薄,脉细。

**中医辨证:** 月经过少(气血亏虚)。

**西医诊断:** 月经失调。

**治法治则:** 益气养血。

**处方:** 六君子汤合补中益气汤加减治疗。陈皮 9 g,制半夏 9 g,太子参 30 g,白茯苓 15 g,生白术 10 g,甘草 9 g,黄芪 10 g,防风 9 g,白扁豆 15 g,川芎 12 g,柴胡 6 g,升麻 9 g,炒神曲 15 g。7 剂,每日 1 剂,水煎 400 mL,早午饭后温服。

**二诊:** 2021 年 12 月 9 日。患者自觉服汤药后精力有增,睡眠质量改善;舌质淡红,舌苔淡薄,脉细。上方改黄芪 20 g;加女贞子 12 g,墨旱莲 20 g,当归 12 g,益母草 20 g,香附 12 g。14 剂,煎服法同前。

**三诊:** 2021 年 12 月 30 日。本次月经时间 2012 年 12 月 24 日,6 天净,经量有增,量少,稍有腰酸,大便日 1 次,不成形,黏腻;舌质淡红,舌苔淡薄,脉细。

上方加莲子30 g,黄精15 g,山药20 g。14剂,煎服法同前。

**四诊**:2022年1月14日。药后气力明显增加,纳可,大便如常。守上方去柴胡、升麻;改益母草30 g,山药30 g。14剂,煎服法同前。

**随访**:依上法调理1年后,患者经期基本正常,经量增多,经期易感冒除,易疲乏感明显好转。

**按语**:月经过少是妇科常见病,可进一步发展为闭经,甚至导致不孕症等。发病原因主要有子宫内膜损伤、卵巢功能减退、下丘脑-垂体激素分泌不足或失调等。西医在排除器质性疾病后通常采用雌孕激素序贯疗法,但易复发。中医药从整体出发、病证结合进行辨证论治,能够从根本上调整和恢复月经,防止疾病复发。此患者因气血亏虚,冲任不充,血海亏虚,故月经量少,气血亏虚,卫外之阳气失固,故经行易感冒。舌质淡红,舌苔淡薄,脉细为气血亏虚之征。吴师认为"调肾乃调经之本""血是月经的物质基础""气是血脉运行的动力",故以六君子汤合补中益气汤以补中益气,健脾和胃,脾胃健运,则气血生化有源。二诊时诸症好转,加女贞子、墨旱莲、当归、香附、益母草,滋补肝肾,养血调经。三诊时经期及经量均改善,大便黏腻不成形,加莲子、黄精、山药以助补肾健脾之效,后期治疗以调益脾肾治其本、养血益气培其源为原则,随症加减。

## 七、经期延长

**案一** 段某,女,33岁,未婚。2016年10月13日初诊。

**主诉**:经期延长7月余。

**病史**:初潮12岁,6~7/30天,经量偏少,色红。末次月经时间2016年9月20日。患者7月余前出现经期延长,近3个月月经淋漓,10余日方净。经行色红、质稠,心烦,口干,腰膝酸软,手足心热,大便干。

**辅助检查**:妇科常规检查未见明显异常。

**刻下**:白带时黄色、质稠;舌红少苔有裂纹,脉弦细数。

**中医辨证**:经期延长(阴虚内热)。

**西医诊断**:月经不规则。

**治法治则**:滋阴补肾、养血调经。

**处方**:两地汤加味。生地黄12 g,地骨皮12 g,玄参12 g,麦冬12 g,阿胶<sup>烊化</sup>

15 g,白芍 12 g,女贞子 12 g,墨旱莲 20 g,山茱萸 9 g,牡丹皮 15 g,枸杞子 12 g,川楝子 15 g,益母草 15 g,炙甘草 9 g。7 剂,每日 1 剂,水煎 400 mL,早午饭后温服。

**二诊**:2016 年 10 月 20 日。月经已至,症状及舌脉如前。守上方加茜草 15 g。14 剂,煎服法同前。

**三诊**:2016 年 11 月 3 日。月经持续 8 天,月经量偏少,心烦,手心热,口干舌燥等亦减轻;舌红少苔有裂纹,脉弦细数。予首诊方。14 剂,煎服法同前。

**四诊**:2016 年 11 月 17 日。月经将至;舌尖红,苔有裂纹,脉弦数。守上方加茜草 12 g。14 剂,煎服法同前。

**五诊**:2016 年 12 月 1 日。月经周期 2016 年 11 月 23 日～28 日经量较前增多,舌红少苔略有裂纹,脉弦细。守上方去茜草、益母草。14 剂,煎服法同前。

**随访**:守方法随症加减,5 个月后随访月经规律。

**按语**:《傅青主女科·调经》云:"经水出诸肾"。患者肾阴虚内热,热扰冲任,血海不宁,经血不能循常*致经期延长。热邪煎熬,故色红质稠;阴虚失濡润,故口干舌燥大便干;阴虚则生内热,故手足心发烫;舌红少苔有裂纹,脉弦细数均是阴血亏虚,虚内热滋生之象。治疗以滋阴补肾、养血调经为大法,生地黄、玄参、麦冬、女贞子、墨旱莲、山茱萸、阿胶、白芍补肾滋阴养血;阿胶、墨旱莲兼可止血;益母草活血调经;地骨皮清虚热;牡丹皮清肝火、凉血;枸杞子养肝滋肾明目;川楝子清肝热、解肝郁。二诊时经行,以滋阴与止血并进,故加茜草凉血、化瘀、止血。临证时尚应注意不可一味收敛固涩,以免闭门留寇,使经血不去。

## 八、崩漏

**案一** 盛某,女,44 岁,已婚。2016 年 10 月 13 日初诊。

**主诉**:经血暴下 3 天。

**病史**:初潮 12 岁,6～7/30 天,经量一般,色红。平素头晕乏力,大便溏薄,1 年前开始时有阴道不规则流血,经妇科检查未见明显异常,予对症止血治疗,

---

\* 即经血不能如时而下。

症状未见明显缓解。此次因劳累后,突然经血暴下 2 天,后流血淋漓不尽,质清稀,色淡红。既往功能失调性子宫出血史。

**辅助检查:**妇科常规检查未见明显异常。

**刻下:**神疲乏力气短,头晕,心悸气短,小腹空坠,四肢不温,纳呆,便溏;舌淡胖,边有齿印,苔薄白,脉沉弱无力。

**中医辨证:**崩漏(气血亏虚,冲任不固)。

**西医诊断:**月经不规则。

**治法治则:**补气摄血,养血调经。

**处方:**归脾汤合二稔汤加减。党参 15 g,白术 15 g,茯苓 12 g,当归 20 g,木香 12 g,生黄芪 30 g,地稔根 30 g,续断 15 g,杜仲 15 g,熟地黄 15 g,桑寄生 15 g,赤石脂 20 g。7 剂,每日 1 剂,水煎 400 mL,早午饭后温服。

**二诊:**2017 年 10 月 20 日。月经逐渐减少,质清稀,色红,面色㿠白,神疲乏力好转,头晕心悸偶作,四肢稍温,纳食小便可,大便溏薄;舌淡胖边有齿印,苔薄白,脉沉细。守上方加侧柏炭 15 g,鸡内金 30 g。14 剂,煎服法同前。

**三诊:**2017 年 11 月 3 日。月经量明显减少,仍淋漓不尽,质清稀色红,面色乏力好转,头晕小腹胀痛减轻,四肢稍温,大便成形;舌淡红边有齿痕,苔薄白,脉弦细。守上方加柴胡 10 g,桔梗 9 g,白芍 15 g。14 剂,煎服法同前。

**随访:**上方服用后,诸症已基本痊愈。随访 3 月未复发。

**按语:**患者思虑过度劳伤心脾,气血亏虚,则平素头晕乏力便溏,崩漏也因此所致。思虑过度,脾气亏虚则体倦食少;心血不足则心悸,舌淡胖边有齿印,苔薄白,脉沉弱均属气血不足之象,上述诸症是以脾虚为核心,气血亏虚为基础。证属气血亏虚,脾失统摄,心失所养,冲任不固。以补气摄血,养血调经为原则。方中以甘温之品补脾益气以生血,不仅使气旺而血生,大量益气健脾药配伍,复中焦运化之功;又能防大量益气补血药滋腻碍胃,使补而不滞,滋而不腻以资化源。

**案二**　张某,女,50 岁,已婚。2023 年 9 月 21 日初诊。

**主诉:**月经不规则 9 月余。

**病史:**患者既往月经正常,5/30 天,自 2022 年年底开始月经周期、经期长短、经量等均出现紊乱,多见月经推后、经行不止伴量多。曾于 2023 年 4 月、

8月两次住院治疗,诊断为子宫内膜单纯性增生、子宫异常出血,血常规示血红蛋白一度降至 66 g/L,给予孕酮、亮丙瑞林、铁剂等治疗。末次月经周期 2023 年 9 月 14 日～20 日,经量较前有减。既往有子宫小肌瘤、高血压等病史。

**辅助检查:** 2023 年 9 月 16 日血常规示血红蛋白 111 g/L。

**刻下:** 时有头晕、右小腹作痛,纳可,寐安,大便正常,夜尿每晚 1～2 次;舌淡,苔淡黄薄腻,脉细。

**中医辨证:** 崩漏(气血亏虚)。

**西医诊断:** 月经不规则,缺铁性贫血。

**治法治则:** 益气养血,调益脾肾。

**处方:** 自拟"化湿方""滋阴补肾汤"合六君子汤加减。藿香 9 g,佩兰 9 g,豆蔻<sup>后下</sup> 6 g,陈皮 12 g,制半夏 12 g,太子参 30 g,白茯苓 15 g,生白术 10 g,甘草 9 g,地黄 12 g,山药 15 g,山茱萸 12 g,牡丹皮 9 g,泽泻 12 g,制女贞子 12 g,墨旱莲 30 g,大枣 15 g。7 剂,每日 1 剂,水煎 400 mL,早午饭后温服。

**二诊:** 2023 年 9 月 28 日。头晕除,右小腹作痛稍有缓解,偶有双乳胀痛,纳平,大便正常,夜尿 1～2 次;舌质淡,苔淡黄薄,脉细。守上方去藿香、佩兰;加益母草 15 g,大血藤 20 g,败酱草 30 g,川牛膝 9 g,白花蛇舌草 20 g,莲子 30 g,金樱子 15 g,制香附 12 g,丝瓜络 20 g。14 剂,煎服法同前。

**三诊:** 2023 年 10 月 11 日。右小腹作痛、双乳胀痛除,时有烘热阵汗,纳平,大便正常,夜尿 1 次;舌淡红,苔淡黄薄,脉细。守上方改地黄 15 g;加黄精 15 g,菟丝子 30 g,焦栀子 6 g。14 剂,煎服法同前。

**四诊:** 2023 年 10 月 26 日。头晕、右小腹作痛、双乳胀痛除,烘热阵汗明显减轻,前次月经周期 2023 年 9 月 14 日～20 日,末次月经周期 2023 年 10 月 23 日～25 日,量不多,纳平,二便正常;舌淡红,苔淡黄薄,脉小弦。守上方加枸杞子 12 g。14 剂,煎服法同前。复查子宫附件超声。

**五诊:** 2023 年 11 月 15 日。诸症平,阴部 B 超示子宫小肌瘤,右卵巢囊性结构,另外体检检出胆囊结石、胆囊炎,纳平,二便正常;舌淡红,苔淡黄薄,脉小弦。守上方加郁金 12 g。14 剂,煎服法同前。

**六诊:** 2023 年 11 月 29 日。诸症平,纳平,二便正常;舌淡红,苔淡黄薄,脉小弦。今日血常规示血红蛋白 134 g/L。守上方去金樱子、焦栀子;改益母草 30 g。14 剂,煎服法同前。

**七诊**：2023 年 12 月 13 日。偶有烘热阵汗反复，纳平，二便正常；舌淡红苔淡黄薄，脉小弦。守上方去郁金，改女贞子 15 g；加糯稻根 30 g，虎杖 15 g。14 剂，煎服法同前。

**八诊**：2024 年 1 月 11 日。烘热阵汗除，末次月经时间 2024 年 1 月 9 日，纳平，二便正常；舌淡红，苔微淡黄，脉细。守上方加茵陈 20 g，蒲公英 20 g。14 剂，煎服法同前。

**按语**：崩漏发病常是由于肾-天癸-冲任-胞宫生殖、内分泌轴功能的严重失调。本案患者已过"七七"之年，肾精衰竭，天癸殆尽，加之脾失统血，终致冲任失固，不能制约经血，使子宫藏泄失常，而发为崩漏，且半年内 2 次发病。李东垣就在《兰室秘藏·妇人门》中曾论"崩主脾肾之虚"，认为"肾水阴虚，不能镇受胞络相火，故血走而崩也。"

首诊时患者崩漏已止，但气血大伤，脾肾亏虚之本仍在，这也是患者转而求治中医的目的所在。结合病史、症状及舌脉，吴师予自拟化湿方合六君子汤、滋阴补肾汤加减益气养血、调益脾肾以治本。二诊舌苔已净，仍有下腹作痛、夜尿偏多，并现乳胀，故去藿香、佩兰，加大血藤、败酱草等清热利湿、活血止痛，加莲子、金樱子补肾固摄，加制香附、丝瓜络疏肝通络。三诊诸证缓解，现烘热阵汗，改熟地黄为生地黄，添焦栀子以滋阴清热；加黄精、菟丝子进一步平补阴阳。四诊症平，月经如期而至，经量、经期长短均恢复以往，酌加枸杞子以滋肝肾。五诊加郁金清肝利湿以顾及胆囊疾患。六诊时患者血常规检查提示贫血已得到纠正，故去金樱子、焦栀子等固涩苦寒之品以防阻碍气机，增益母草之量活血通经。七诊守前方意，临证加减。八诊时患者正值经期，如常，至此终获全效。

## 九、闭经

**案一** 倪某，女，43 岁，已婚。2011 年 12 月 26 日初诊。

**主诉**：月经未至 9 月余。

**病史**：自 2011 年 2 月行经后未有经行，患者月经初潮 12 岁，3~4/26~28 天，量多，色红，无血块，伴腰膝酸软，心烦易怒。否认内科疾病史。

**刻下**：烘热阵作伴出汗，易怒，眼睛干涩，多梦，纳平，二便调；舌红苔薄白，脉小弦。

**中医辨证**：闭经（肝肾亏虚，血热内扰）。

**西医诊断**：继发性闭经。

**治法治则**：滋补肝肾，清热活血通经。

**处方**：知柏地黄丸加减。知母9g，黄柏9g，生地黄15g，淮山药15g，山茱萸9g，牡丹皮12g，茯苓15g，泽泻15g，桃仁15g，红花12g，赤芍15g，当归9g，川芎9g，制香附15g，制黄精15g，菟丝子30g，川牛膝9g，炒王不留行18g，路路通18g，益母草30g。7剂，每日1剂，水煎400mL，早午饭后温服。

**二诊**：2012年1月2日。月经未行，但烘热汗出，眼睛干涩症状好转；舌淡红苔薄白，脉小弦。守上方加太子参18g，柴胡6g。14剂，煎服法同前。

**三诊**：2012年1月16日。月经已行，月经量如平常，经色偏红，无血块；舌淡红苔薄白，脉小弦。守上方去路路通、王不留行、红花；改桃仁12g，赤芍12g，泽泻20g，加紫河车粉<sup>分吞</sup>5g。14剂，煎服法同前。

**随访**：随症加减调理3月，每月月经按时来潮，行经如常。

**按语**：此患者将近"七七"之年，肝肾渐亏，精虚血少，冲任血海亦渐空虚，源少流易断，无血可下而致闭经。方中知柏地黄丸调补肝肾，清解血热；桃红四物汤活血调经；酌加益母草、川牛膝、炒王不留行、路路通、制香附理气活血之品，使气行则血行；酌加菟丝子、制黄精补益之品，补肾养血。全方既能滋肾阴，又能降虚火，肾水足，虚火降，冲任调畅，月经可通。症平后再加太子参益气养阴，柴胡理气解郁；三诊时月经已临即去路路通、王不留行、红花，减少桃仁、赤芍用量，加大泽泻用量，酌加紫河车粉，以减弱活血通经之力，增强温肾填精之力，使肾阳充足，冲任得养，血海渐盈，经行复常。


**案二**　赵某，女，30岁，未婚。2012年5月6日初诊。

**主诉**：月经未至6月余。

**病史**：2011年8月至10间月经未行，服孕酮后经行，末次月经2011年10月15日～10月21日，患者月经初潮11岁，4～5/27～28天，经色偏暗，月经量少，无血块，平素易焦虑。否认内科疾病史。

**刻下**：心情焦虑、乳房、少腹胀痛，纳平，寐可，二便调；舌淡苔薄黄腻，脉小弦。

**中医辨证**：闭经（气机郁滞，瘀血内阻）。

**西医诊断**：继发性闭经。

**治法治则**：理气活血，祛瘀通经。

**处方**：桃红四物汤加减。藿香 9 g，佩兰 9 g，厚朴 9 g，砂仁<sup>后下</sup> 3 g，桃仁 9 g，红花 12 g，川芎 9 g，当归 9 g，生地黄 9 g，赤芍 15 g，知母 9 g，黄柏 9 g，香附 15 g，川牛膝 9 g，路路通 18 g，炒王不留行 18 g，益母草 30 g。7 剂，每日 1 剂，水煎 400 mL，早午饭后温服。

**二诊**：2012 年 5 月 13 日。经未行，但心情焦虑，少腹胀痛，乳房偶有胀痛；舌苔已净，脉小弦。守上方去藿香、佩兰、厚朴；加川楝子 15 g，丝瓜络 18 g，菟丝子 30 g，黄精 15 g。14 剂，煎服法同前。

**三诊**：2012 年 5 月 27 日。经未行，诸证消失；苔脉同前。守上方加三棱 15 g，莪术 15 g。14 剂，煎服法同前。

**四诊**：2012 年 6 月 10 日。经已行，月经量少，经色暗，一般情况可；苔脉平和。守上方去路路通、炒王不留行、三棱、莪术；加牡丹皮 12 g，山茱萸 12 g，茯苓 15 g，山药 15 g，泽泻 20 g；改益母草 20 g。14 剂，煎服法同前。

**随访**：守四诊法续治 2 月，患者月经量可，色红，周期正常。

**按语**：此患者平素情志焦虑，七情所伤，肝失疏泄，肾精受损，气结则血滞，瘀血阻于脉道而至闭经。方中桃花四物汤活血化瘀，配益母草、香附、路路通、王不留行疏肝理气解郁，使气行则血行；酌加川牛膝导瘀血下行；知母、黄柏、藿香、佩兰、厚朴、砂仁燥湿健脾，脾运湿除痰消，经脉通畅。全方既有活血化瘀养血之功；又有理气解郁、燥湿除满之效，使气血流畅，冲任瘀血消散，经闭得通，月经复来。症平后去藿香、佩兰、厚朴，酌加菟丝子、黄精、三棱、莪术，增强补益肝肾，行气活血之力；经至后去路路通、炒王不留行、三棱、莪术，减少益母草用量，酌加牡丹皮、山茱萸、茯苓、山药、泽泻；取知柏地黄丸之意，调补肝、脾、肾三脏，使脾气散精，肾主水液，肝主疏泄功能条畅，经断复来。

**案三**　张某，女，44 岁，已婚。2012 年 8 月 4 日初诊。

**主诉**：月经未至 6 月余。

**病史**：自 2012 年 2 月取节育环后至今月经未行，末次月经 2012 年 1 月 11 日～1 月 14 日，患者月经初潮 11 岁，3～5/26～28 天，经色偏暗，月经量少，无血块,平时喜食油腻之品。有脂肪肝病史。

**辅助检查**:尿妊娠试验阴性。

**刻下**:形体肥胖,面部色斑沉着,胃纳欠佳,食后脘腹胀满,寐可,大小便正常;舌淡苔黄腻,脉滑。

**中医辨证**:闭经(痰湿内盛,冲任阻滞)。

**西医诊断**:继发性闭经。

**治法治则**:健脾燥湿,活血冲任。

**处方**:四君子汤加减。太子参20 g,炒白术30 g,茯苓15 g,生甘草9 g,莪术15 g,炒麦芽30 g,炒谷芽30 g,柴胡9 g,郁金20 g,桃仁15 g,红花10 g,当归10 g,赤芍15 g,生地黄18 g,熟地黄18 g,川芎9 g,川牛膝9 g,益母草25 g。7剂,每日1剂,水煎400 mL,早午饭后温服。嘱少食肥甘厚腻之物,饮食宜清淡,加强体育锻炼。

**二诊**:2012年8月11日。月经未行,前症好转,偶有腹胀;苔转净,脉小滑。守上方加神曲18 g,山楂炭12 g,路路通18 g,王不留行18 g;改益母草30 g。14剂,煎服法同前。

**三诊**:2012年8月25日。月经未行,前诊诸症消失,时有小腹隐痛;苔脉净。守上方加炮姜9 g。14剂,煎服法同前。

**四诊**:2012年9月8日。月经已行,经量如常,经色红,无血块,纳平,大小便如常;苔净脉平。守上方去路路通、王不留行;改益母草15 g;加砂仁6 g。14剂,煎服法同前。

**随访**:守四诊法续治1月,随访3月,行经正常。

**按语**:此患者平素喜食肥甘,饮食不节伤脾,脾虚运化失司,水湿内停,聚湿生痰,痰湿流注下焦,致血流不畅,冲任阻滞,经血不得下行而成闭经。方中四君子汤健脾益气,莪术、柴胡、郁金行气,炒谷芽、炒麦芽消积,使脾胃健运,痰湿不生;合桃红四物汤,酌加川牛膝、益母草以养血活血,通调经脉。诸药合用以达健脾化痰燥湿,行气活血调经,标本同治之效。二诊症平后酌加神曲、山楂炭,增强消食和胃之功,加路路通、王不留行,加大益母草剂量,增强活血通经之力,加炮姜以温经通络。三诊经至后去路路通、王不留行,减少益母草用量,酌加砂仁,以理气醒脾,使脾运湿浊痰消,经脉通畅,经血可行。

**案四** 陈某,女,35 岁,已婚。2016 年 11 月 3 日初诊。

**主诉:** 人工流产后停经 8 个月。

**病史:** 初潮 13 岁,5～7/32 天,经量一般、色红。8 月前行"人工流产",术后至今月经未至。自觉小腹胀痛明显,伴腰酸不适,乳房胀痛,曾自服逍遥丸 2 周,腹痛及乳房胀痛略缓解,月经未来潮。

**辅助检查:** 尿妊娠试验阴性,妇科常规检查未见明显异常。

**刻下:** 口干,纳可,大便干结,数日一行;舌暗略有瘀斑,苔薄,脉细涩。

**中医辨证:** 停经(气滞血瘀)。

**西医诊断:** 继发性闭经。

**治法治则:** 行气化瘀调经。

**处方:** 血府逐瘀汤加减。当归 9 g,生地黄 9 g,桃仁 9 g,红花 6 g,枳壳 12 g,赤芍 6 g,甘草 6 g,桔梗 6 g,川芎 6 g,牛膝 12 g,柴胡 9 g,郁金 20 g,炒白芍 10 g,香附 9 g,丝瓜络 9 g,路路通 9 g。7 剂,每日 1 剂,水煎 400 mL,早午饭后温服。

**二诊:** 2016 年 11 月 17 日。月经未来潮,少腹胀痛明显减轻,乳房胀痛仍有,口干明显,纳可,大便干结,小便调;舌暗略有瘀斑,苔薄,脉细微涩。守上方改枳壳 15 g,柴胡 12 g。14 剂,煎服法同前。

**三诊:** 2016 年 12 月 1 日。其间症情稍改善,乳房胀痛稍有缓解,口干好转,二便调,夜寐可;舌暗,瘀斑较前减少,苔薄,脉细微涩。守上方继服。14 剂,煎服法同前。

**四诊:** 2016 年 12 月 15 日。2016 年 12 月 3 日～12 月 8 日行经,色暗量少,无块,稍有少腹不适,喜温,余无明显不适;舌质暗,少许瘀斑,脉细微涩。守方加黄芪 12 g,菟丝子 18 g。14 剂,煎服法同前。

**五诊:** 2016 年 12 月 29 日。药后症情平稳,无明显不适主诉;舌质暗,少许瘀斑,脉细。予守四诊方继服。14 剂,煎服法同前。

**随访:** 如此调治 6 个月后,患者基本行经正常,量渐多,色红,无血块,无明显腹痛不适。半年后随访,闭经未复发。

**按语:** 此为气滞血瘀所致停经。患者流产后失血,致阴血亏虚,气虚血瘀,脉道阻塞,冲任瘀滞,故经血不得下行。舌质暗,有瘀斑,脉细涩,均为气滞血行不畅征象。所以祛瘀血生新血,而血脉通调,冲任调和,则月事以时下。治予血府逐瘀汤加减。该方以桃红四物汤合四逆散组成,桃仁、红花、赤芍祛瘀活血;川芎为血分气药,调畅气血,以助活血之功,枳壳擅长理气疏肝,川芎、枳壳合用,助理气活血;生地黄、当归补肝肾,滋养气血。

**案五** 许某,女,34 岁,已婚。2017 年 4 月 24 日初诊。

**主诉:**停经 4 月余。

**病史:**初潮 13 岁,5~7/32 天,经量一般、色红。2012 年生育后月事稀发,平素 3~4 月一行,经行量少,无血块,常有腹痛,得热可缓,带下少,质稀,神疲乏力,头晕偏瘦。末次月经时间 2016 年 12 月 18 日。

**辅助检查:**尿妊娠试验阴性,妇科常规检查未见明显异常。

**刻下:**腰酸;舌淡苔薄,脉细软。

**中医辨证:**停经(气血两虚,肝肾不足)。

**西医诊断:**继发性闭经。

**治法治则:**健脾益气养血,滋补肝肾。

**处方:**四物汤加味。黄精 15 g,菟丝子 30 g,川断 15 g,桑寄生 18 g,怀牛膝 15 g,当归 15 g,川芎 12 g,白芍 12 g,熟地黄 12 g,山茱萸 12 g,茯苓 15 g,丹参 12 g,炙甘草 9 g,山药 14 g。7 剂,每日 1 剂,水煎 400 mL,早午饭后温服。

**二诊:**2017 年 5 月 3 日。月经尚未来潮,头晕腰酸好转,渐有白带,寐安;脉细,舌薄。守上方加鹿角片 12 g,淫羊藿 15 g。7 剂,煎服法同前。

**三诊:**2017 年 5 月 10 日。腰酸明显缓解,精神好转,略口干,乳胀,经未行,寐可;脉细弦,舌质淡红,苔薄白。证属血虚肝旺,治拟养血活血,通利冲任法。处方:柴胡 12 g,山茱萸 10 g,丝瓜络 18 g,路路通 12 g,熟地黄 12 g,川断 15 g,桃仁 12 g,当归 12 g,菟丝子 30 g,桑寄生 20 g,白芍 18 g,杜仲 15 g,红花 12 g,怀牛膝 12 g,黄芩 9 g,益母草 15 g,枳壳 12 g。14 剂,煎服法同前。

**四诊:**2017 年 6 月 21 日。患者于 2017 年 6 月 19 日行经,量多,有血块,伴有小腹隐痛,无腰酸,略有乳胀,自汗;舌淡红,苔薄,脉细。守上方去丝瓜络、路路通、枳壳;加太子参 18 g,炙黄芪 15 g,防风 9 g。14 剂,煎服法同前。

**随访:**守方加减至 9 月,月经周期渐准,维持在 35~40 天,无明显不适,嘱归脾丸继续服用。

**按语:**患者平素体虚,生育过程中出血量多又加重精血的亏虚,导致闭经、头晕腰酸体乏等诸症表现及舌苔脉象,皆为气血亏虚、肝肾不足之征,故采用补益气血,滋补肝肾之法,方中当归、丹参、益母草等养血活血;怀牛膝引血下行;路路通引一身之气,补肾健脾促血海充盈,冲任调和,疏肝活血通畅气机,经血自调而下。

## 十、痛经

**案一** 郭某,女,25 岁,未婚。2012 年 9 月 12 日初诊。

**主诉:**经行腹痛 2 年余。

**病史:**末次月经时间 2012 年 8 月 19 日,5 天经净。每次月经周期推后 7 天,经前及行经第 1 天痛甚,经量不多,色暗有血块,块下则腹痛减轻,小腹胀痛,手足冰凉明显,伴胸闷烦躁,平素容易生气,无恶心呕吐,无盗汗,无明显腰酸、乳腺胀痛。

**辅助检查:**B 超示子宫大小正常,肌层回声均匀,内膜厚约 7 mm,子宫及双附件未见明显异常。

**刻下:**纳寐可,带下不多,平时大便正常;舌质暗红,苔薄白,脉弦细。

**中医辨证:**痛经(气滞血瘀)。

**西医诊断:**原发性痛经。

**治法治则:**活血理气。

**处方用药:**自拟"经痛宁"方加减。桃仁 12 g,红花 12 g,当归 9 g,赤芍 12 g,生地黄 12 g,川牛膝 9 g,益母草 30 g,菟丝子 30 g,黄精 15 g,制香附 12 g,延胡索 15 g,川楝子 15 g。7 剂,每日 1 剂,水煎 400 mL,早午饭后温服。并建议其进行适当体育锻炼,注意饮食及情绪的调节。

**二诊:**2012 年 10 月 11 日。末次月经 2012 年 9 月 25 日～30 日,经行腹痛明显减轻,仍为经行第 1 天出现腹痛,经血色暗较前好转,间杂血块,经量不多,小腹胀痛减轻,本次因生气后出现经前乳房胀痛,大便稍溏,每天 2 次,不成形;舌淡苔薄白,脉沉细。守上方改制香附 15 g,丝瓜络 18 g,路路通 18 g。14 剂,煎服法同前。嘱注意调节情绪及生活方式。

**随访:**守法调治 2 月,患者痛经未出现,经量正常,余无不适,痊愈。

**按语:**患者由于平素喜生气,导致肝失条达,气机不舒,冲任气血郁滞,经行不畅,不通则痛,故月经后期,量少,色紫暗,有血块,且经行第1天腹痛剧烈;气机郁滞导致胸闷烦躁、乳房及小腹胀痛,舌质暗红,脉弦细均属气滞血瘀之象,且以血瘀为重。因此治疗以活血化瘀为主,兼以疏肝理气。方中桃仁、红花、当归、赤芍、生地黄活血化瘀,且当归有养血调经之效;川牛膝引气血下行,使经行通畅;制香附、延胡索、川楝子疏肝理气;益母草活血利水;菟丝子、黄精平补肝肾,使瘀去而不伤正。瘀化血行,气机顺畅,则疼痛自止。

**案二** 汤某,女,23岁,未婚。2016年3月3日初诊。

**主诉**:经行腹痛3年余。

**病史**:初潮14岁,5～6/30天,经量少、色暗。自初潮起即痛经,以经行第1～2天小腹胀痛为主、拒按,疼痛较剧,痛时冷汗出、面色白,甚则呕吐、四肢厥逆。每次行经前2日需服用布洛芬1片,每日1～2次以止痛。经量少,色紫暗有块,块下痛减,偶有胸胁、乳房作胀。末次月经时间2016年2月5日。纳寐可,大便正常;舌淡红,苔薄白,边有瘀点,脉小弦。

**辅助检查**:尿妊娠试验阴性,妇科常规检查未见明显异常。

**刻下**:纳寐可,大便正常;舌淡红,苔薄白,边有瘀点,脉小弦。

**中医辨证**:经行腹痛(气滞血瘀)。

**西医诊断**:原发性痛经。

**治法治则**:理气活血,行瘀止痛。

**处方**:自拟"经痛宁方"加减。柴胡12 g,广郁金15 g,炒白芍15 g,枳壳12 g,桃仁15 g,红花15 g,当归12 g,赤芍15 g,川芎12 g,川牛膝9 g,生地黄15 g,熟地黄15 g,益母草30 g,制香附15 g,川楝子18 g,延胡索15 g,广木香12 g。7剂,每日1剂,水煎400 mL,早午饭后温服。

**二诊**:2016年3月10日。患者2016年3月8日行经,药后经行腹痛明显减轻,略有汗出、面色苍白,无呕吐等。于行经前期2日分别服布洛芬1片,每日1次;舌淡苔薄白,略瘀点,脉小弦。守上方去川楝子、延胡索;加菟丝子30 g,制黄精15 g。14剂,煎服法同前。

**三诊**:2016年3月24日。患者诉服药期间诸症平稳,无特殊不适主诉;舌淡苔薄白,略瘀点,脉小弦。守上方去菟丝子、黄精,加延胡索15 g,广木香12 g。14剂,煎服法同前。

**四诊：**2016年4月7日。患者于2016年4月5日行经，此次腹痛明显减轻，自觉小腹略酸痛，疼痛尚可耐受，未服用布洛芬，冷汗、呕吐等症状消失；舌淡苔薄白，脉小弦。予3月10日方继服。14剂，煎服法同前。

**随访：**守方随证加减3个月后，患者基本无明显痛经，未再使用布洛芬止痛。半年后随访痛经未发。

**按语：**此为气滞血瘀所致痛经，肝郁气滞，冲任气机不畅，经血瘀滞，"不通则痛"，故小腹胀痛；肝气郁滞，则胸胁、乳房胀痛；冲任气滞血瘀，故经色紫暗有块；血块排出后，气血运行稍畅，故腹痛减轻。

**案三** 张某，女，21岁，未婚。2021年8月2日初诊。

**主诉：**经行腹痛6年，加重2月。

**病史：**患者月经初潮14岁，6～7/28～29天，末次月经时间2021年7月21日，7天经净。月经周期常推后，经前及行经第1～2天痛甚，经行怕冷，得温痛缓解，量少，色暗，有血块，时有腰酸乳胀。无其他器质性疾病。平素喜食生冷，手足及腰膝怕冷。

**刻下：**寐欠安，纳可，大便如常；舌质暗，苔淡黄薄，脉弦细。

**中医辨证：**经行腹痛（寒凝血瘀）。

**西医诊断：**痛经。

**治法治则：**温经通络止痛。

**处方：**自拟"经痛宁方"加减。桃仁12 g，红花12 g，制香附12 g，延胡索12 g，川楝子12 g，益母草20 g，当归12 g，川芎12 g，地黄12 g，赤芍12 g，桂枝12 g，艾叶12 g，小茴香6 g，泽兰20 g，太子参20 g，炒神曲15 g，川牛膝9 g。7剂，每日1剂，水煎400 mL，早午饭后温服。

**二诊：**2021年8月9日。服汤药后患者手足及腰膝怕冷感改善，守上方加女贞子12 g，墨旱莲20 g。14剂，煎服法同前。

**三诊：**2021年8月23日。昨日经行，量有增，血块少，痛经、乳房胀痛减轻，手足及腰膝怕冷续改善，寐安；舌质淡，苔淡黄薄，脉细。守上方加丝瓜络18 g。14剂，煎服法同前。

**随访：**守法续治3个月经周期，其间嘱其忌食生冷食物，患者痛经未出现，经量及周期正常，乳房胀痛及腰酸怕冷感好转。

**按语**：本案患者因平素喜食生冷，寒邪内生，寒克冲任，气血瘀滞，气血运行不畅，不通则痛，故痛经，量少，色暗，有血块；寒凝肝脉，则腰酸，乳房胀痛，经行怕冷，得温痛缓解，舌质暗，苔淡黄薄，脉弦细，为寒凝气滞血瘀之象。因此治疗以活血化瘀为主，兼以温经散寒，理气止痛。方中桃红四物汤活血化瘀，且当归、益母草有养血调经之效；川牛膝引气血下行，使经行通畅；泽兰活血调经；制香附、延胡索、川楝子疏肝理气止痛；太子参、炒神曲健脾益气和胃，使瘀去而不伤正；桂枝、艾叶、小茴香温经散寒止痛。瘀化血行，寒凝得散，气机顺畅，则其疼痛自止。吴师认为痛经的发生还与精神因素、不良生活习惯有关联，因此有痛经的患者要注重生活情志调摄，改善不良生活习惯，使生活规律，增加锻炼时间，注意小腹保暖，经前期与经期少进食生冷辛辣食物，避免食用冷饮、凉茶等。

## 十一、 经行前后诸证

**案一** 毛某，女，33 岁，已婚。2017 年 9 月 15 日初诊。

**主诉**：经行发热 5 个月。

**病史**：初潮 13 岁，5～6/30 天，经量一般，色红，无块，无明显经行腹痛。近 5 月来患者月经期间发热，持续 2 天，体温 37.8℃左右，月经量少，有血块，质稠。口服布洛芬稍退。平素口中黏腻，口苦，纳食不馨，带下多色黄。末次月经时间 2017 年 8 月 22 日，经行 4 日；舌质淡红，苔薄黄腻，脉细弦。

**辅助检查**：妇科常规、血常规检查未见明显异常。

**刻下**：纳可，寐欠安，多梦，二便调；舌瘦红，苔薄黄，脉细弦。

**中医辨证**：经行发热（湿郁发热，瘀血阻滞）。

**西医诊断**：发热。

**治法治则**：清热化湿，活血化瘀。

**处方**：自拟方。藿香 9 g，佩兰 9 g，川厚朴 9 g，白豆蔻<sup>后下</sup> 5 g，生薏苡仁 15 g，黄芩 9 g，青蒿 9 g，制半夏 9 g，陈皮 9 g，淡竹叶 12 g，生地黄 12 g，红藤 15 g，败酱草 15 g，桃仁 12 g，红花 12 g。7 剂，每日 1 剂，水煎 400 mL，早午饭后温服。

**二诊**：2017 年 9 月 22 日。患者月经未至，乳房略胀痛，胃纳可，二便尚调；舌淡红，苔薄淡黄腻，脉细弦。守上方加丝瓜络 18 g，枳壳 12 g，炒麦芽 30 g。

7剂,煎服法同前。

**三诊:** 2017年9月29日。本次月经时间2017年9月26日至今,未有发热,余可;舌淡红,苔薄白,脉细。守上方去桃红、丝瓜络,7剂,煎服法同前。

**随访:** 守方随证加减,调理半年后,患者诉月经期体温已平。

**按语:** 患者经行之际,瘀血凝滞;水湿停留,日久湿郁发热。热灼冲任,湿热瘀互结,故不通则痛。方中藿香、佩兰、川厚朴、白豆蔻芳香化湿;生薏苡仁、淡竹叶清热利湿;黄芩、青蒿清解少阳;制半夏、陈皮化痰和胃;红藤、败酱草清利下焦湿热;桃仁、红花活血化瘀;生地黄养阴生津益阴血。

**案二** 聂某,女,34岁,已婚。2018年7月21日初诊。

**主诉:** 反复经前头痛10年。

**病史:** 初潮12岁,5～6/30天,经量一般,色暗,时有血块。患者近10年来,月经期前头痛头晕伴恶心,无明显呕吐,前额痛甚。月经周期正常,量一般。末次月经时间2018年7月2日。

**辅助检查:** 颅脑CT检查未见异常。

**刻下:** 目前胃纳可,寐安,大便如常;舌淡,苔淡黄,脉细。

**中医辨证:** 经行头痛(瘀血阻络)。

**西医诊断:** 神经性头痛。

**治法治则:** 活血化瘀、通络止痛。

**处方:** 桃红四物汤加减。白芷9g,桃仁12g,红花12g,泽泻20g,丹参20g,当归9g,川芎18g,川牛膝9g,赤芍15g,生地黄12g,制香附15g,延胡索15g,益母草20g。7剂,每日1剂,水煎400mL,早午饭后温服。

**二诊:** 2018年8月4日。末次月经时间2018年7月31日。诉服药后本次头痛改善,恶心感减少,胃纳如常;舌淡红,苔淡黄薄,脉小弦。守上方加黄精15g,菟丝子30g,竹茹10g,神曲15g。14剂,煎服法同前。

**三诊:** 2018年8月18日。患者胃纳平,大便如常,无明显不适;舌脉同前。守上方改益母草30g。14剂,煎服法同前。

**四诊:** 2018年9月1日。末次月经时间2018年8月30日。诉经前头痛未作,偶有头胀,无明显恶心感;舌脉同前。守上方续服14剂。

**随访:** 守活血通络法施治,佐以平补肝肾法,治疗半年后,患者经前头痛未作,经周期如常,治疗效果显著。

**按语**:此为瘀血所致经行头痛,素有瘀血停滞,脉络不通,经行之际,冲气偏盛,冲任不畅,瘀血上逆,阻滞脑络不通则痛;瘀血阻滞、新血不生,气机不利,故见头晕恶心感等症。治疗以活血化瘀为先,佐以理气、通窍、养血。本方以桃红四物汤为基础,加丹参、益母草活血养血利水,佐以制香附行气活血。二诊时经行头痛之症改善,瘀血渐去,且正值经后期,故加以黄精、菟丝子培补肝肾,滋养气血,以竹茹、神曲和胃降逆。

**案三** 张某,女,31岁,已婚。2018年8月4日初诊。

**主诉**:经期乳房胀痛7月余。

**病史**:初潮12岁,5~6/30天,经量一般,色红,无块。患者乳房胀痛,触衣即觉疼痛不适,甚则痛连两胁,行经加重,经后不能缓解,触诊双侧乳房内多个肿块,质地较硬,推之可移动,疼痛随月经期规律性变化已经7月有余,伴头痛易怒,曾自服乳癖消、小金丸等,疗效不显。

**辅助检查**:乳腺B超示乳腺增生。

**刻下**:近日琐事烦心,时有口干口苦,小便黄,大便干;舌质偏红,苔稍黄厚腻,脉弦滑。

**中医辨证**:经行乳房胀痛(肝郁化火,乳络不通)。

**西医诊断**:乳腺增生。

**治法治则**:疏肝理气,软坚散结,通络止痛。

**处方**:丹栀逍遥汤加减。牡丹皮12 g,栀子9 g,柴胡12 g,黄芩9 g,青皮12 g,香附12 g,郁金12 g,川楝子15 g,白芍15 g,生甘草6 g,延胡索15 g,丝瓜络15 g,生牡蛎<sup>先煎</sup>15 g,王不留行15 g,炒白术10 g,茯苓15 g,枳壳12 g。7剂,每日1剂,水煎400 mL,早午饭后温服。

**二诊**:2018年8月12日。自觉肿块变软,口苦减轻,仍有口干,大便通畅;舌红,苔淡黄薄腻,脉弦滑。守上方加天花粉15 g。14剂,煎服法同前。

**三诊**:2018年9月1日。已无症状,精神放松,双乳B超示乳腺增生减少;乳房触诊肿块减小;舌红,苔淡黄薄,脉弦。守上方去天花粉,改牡丹皮9 g,栀子6 g。14剂,煎服法同前。

**随访**:守上方随症加减调整2个月后,患者精神好,诸症状消失,未触及乳房触诊肿块,B超显示乳腺增生消失。

**按语:**肝脉"属肝络胆,上贯膈,布胁肋",乳头属肝,乳房属胃。肝喜条达,如受七情内伤,气郁滞留难疏,气郁日久化火,两经相应受到影响,产生乳房胀痛。冲脉所司在肝,随月经周期变化,冲脉充盈,气郁更甚,故乳房胀痛随月经周期变化,口苦,小便发黄,大便干结,舌质偏红,苔稍黄厚腻,脉弦滑更是一派化火征象。方中柴胡、香附、青皮疏肝解郁;郁金、川楝子、延胡索疏肝理气止痛;王不留行、生牡蛎软坚散结;炒白术、茯苓健脾散结;白芍、生甘草酸甘入肝缓急止痛;牡丹皮、栀子清热泻火;天花粉生津止渴。诸方共奏疏肝泻火,软坚散结,通络止痛之功,逍遥丸继续调理痊愈。

**案四** 赵某,女,35岁,已婚。2023年5月18日初诊。

**主诉:**经行头痛半年余。

**病史:**患者因工作压力大且经常出差,近半年来经行时有头痛,劳累时加重,平时易烦躁,时有腰酸乏力。月经初潮14岁,5~7/29~30天,近1年来时有月经推迟,量偏多,色偏暗,有血块,伴有乳房胀痛。末次月经时间2023年4月1日。无其他器质性疾病。

**刻下:**夜寐多梦,胃纳可,大便如常;舌淡红,苔淡黄薄,脉细。

**中医辨证:**经行头痛(肝肾阴虚,肝阳上亢)。

**西医诊断:**经前紧张征。

**治法治则:**调益肝肾,平肝潜阳。

**处方:**六味地黄丸加减。生地黄12 g,山茱萸9 g,山药15 g,泽泻15 g,牡丹皮12 g,茯苓15 g,制香附12 g,益母草20 g,桃仁12 g,红花12 g,黄精15 g,菟丝子30 g,川牛膝9 g,天麻15 g,钩藤15 g,合欢皮30 g,首乌藤20 g,炒神曲15 g。7剂,每日1剂,水煎400 mL,早午饭后温服。

**二诊:**2023年5月25日。本次月经时间2023年5月19日,经行头痛减轻,量稍多,色鲜,血块少,乳房胀痛、腰酸乏力减轻,夜寐多梦改善;舌淡红,苔淡黄薄,脉细。守上方去桃仁、红花;加女贞子12 g,墨旱莲20 g,丝瓜络18 g。14剂,煎服法同前。

**三诊:**2023年6月1日。患者腰酸乏力、夜寐多梦续改善;舌淡红,苔薄白,脉细。守上方加太子参30 g。14剂,煎服法同前。

**随访：**依上法调理半年后，患者经行头痛、乳房胀痛未作，月经周期基本正常，守前法继续巩固治疗。

**按语：**经前头痛临床较为常见，发病每与肝气郁滞、肝火上炎、肝阳亢盛等因素有关。该患者肝肾阴亏，水不涵木，冲气上逆，挟肝阳上扰清窍而致头痛。因经常出差工作劳累，精血不足，肝体阴用阳，血脉空虚，阴不制阳，故经行头痛，劳累时加重；平时易烦躁，肝失条达，肝气郁滞，故乳房胀痛；肝肾阴亏，水不涵木，故腰酸乏力，烦躁多梦。方以六味地黄丸、黄精、菟丝子滋补肝肾之本，天麻、钩藤平肝潜阳；制香附、炒神曲等疏肝解郁，和胃宣中；辅以益母草、桃仁、红花、川牛膝活血调经。二诊患者诸症均改善，且值经期中，故去桃仁、红花活血峻剂，加用女贞子、墨旱莲滋补肝肾，丝瓜络以通络止痛。纵观本方泻中有补，清中有养。

## 第三节　其他疾病

### 一、盆腔炎性疾病后遗症

**案一**　陈某，女，54岁，已婚。2008年7月29日初诊。

**主诉：**下腹部隐痛、坠胀感1月。

**病史：**1月前起患者无明显诱因下出现下腹部隐痛、坠胀感，曾至消化科查肠镜未见明显异常，未予特殊处理；妇科检查未见明显异常，盆腔B超示子宫切除，双侧卵巢显示不清，予甲硝唑栓外用治疗，腹痛无改善。既往有盆腔积液史，2年前有子宫切除术史。

**刻下：**下腹隐痛、坠胀，弯腰、翻身时疼痛加重，白带不多，纳寐尚可，二便正常；舌苔淡黄薄，脉弦细。

**中医辨证：**妇人腹痛（血瘀气滞化热）。

**西医诊断：**盆腔炎性疾病后遗症。

**治法治则：**活血行气清热。

**处方：**血府逐瘀汤加减。桃仁12 g，红花9 g，生地黄12 g，赤芍12 g，川芎

9 g,当归 9 g,川牛膝 9 g,柴胡 9 g,枳壳 12 g,大血藤 20 g,败酱草 20 g。7 剂,每日 1 剂,水煎 400 mL,早午饭后温服。

**二诊:** 2008 年 8 月 5 日。弯腰、翻身时腹痛减轻,仍有坠胀感,纳寐可,二便调;舌苔微淡黄薄,脉弦细。守上方加桔梗 9 g。7 剂,煎服法同前。

**三诊:** 2008 年 8 月 12 日。腹痛、坠胀感均消除,治守法,续上方巩固 1 周。

**按语:** 吴师曾接诊多例血瘀气滞所致腹痛的患者(以妇人腹痛为多),初诊时应用血府逐瘀汤加减治疗,因虑及病位在下腹,而舍桔梗不用,方药止痛效果较缓。待二诊或三诊时用足全方,疼痛症状即能完全消除。

清代医家王清仁的血府逐瘀汤,是活血行气的名方,方中以桃红四物汤、川牛膝活血,四逆散行气,现代医家用之加减,治疗血瘀气滞所致的痛证,常有良好疗效。但桔梗一味常在组方时被忽略,吴师以为非智举也。

血府逐瘀汤应用桔梗之本意,有取其"味厚气轻""可为诸药舟楫,载之上浮",以达胸中血府之所;另外,桔梗还有行气活血止痛的功效,能加强血府逐瘀汤的活血止痛效果。首先,桔梗开宣肺气,肺气畅则一身之气亦随之畅,又与方中枳壳之苦降下气相合,调理气机之升降,气行则血行;其次,桔梗本身就有活血之力。《药性论》记载桔梗"破血",《神农本草经》中提到桔梗"主胸胁痛如刀刺",痛如刀刺,属瘀血阻滞之候,主以桔梗,说明桔梗确有治血之功。此外,现代药理研究证实桔梗有强镇痛作用,其作用主要在中枢神经系统,不受阿片受体影响。因此,桔梗可使此方不仅仅应用于胸中血瘀证,还能应用于一切血瘀气滞导致的痛证。

**案二** 张晴,女,47 岁,已婚。2013 年 5 月 10 日初诊。

**主诉:** 少腹隐痛 4 年余。

**病史:** 盆腔炎性疾病后遗症 4 年多,少腹隐痛阵作,劳累后加重,常有腰酸肢乏,偶腰痛,夜尿每晚 2～3 次,经停,伴阴道炎,时有阴道干涩不适,偶有头晕,头痛,烘热。

**刻诊:** 少腹隐痛时作,纳一般,便略干,寐尚可;舌红,苔薄淡黄,脉细弦。

**中医辨证:** 妇人腹痛(肝肾阴虚,瘀热互结)。

**西医诊断:** 盆腔炎性疾病后遗症。

**治法治则:** 调补肝肾,活血祛瘀清热。

**处方**：自拟"益肾清热方"加减。知母 9 g，炒黄柏 9 g，生地黄 15 g，山茱萸 9 g，淮山药 15 g，茯苓 15 g，泽泻 20 g，牡丹皮 12 g，大血藤 20 g，败酱草 20 g，川牛膝 9 g，怀牛膝 15 g，川芎 12 g，女贞子 12 g，墨旱莲 20 g，仙茅 12 g，淫羊藿 12 g。7 剂，每日 1 剂，水煎 400 mL，早午饭后温服。

**二诊**：2013 年 5 月 17 日。药后无不适，少腹隐痛减轻，腰酸肢乏仍有，腰痛未发，大便如常，夜尿每晚 2～3 次，仍偶感烘热；苔脉同前。守上方加桑螵蛸 12 g，金樱子 12 g。14 剂，煎服法同前。

**三诊**：2013 年 5 月 31 日。少腹痛已不显，腰酸明显好转，夜尿 1～2 次；苔脉同前。治守法，续前方 14 剂，煎服法同前。

**四诊**：2013 年 6 月 14 日。诸症均改善，自觉精神振作；舌脉同前。再守方 14 剂，煎服法同前。嘱其劳逸结合。

**五诊**：2013 年 6 月 28 日。症已平，遂予六味地黄丸每日 3 次，每次 8 粒，常服。

**随访**：3 月后随访，诸症愈未发。

**按语**：患者年近"七七"，天癸已竭，肝肾不足，故腰酸时作，肢乏无力，夜尿频多；少腹隐痛 4 年余，阴道炎反复发作，为瘀热蕴结下焦之故，肝肾不足则缠绵难愈。故治以清补兼施，调补肝肾，兼祛瘀清热，益肾清热方以六味地黄方为底，三补三泻，标本同治，再加以大血藤、败酱草增加清瘀之力，同时予二至丸、仙茅、淫羊藿加强补益肝肾之功，川牛膝与怀牛膝同用，补肾活血，更引诸药直达下焦病灶。二诊症见仍有腰酸肢乏，以桑螵蛸、金樱子加强固涩，三四诊持续好转，效不更方。五诊后诸症愈，再以六味地黄丸收功，帮助患者安度围绝经期。

**案三**　霍某，女，35 岁，已婚。2013 年 11 月 29 日初诊。

**主诉**：少腹胀痛阵作 1 年余。

**病史**：反复少腹胀痛 1 年余，平时易怒，胸胁胀痛，时有胃脘胀闷不适，性欲略亢，寐有梦交之证，带下多淡黄，易腰酸，月经尚正常，经行亦伴腹痛。

**刻诊**：少腹胀痛阵作，纳平，大便干结，寐欠安；舌红，苔淡黄薄腻，脉小弦略数。

**中医辨证**：妇人腹痛（肝郁化火，湿热瘀结）。

**西医诊断**：盆腔炎性疾病后遗症。

**治法治则**：清热化瘀，益肾固冲。

**处方**：自拟"益肾清热方"加减。知母 9 g，炒黄柏 9 g，生地黄 15 g，山茱萸 9 g，淮山药 12 g，茯苓 15 g，泽泻 20 g，牡丹皮 12 g，大血藤 20 g，败酱草 30 g，川牛膝 9 g，怀牛膝 15 g，山栀子炭 9 g，川芎 12 g，制香附 12 g，白芍 12 g，生甘草 9 g。7 剂，每日 1 剂，水煎 400 mL，早午饭后温服。

**二诊**：2013 年 12 月 6 日。少腹胀痛减轻，梦交渐少，胸脘胀闷略减，纳可，便略干；舌红，苔淡黄薄腻，脉小弦略数。治守法，续上方 14 剂，煎服法同前。

**三诊**：2013 年 12 月 20 日。少腹痛已不显，腰酸减，寐安，情绪平稳，带下如常；苔脉同前。守上方加延胡索 12 g。14 剂，煎服法同前。

**四诊**：2014 年 1 月 3 日。经行腹痛明显减轻，诸症均已不显；苔脉平和。守上方加入百合 12 g，黄精 15 g。14 剂，煎服法同前。

**五诊**：2014 年 1 月 17 日。自觉诸症已愈，要求改服中成药，予逍遥丸每日 3 次，每次 8 粒；知柏地黄丸每日 3 次，每次 8 粒。

**随访**：3 月后随访，诉平日间服知柏地黄丸，目前诸症未有复发。

**按语**：本案患者乃肝郁化火，血热互结证。患者平素易怒，胁痛，胃胀，皆为气血逆行，火旺于上，则下焦虚损，故作腰酸，予以知柏地黄清退虚热，调补肝肾；大血藤、败酱草清解热毒；川牛膝、怀牛膝活血补肝肾；更加山栀子炭、川芎、制香附疏肝泻火，白芍、生甘草养肝柔肝。三诊过后诸症渐平，后期以百合、黄精养阴固精。再以知柏地黄丸、逍遥丸巩固缓调。随访未见复发。

**案四** 孙某，女，39 岁，已婚。2013 年 12 月 13 日初诊。

**主诉**：少腹隐痛时作 2 年余。

**病史**：2 年前有急性盆腔炎发作史，具体原因不详，疑为过度劳累所致。之后时有少腹隐隐作痛，反复发作，平时带下较多，作痒，腰酸时作，或腹胀胁不适，月经尚准时。

**刻诊**：少腹隐痛时作，纳平，大便偏溏薄；舌红，苔淡黄薄，脉小弦。

**中医辨证**：妇人腹痛（湿热瘀结，脾虚湿盛）。

**西医诊断**：盆腔炎性疾病后遗症。

**治法治则**：清热祛瘀，健脾化湿。

**处方**：自拟"益肾清热方"加减。知母 12 g，炒黄柏 12 g，生地黄 12 g，山茱萸 9 g，淮山药 15 g，泽泻 15 g，牡丹皮 9 g，茯苓 15 g，大血藤 20 g，败酱草 20 g，川牛膝 9 g,怀牛膝 15 g,炒苍术 12 g,生薏苡仁 30 g,白扁豆 10 g。7 剂,每日 1 剂,水煎 400 mL,早午饭后温服。嘱注意休息及个人卫生。

**二诊:**2013 年 12 月 20 日。患者少腹隐痛减轻,带下量减少,外阴稍作痒,腰酸仍有,胁痛已平,纳可,便成形;舌红,苔微淡黄薄,脉小弦。治守法,续上方 14 剂,煎服法同前。

**三诊:**2014 年 1 月 3 日。腹痛不显,偶感腰酸,带下如常,纳便可;舌红,苔薄。守上方加太子参 15 g,黄精 15 g,14 剂,煎服法同前。

**四诊:**2014 年 1 月 17 日。诸症均已不显;苔脉同前。治守法,续上方 14 剂,煎服法同前。

**随访:**3 月后随访,自末次药后,已无病症,偶感劳累及经前后腰酸,日常自服六味地黄丸,诸症无复发。

**按语:**患者有急性盆腔炎病史,素劳累过度,体质亏虚,脏腑精亏,故胞宫失养,不荣则痛,且伴腰酸,又下焦湿热瘀结,带下多而作痒,予知母、炒黄柏加"三泻"(泽泻、丹皮、茯苓),清热燥湿,利湿解毒,"三补"(生地黄、山茱萸、山药)调理肝肾,再加大血藤、败酱草清热解毒祛瘀,川牛膝与怀牛膝共奏活血祛瘀强肝肾之功,更加入生薏苡仁、白扁豆、炒苍术健脾祛湿。三诊时症平,再给予太子参、黄精益气固精,使效捷而平稳。

**案五** 陈某,女,28 岁,已婚。2015 年 1 月 27 日初诊。

**主诉:**小腹隐痛反复发作 10 月余。

**病史:**小腹隐痛频作,反复发作 10 月余,劳累后有低热,腰骶部坠胀感。否认内科疾病史。

**辅助检查:**阴部 B 超示盆腔积液。

**刻下:**小腹隐痛,面色萎黄,气弱声怯,月经正常,纳呆,大便日行 2 次,溏薄,夜尿 1~2 次,带下不多,色微黄;苔根淡黄薄腻,脉小细。

**中医辨证:**妇人腹痛(脾失健运,虚劳里急)。

**西医诊断:**盆腔炎性后遗症。

**治法治则:**清热益气,健脾升阳。

**处方:**自拟"化湿汤"合补中益气汤加减。藿香 6 g,佩兰 9 g,厚朴 9 g,白豆蔻<sub>后下</sub> 6 g,黄芪 15 g,太子参 12 g,茯苓 15 g,生白术 10 g,生甘草 9 g,升麻 9 g,柴胡 12 g,银柴胡 9 g,香附 15 g,川楝子 15 g,延胡索 15 g,大血藤 30 g,败酱草 20 g。7 剂,每日 1 剂,水煎 400 mL,早午饭后温服。

**二诊:**2015 年 2 月 2 日。无腹痛,低热除,经行正常,纳可,大便正常;苔脉平和。守上方去藿香、佩兰、银柴胡、延胡索;加女贞子 12 g,墨旱莲 20 g。14 剂,煎服法同前。

**随访:**守二诊法调治 1 月,无发热、腹痛等症,嘱患者腹部保暖,勿食生冷刺激之品,3 月后回访,诸症痊愈。

**按语:**患者脾胃素弱,气血营卫生化乏源,脏腑经络无以为养,中焦虚寒,温煦无能,脘腹失于温养,发为腹痛。方中补中益气汤调养脾胃,温中补虚,吴师每以之治疗气虚发热获良效;伍以茯苓,取"四君"之意,以增强补益脾胃之力;酌加川楝子、延胡索、香附疏肝理气,活血止痛;大血藤、败酱草清热祛瘀,利湿解毒;藿香、佩兰、厚朴、白豆蔻为吴师常用之化湿经验方,功用芳香化浊,行气和胃;银柴胡清退虚热。诸药配伍,可使脾胃健运,元气内存,湿浊得化,气虚得补,气陷得举,清阳得升,则气虚发热,里急腹痛可除。服药后症状好转,苔净脉平,去藿香、佩兰、银柴胡、延胡索四药,加入女贞子、墨旱莲以滋补肾阴,固本培元,则腹痛发热诸症不复自来。

**案六**　沈某,女,54 岁,已婚。2015 年 9 月 14 日初诊。

**主诉:**反复下腹部隐痛 3 年。

**病史:**绝经 3 年,1-0-1-1<sup>*</sup>,育有 1 男。患者 3 年来反复下腹部隐痛,劳累后小腹下坠,酸胀感,久行久立后加重,休息后减轻。妇科检查未见明显异常,带下色黄,量稍多,无异味。

**刻诊:**自觉神疲,纳寐尚可,大便正常;舌淡红,苔薄黄,脉沉细。

**中医辨证:**妇人腹痛(湿热瘀阻,肾气亏虚)。

**西医诊断:**盆腔炎性后遗症。

**治法治则:**清热化瘀,益肾固冲。

**处方用药:**自拟"益肾清热方"加减。知母 12 g,炒黄柏 12 g,生地黄 15 g,

---

* 生育史,第 1 个数字代表足月产次数,第 2 个数字代表早产次数,第 3 个数字代表流产次数,第 4 个数字代表现存孩子的数量。全书同。

生山药 15 g,制山茱萸 9 g,泽泻 15 g,白茯苓 15 g,牡丹皮 12 g,川牛膝 9 g,柴胡 12 g,败酱草 20 g,大血藤 20 g,制香附 12 g,生薏苡仁 30 g,生黄芪 15 g,甘草 12 g。7 剂,每日 1 剂,水煎 400 mL,早午饭后温服。

**二诊**:2015 年 9 月 21 日。小腹下坠感减轻,带下减少,仍觉神疲。守上方改生黄芪 30 g;加太子参 18 g,14 剂,煎服法同前。

**随访**:如此调理至 2016 年 2 月,小腹隐痛坠胀除,带下正常。嘱注意生活调摄,避免复发。

**按语**:盆腔炎性疾病后遗症可因身体素质虚弱而不经急性盆腔炎直接发生,长期反复的下腹部隐痛为其典型症状,劳累后易诱发。《景岳全书·火证》云:"虚中有实者,治以补为主,而不得不兼乎清。"本案患者年逾"七七",为肾气衰败之年,体质亏虚,遇外邪入侵胞宫,寄于下焦而发病,故诊断为湿热血瘀为标,肾虚为本。一诊时患者已反复下腹隐痛坠胀 3 年之久,同时伴有带下色黄量多等症,吴师抓住病机,以益肾清热之法标本兼治。即以知母、炒黄柏、泽泻、牡丹皮、大血藤、败酱草清热利湿,化瘀除痹,减轻炎症反应,松解盆腔局部的粘连;又以柴胡、制香附疏肝解郁,清理久郁之内热,理气止痛;川牛膝引药下行,使药达病所;生地黄、生山药、制山茱萸固肾培元;生黄芪补气,增加机体免疫力,避免劳而复发;生薏苡仁加强健脾利湿之效;甘草调和诸药。全方补中有清,清亦兼补,标本同治,共奏益肾固冲、清热化瘀之效。二诊时小腹坠胀感减轻,黄带减少,说明辨证准确,效不更方,继以原方加健脾益气之太子参并加大生黄芪药量,以补不足之气,增加身体免疫力,防止病症反复。如此调理 5 个月,诸症悉除。

**案七** 谢某,女,51 岁,已婚。2021 年 7 月 8 日初诊。

**主诉**:反复下腹部隐痛 1 年余。

**病史**:患者近 1 年来反复下腹隐痛,伴有腰骶酸痛,劳累时加重,带下时作,量多色黄,有异味,停经 1 年。平素易疲劳。

**刻下**:时有胃脘不适,纳少,大便溏薄;舌淡红,苔淡黄薄腻,脉细。

**中医辨证**:妇人腹痛(湿热瘀阻,脾肾两虚)。

**西医诊断**:盆腔炎性疾病后遗症。

**治法治则**:清热化湿,调益脾肾。

**处方**:四妙散合六君子汤加减治疗。苍术 12 g,薏苡仁 30 g,黄柏 12 g,川牛膝 9 g,半夏 12 g,陈皮 12 g,太子参 20 g,生白术 12 g,白茯苓 15 g,甘草 9 g,败酱草 30 g,大血藤 30 g,山药 15 g,芡实 12 g,黄连 6 g,炒谷芽 30,炒麦芽 30,炒神曲 18 g。7 剂,每日 1 剂,水煎 400 mL,早午饭后温服。

**二诊:**2021 年 7 月 15 日。药后患者腹痛减轻,带下减少,纳食增,大便成形,仍有神疲腰酸;舌淡红,苔淡黄薄腻,脉细。守上方改太子参 30 g;加白扁豆 20 g,续断 12 g,杜仲 12 g。14 剂,煎服法同前。

**三诊:**2021 年 7 月 29 日。患者小腹隐痛、带下明显好转,纳平,大便正常,精力有增,腰酸改善;舌淡红,苔淡黄薄,脉细。守上方加制香附 12 g,制黄精 15 g,菟丝子 30 g。14 剂,煎服法同前。

**随访:**依上法调理半年后,患者小腹隐痛、腰酸除,带下正常,精力明显改善,纳平,大便正常。治疗期间,吴师嘱患者畅情志,锻炼身体,以提高免疫能力,使"正气存内,邪不可干",从而防止盆腔炎复发。

**按语:**中医古籍中无"盆腔炎"病名之称,根据其临床表现,可归属中医"少腹痛""带下病""月经失调""癥瘕"等范畴。该患者年逾"七七",肾气衰,脾虚湿邪内生,湿郁日久化热,流注下焦,阻滞冲任胞脉,气血运行不畅而发病,故诊断为湿热血瘀为标,脾肾虚为本。吴师认为治疗上应标本兼治,方中以四妙散合六君子汤健脾和胃,清利湿热;加大血藤、败酱草助清热利湿,化瘀消痈,减轻炎症反应;黄连清热燥湿;山药、芡实补益脾肾化湿;炒谷芽、炒麦芽、炒神曲健脾和胃消食。二诊时小腹隐痛减轻,带下好转,但仍纳欠佳,易神疲腰酸,守原方增太子参药量,以助补气健脾之功,白扁豆补脾和中化湿,续断、杜仲补肾强腰。三诊时患者诸症均明显好转,治拟守法,加黄精、菟丝子培补元气,制香附理气解郁。吴师认为后续的治疗以补虚扶正,益气养血,调节阴阳平衡为主,以提高身体免疫力,防止病症反复,在积极予以药物治疗的同时,再给予心理上的疏导,使患者减轻心理上的负担,勇于面对疾病,可利于本病的治疗。

## 二、阴道炎

**案一** 余某,女,35 岁。2008 年 12 月 23 日初诊。

**主诉:**反复经行后带下增多半年。

**病史:**患者每次行经后出现带下增多,如此半年,至西医妇科诊断为霉菌性阴道炎,口服伊曲康唑,外用克霉唑阴道片等治疗,效果欠佳。

**刻下**:带下量多,色白呈豆渣样,月经正常,纳平,二便调;舌淡红,苔薄淡黄,脉小弦。

**中医辨证**:带下病(脏腑亏虚兼夹湿热)。

**西医诊断**:霉菌性阴道炎。

**治法治则**:清热燥湿,补养脏腑。

**处方**:知柏地黄丸加减。炒黄柏15 g,知母12 g,生地黄15 g,山茱萸9 g,淮山药30 g,牡丹皮9 g,泽泻15 g,茯苓15 g,生甘草12 g,大血藤20 g,败酱草20 g,苍术15 g,薏苡仁30 g。7剂,每日1剂,水煎400 mL,早午饭后温服。

**二诊**:2008年12月30日。患者带下正常,纳平,二便调;舌淡红,苔薄微淡黄,脉小弦。治守法,续上方14剂,煎服法同前。

**三诊**:2009年1月13日。患者带下正常,纳平,二便调;舌淡红苔薄,脉小弦。守上方加太子参12 g,黄精15 g。14剂,煎服法同前。

**随访**:2周后痊愈。

**按语**:吴师临诊经常提点,人何以为病,须知"邪之所凑,其气必虚",故治病多以祛邪扶正之法,中药外治法虽然比较直接,但忽视了"正气"(脾肝肾功能))在阴道炎发生、发展及转归中的主导作用。此案乃经后精血匮乏,脏腑失运,冲任阴窍失养,感染湿毒之邪,发而为病。

知柏地黄汤中有泻:知母、炒黄柏加"三泻",清热燥湿,利湿泄毒;有补:"三补"调整肝、脾、肾三脏,使脾气散精、肾主水液、肝主疏泄的功能调畅,湿气得化,切合阴道炎的发病机制。知柏地黄汤方中,以补肾阴之不足为主,故"泻药"用量较小,但阴道炎带下增多,外阴疼痛、瘙痒等症状以标实为主,"急则治其标",故应加重"泻药"用量,吴师尊经典而不泥于经典,将该方作灵活加减,改熟地黄为生地黄,且用量减少,既增清热之效,又防滋腻助邪;山茱萸量亦小,防温涩留邪;加大泽泻、茯苓、知母、炒黄柏用量,增强清泄燥湿之力;并可酌加清热解毒利湿之品,使全方泻中寓补,祛邪扶正。

本例处方中"三补"恰能充实脏气,使水液通调,重用淮山药意在固精止带,"三泻"泄湿利浊,苍术、薏苡仁与黄柏相配,有四妙丸清热燥湿之意,大血藤、败酱草、生甘草均取清热解毒之效。三诊症平后再加太子参、黄精益气养阴之品,使"正气存内,邪不可干",故疗效甚捷。

**案二** 安某,女,61 岁。2009 年 5 月 21 日初诊。

**主诉:** 外阴作痛、腰酸反复发作 5 年。

**病史:** 7 年前停经,近 5 年来反复外阴作痛、腰酸,曾于西医妇科求诊,诊断为"老年性阴道炎",予炔雌醇栓纳阴,每周 1 次,因担心药物副作用而停药。

**刻下:** 带下色黄不多,外阴疼痛,腰酸时作,心烦易躁,二便调,纳平;舌淡红,苔淡黄薄腻,脉小弦。

**中医辨证:** 带下病(肝肾阴虚,湿热下注)。

**西医诊断:** 老年性阴道炎。

**治法治则:** 清热化湿调肝肾。

**处方:** 知柏地黄丸加减。炒黄柏 15 g,知母 12 g,生地黄 15 g,山茱萸 9 g,淮山药 15 g,牡丹皮 9 g,泽泻 15 g,茯苓 15 g,生甘草 12 g,大血藤 20 g,苍术 15 g,炒黄芩 15 g。7 剂,每日 1 剂,水煎 400 mL,早午饭后温服。

**二诊:** 2009 年 5 月 28 日。服药 2 剂后外阴痛除;7 剂后带下净,二便调,纳平;舌淡红,苔淡黄薄,脉小弦。守上方改知母 9 g。14 剂,煎服法同前。

**随访:** 随访 1 月,带下正常,无腰酸。

**按语:** 西医认为老年性阴道炎是妇女绝经后卵巢功能衰退,雌激素分泌下降,生殖器抵抗力减弱,病原菌乘虚而入所致,多以雌激素替代疗法为主,但由此也会带来妇科肿瘤、血栓栓塞事件等风险,令患者有所避忌。中医认为女子"七七"任脉虚,太冲脉衰少,天癸竭,而致肝肾阴虚,精血亏损,使阴窍燥热作痛,湿邪热毒乘虚而入,故带下色黄常作。该老年女性以肝肾阴虚为主,故用知柏地黄方加减,清热利湿泄浊,补肝肾阴之不足,亦见显效。

## 三、孕产病

**案一** 赵某,女,26 岁。2010 年 7 月 16 日初诊。

**主诉:** 全身红色皮疹伴瘙痒 5 月。

**病史:** 患者自怀孕 5 个月起,无明显诱因下出现全身红色皮疹伴瘙痒,抓破后局部有渗出,且皮损逐渐增大,曾多次就诊于当地医院,明确诊断为湿疹,并经多种药物外敷或涂抹(硼酸洗液、炉甘石洗剂等)等,疗效不显,皮疹仍继续加重,双下肢尤甚,局部皮肤红肿热痛,有渗液。于妊娠 8 个月时服用泼尼松,每日 1 次,每次 5 mg,治疗 1 个月仍未见效;加用盐酸西替利嗪,每日 1 次,每次 10 mg,疗程 10 天,仍无效,皮疹继续增多,并出现双下肢肿痛,不能行走。患者于 2010 年 7 月 13 日行剖宫产术顺利产下 1 男婴。于 2010 年 7 月 16 日请吴师会诊。

**辅助检查:**血常规、C 反应蛋白均正常。

**刻下:**全身满布皮疹,局部皮肤潮红肿胀、糜烂渗液、结痂;乳晕亦布满皮疹,有渗液、结痂,且红肿作痒,不能哺乳;双下肢湿疮浸淫尤甚,红肿如象腿,局部皮疹破溃,并出现渗液滋水,痒痛明显;鼻部、眼部色素沉着;4 天未解大便;舌红、苔薄黄薄腻,脉细小弦。

**中医辨证:**湿疹(脾虚湿蕴)。

**西医诊断:**湿疹。

**治法治则:**清热健脾燥湿。

**处方:**三妙丸合四君子汤加减。苍术 15 g,黄柏 15 g,川牛膝 9 g,藿香 9 g,佩兰 9 g,川厚朴 9 g,砂仁<sup>后下</sup> 5 g,苦参 18 g,猪苓 15 g,草薢 15 g,炒黄芩 15 g,桑白皮 15 g,金银花 12 g,生甘草 9 g,茯苓 15 g,太子参 15 g,六一散<sup>包煎</sup> 10 g,白鲜皮 15 g,地肤子 15 g,牡丹皮 12 g。7 剂,每日 1 剂,水煎 400 mL,早午饭后温服。另予六一散外敷患处。

**二诊:**2010 年 7 月 23 日。皮疹改善,瘙痒减轻;大便已畅;舌红、苔淡黄薄腻,脉细小弦。守上方去砂仁、六一散、茯苓;加土茯苓 15 g、蒲公英 30 g。14 剂,煎服法同前。予六一散、青黛粉外敷,无极膏、地塞米松软膏按 2∶1 比例混合,外涂于轻度皮损处。

**三诊:**2010 年 8 月 6 日。皮疹明显改善,双下肢浮肿明显消退,皮损已结痂;大便偏干。守上方加生薏苡仁 30 g。14 剂,煎服法同前。过氧化氢外洗后青黛粉外敷患处。

**四诊:**2010 年 8 月 20 日。湿疹基本平复,小腿部仍有少许皮损,皮肤干燥、色暗红,大便通畅。守上方去藿香、佩兰;加赤芍 15 g。14 剂,煎服法同前。将无极膏、金霉素眼膏以 2∶1 比例混合,外涂于新生皮肤处。

**随访:**此后 1 年内多次电话随访,患者告知其湿疹已痊愈,未再复发。

**按语:**该患者素体肥胖,加之孕期饮食不节,失于调治,乃至湿困脾胃,水液运化失常,此为内因;其就诊时正值夏季,上海气候湿热,因而外感风湿热邪,郁于肌肤腠理。由此,内外相因,发为本病。

一诊时,吴师考虑本案病机为外感风湿热邪,湿热困脾,脾虚失运,故治宜清热健脾燥湿为先,遂拟方三妙丸合四君子汤加味。方中黄柏清热燥湿,苍术燥湿健脾,川牛膝补肝肾、活血通经,兼可引药下行;茯苓、太子参、生甘草健脾渗湿,且生甘草解毒、调和诸药;藿香、佩兰、川厚朴、砂仁醒脾、行气化湿;猪苓利湿不伤阴,萆薢利湿化浊;炒黄芩、桑白皮、金银花、牡丹皮清热解毒,苦参清热燥湿,六一散清热利湿;白鲜皮、地肤子祛风燥湿止痒。全方共奏清热、利湿、健脾之功,有缓急同顾、标本兼治之效。二诊患者湿疹改善,瘙痒减轻,故原方去茯苓、砂仁、六一散,加土茯苓利湿不伤阴,蒲公英加强清热解毒之力。三诊方加入生薏苡仁渗湿泄浊,导湿热从小便出,取"四妙丸"之意;湿邪聚集日久成瘀,故四诊时加赤芍,以利水、祛瘀生新。

吴师亦注重外治法在湿疹治疗中的重要作用。一诊时患者湿疮破溃、渗液严重,故选用六一散外敷。六一散中滑石清热利水,研粉外用能收湿敛疮,敷布黏膜创面时,又可形成保护性膜,对局部有保护作用;甘草生用,主要取其清热解毒之功。除清热解毒止痒功效外,六一散药粉还有吸湿、燥湿作用,可促进创面收湿、结痂。二诊加入青黛粉外敷。青黛有清热凉血、解毒消肿功效,可加强解毒收湿消肿之效。此后辅以过氧化氢、无极膏、地塞米松软膏、金霉素眼膏外涂清创抗炎,亦可防治创面干裂。

本病案中吴师详查病情,谨守病机,辨证精准,用药内外兼顾,标本同治,虽方药简要,但药对病症,使顽疾获愈。

**案二** 朱某,女,30岁,已婚。2017年5月10日初诊。

**主诉:** 流产后2月。

**病史:** 患者3月5日自然流产+清宫术,目前月经未行。平素月经35日一行,经前乳胀痛、小腹作痛。生育史:0-0-1-0。

**辅助检查:** B超示宫腔内无残留物,子宫内膜欠均匀。

**刻下:** 胃纳平,大便正常;舌淡红,苔薄微黄,脉细。

**中医辨证:** 产后虚劳(气血虚弱,冲任失调)。

**西医诊断:** 流产后。

**治法治则:** 补益气血。

**处方**：八珍汤化裁。太子参12 g，白茯苓15 g，生白术10 g，生甘草9 g，炒当归12 g，生地黄12 g，川芎12 g，赤芍15 g，益母草20 g，制香附12 g，川楝子12 g。7剂，每日1剂，水煎400 mL，早午饭后温服。

**二诊**：2017年5月17日。目前经行第1天，小腹稍隐痛，无乳胀，纳可，大便正常；舌淡红，苔薄，脉细。守上方，加女贞子12 g、墨旱莲20 g。14剂，煎服法同前。

**随访**：以益气活血调经法为要，续调治。观察3个月，月经周期尚准，无明显不适。

**按语**：吴师认为妇人生产后、小产后以益气养血为要，方用八珍汤、四君子汤、六味地黄汤，佐以理气调经药物，如制香附、川楝子、益母草等。有湿浊之象则加用制半夏、藿香、佩兰、白豆蔻、薏苡仁等；有血瘀之象则加用桃仁、红花等。同时应注意妇人分娩失血伤阴、津液亏耗，"产后百节空虚"，阴血亏虚为多见，或有阴虚火盛，灼伤津液之证，故应慎用温阳补肾之法。

**案三** 饶某，女，37岁，已婚。2017年5月11日初诊。

**主诉**：月经稀发4年余，结婚7年未孕。

**病史**：初潮15岁，5～6/30天，经量一般，色红，无块。2013年起月经稀发，5天/2～3月，后应用激素调整周期治疗，服药期间经行正常，停药后月经未来潮。末次月经时间2017年3月21日，经期4天，此次月经为服甲羟孕酮后来潮，量可，色红，无痛经，行经初期量少，色黑。4月份月经未来潮。

**辅助检查**：子宫及附件检查未见异常。

**刻下**：睡眠差，纳食可，二便调；舌质暗红，苔薄白，脉细弦。

**中医辨证**：不孕，闭经（瘀阻胞宫）。

**西医诊断**：原发性不孕。

**治法治则**：活血通络调经。

**处方**：桃红四物汤加减。桃仁12 g，红花6 g，熟地黄10 g，赤芍12 g，当归12 g，川芎6 g，益母草20 g，路路通18 g，王不留行18 g，玫瑰花9 g。14剂，每日1剂，水煎400 mL，早午饭后温服。

**二诊**：2017年5月25日。服药后于2017年5月20日月经来潮，量少，色红，纳可，寐欠安，多梦，二便调；舌偏暗，苔薄白，脉细。治拟温补肾精，调理冲任。拟方四物汤加味,熟地黄 15 g,白芍 10 g,当归 18 g,川芎 6 g,茺蔚子 18 g,枸杞子 15 g,菟丝子 30 g,覆盆子 15 g,车前子 15 g,鸡血藤 15 g,鹿角霜 30 g。14 剂,煎服法同前。

**三诊:**2017 年 6 月 8 日。诸症平;舌略暗,苔薄白,脉细。治守法,续上方 14 剂,煎服法同前。

**四诊:**2017 年 6 月 22 日。6 月中旬见透明白带,纳食可,二便调,口干;舌淡,苔薄黄,脉细弦。治拟活血通络调经,初诊方重整。益母草 30 g,桃仁 12 g,红花 6 g,熟地黄 10 g,赤芍 12 g,当归 12 g,川芎 6 g,川牛膝 15 g,路路通 18 g,留行子 18 g。14 剂,煎服法同前。

**五诊:**2017 年 7 月 6 日。7 月 4 日月经来潮,量可,色红,无血块,无痛经,纳可,寐欠安,梦多,二便调;舌质淡红,苔薄白,脉细。守 2017 年 5 月 25 日方加酸枣仁 15 g。14 剂,煎服法同前。

**随访:**以上两方加减治疗,每月月经按时而潮。2018 年 1 月 10 日,停经 48 天,查尿妊娠试验阳性;B 超示早孕。

**按语:**本案患者为血瘀阻滞胞宫,经血不得下行。瘀血不去,新血不生,不能充盈胞宫,故当先治标,故予桃红四物汤活血化瘀,酌加益母草、路路通、王不留行、玫瑰花、川牛膝活血通络,疏肝而引血下行;血瘀之标去后,为促新血充盈胞宫,即予温补肾精,精满则天癸充盈,故"脉通,太冲脉盛,月事以时下,故能有子"。因此,治疗不孕当先调经,调经应根据不同周期有所侧重,经前期当泄经血,应活血通络调经;经后期当温补肾源。

**案四** 沈某,女,34 岁,已婚。2017 年 6 月 8 日初诊。

**主诉:**产后大便干结难下 1 月余。

**病史:**初潮 13 岁,5～6/30 天,经量一般,色淡红,无块。患者素有便秘,大便干燥,2～3 日一行,5 月顺产分娩后 5～7 天排便一次。

**刻下:**腹胀,纳呆,少乳,手足心热,头晕常有,夜寐欠安,梦多,面色无华;舌淡红,苔薄白,脉沉细。

**中医辨证:**产后便秘(血虚津亏,肠道失润)。

**西医诊断:**便秘。

**治法治则:**养血润肠通便。

**处方**：自拟方加减。当归 18 g，火麻仁 18 g，生何首乌 12 g，柏子仁 12 g，酸枣仁 9 g，苦杏仁 12 g，枳壳 12 g，陈皮 9 g，生地黄 18 g，女贞子 18 g，炙甘草 9 g。7 剂，每日 1 剂，水煎 400 mL，早午饭后温服。

**二诊**：2016 年 6 月 15 日。服药后 1 周内排便 3 次，质较前变软，腹胀减轻，手足心热消失，食少，寐欠安；舌脉如前。守上方改酸枣仁 15 g；加白术 15 g，茯苓 15 g。14 剂，煎服法同前。

**三诊**：2016 年 6 月 29 日。服药后大便 1～2 日一行，质软，睡眠好转，乳液分泌增多；舌脉如前。治守法，续上方 14 剂，煎服法同前。

**随访**：半年后随访，大便 1～2 日一行，质软易解。

**按语**：患者产后体虚津亏，治疗以滋补润肠通便为主，不宜妄行苦寒通下。否则"反伤中焦元气，或愈加难通，或通而泻不能止，必成败证"。方中使用当归、生地黄、生何首乌等养血润肠之品，佐以柏子仁、酸枣仁养血安神；枳壳引气下行。肺与大肠相表里，肺气不降则大便不通。本案加入苦杏仁，既润肠通便，又宣降肺气以助通便。本案虽意在通便，治疗时亦未使用经典通乳之品，而调理数周后泌乳功能也有一定程度的改善。

**案五**　程某，女，29 岁，已婚。2017 年 9 月 17 日初诊。

**主诉**：剖宫产后恶露不净 3 月余。

**病史**：患者于 2017 年 6 月 5 日剖宫产，目前恶露淋漓不净，色鲜，量不多，无发热，无腹痛，稍有腰酸，易疲劳。既往无慢性疾病史。妇产科已予抗生素治疗。前医以活血祛瘀止血法治，投以桃红四物活血化瘀，侧柏炭、藕节炭收敛止血，紫石英温肾补虚。收效不显。生育史：1-0-0-1。

**辅助检查**：B 超示宫腔内无残留物，子宫内膜欠均匀。

**刻下**：胃纳欠佳，大便如常；舌淡红，苔薄，脉细。

**中医辨证**：产后恶露不净（肝肾不足，气不摄血）。

**西医诊断**：产后恶露。

**治法治则**：补肾益气，活血摄血。

**处方**：六味地黄丸合二至丸加减。生地黄 12 g，山茱萸 9 g，淮山药 15 g，白茯苓 15 g，泽泻 10 g，牡丹皮 12 g，黄精 15 g，菟丝子 30 g，女贞子 12 g，墨旱莲 30 g，炙黄芪 15 g，大枣 15 g，益母草 20 g，神曲 15 g。7 剂，每日 1 剂，水煎

400 mL，早午饭后温服。

**随访：**服药 1 周后恶露止，续用益肾补虚法调治。

**按语：**前医认为，患者剖宫产后瘀血不去、新血难安，以致恶露淋漓不净、绵绵不绝。治疗以活血祛瘀为主，方用桃红四物汤为主方，因患者产后体弱，故加用紫石英以温肾暖宫补虚。吴师认为，患者产后体虚为主症，冲脉为血海，经生产劳倦而受损，冲任不固，每多下血。患者生产后哺乳，泌乳素水平较高，抑制促性腺激素的释放，致雌孕激素的低水平波动，可引起子宫内膜少量脱落、血管痉挛性收缩。根据中药药理学研究，生地黄、山茱萸、菟丝子、黄精等具有益肾填精功效的中药有改善下丘脑-垂体-卵巢轴反馈调节能力的内分泌激素样作用，调节促卵泡素与黄体生成素水平，提高血清雌二醇水平。故治疗以补肾益气为要，强健恢复体质，佐以大枣养血和血，益母草祛瘀生新，促使胞宫复原。

**案六** 王某，女，28 岁，已婚。2017 年 9 月 18 日初诊。

**主诉：**经行推迟约 8 年。

**病史：**患者月经初潮 14 岁。平素月经推迟 1 周或 2 月不行经。6～7/35～60 天，经量少，色鲜。有时痛经，乳房胀满，无腰酸。末次月经时间 2017 年 7 月 16 日，经行 4 天，经量不多，色鲜。目前婚后 1 年，2016 年 11 月 8 日自然流产。既往无慢性疾病史。生育史：0-0-1-0。

**刻下：**胃纳、睡眠可，大便偏干；舌淡红，苔淡黄薄，脉细。

**中医辨证：**月经后期（湿热内阻）。

**西医诊断：**月经不规律。

**治法治则：**清热化湿，调肝肾。

**处方：**自拟"化湿汤"合六味地黄丸加减。藿香 6 g，佩兰 9 g，白豆蔻<sup>后下</sup> 6 g，生地黄 12 g，淮山药 15 g，山茱萸 9 g，泽泻 12 g，牡丹皮 9 g，白茯苓 15 g，制香附 12 g，墨旱莲 20 g，女贞子 12 g，益母草 20 g，桃仁 12 g，火麻仁 18 g，神曲 18 g。7 剂，每日 1 剂，水煎 400 mL，早午饭后温服。

**二诊：**2017 年 9 月 28 日。末次月经时间 2017 年 9 月 21 日，经行 6 天，色鲜，量不多，小腹稍有隐痛，无腰酸，纳可，大便改善；舌淡红，苔薄，脉细。守上方改生地黄 18 g；加黄精 15 g，菟丝子 30 g，牛膝 9 g。14 剂，煎服法同前。

**随访：**2017 年 11 月 20 日，患者来诊诉未行经近两月，2017 年 11 月 16 日外院 B 超示宫内妊娠、早孕。目前一般情况好,无明显妊娠反应;舌淡红,苔薄,脉细小滑。嘱患者注意休息,避风寒,畅情志。

**按语:** 该患者为育龄期女性,月经后期日久,妇科检查无器质性病变,中医治疗以调肝肾为要,以清热化湿为辅。患者婚后 1 年,计划怀孕,治疗考虑佐以温肾促排卵。吴师认为育龄期女性的月经后期,有湿浊则清热化湿理气,有瘀则活血化瘀养血,在选择用药方面应避免使用峻下通腑、消癥破瘀之品,以防损胎之嫌。

## 四、妇科杂病

**案一** 陈某,女,69 岁,已婚。2015 年 3 月 24 日初诊。

**主诉:** 发现盆腔淋巴囊肿逐年增大半年余。

**病史:** 患者因子宫恶性肿瘤,于 2014 年 8 月在某院妇产科行腹腔镜下扩大全子宫切除术、盆腔淋巴结清扫术及膀胱镜下双侧输尿管插管术,之后化疗 6 次。2014 年 8 月 19 日行腹部 B 超示盆腔淋巴囊肿 46 mm×70 mm。2014 年 9 月 11 日复查腹部 B 超示盆腔淋巴囊肿大小为 135 mm×115 mm×135 mm,膀胱受压后移。患者双下肢稍有浮肿,在 2014 年 11 月 5 日住院接受第 4 次化疗前行淋巴囊肿穿刺引流手术。2014 年 12 月 1 日再次行腹部 B 超,盆腔淋巴囊肿无缩小反增大,大小为 114 mm×88 mm×110 mm,至 2015 年 3 月 3 日腹部 B 超检查示盆腔淋巴囊肿大小为 125 mm×110 mm×125 mm。患者感觉腹胀,右下肢浮肿。2015 年 3 月 9 日行腹部 B 超示盆腔淋巴囊肿 153 mm×100 mm×153 mm。再次住院行盆腔淋巴囊肿穿刺引流术,抽出液体 600 mL,色淡黄。病理检查示大量急性炎症细胞。术后予抗炎治疗。近来患者右小腹胀痛明显、右下肢肿胀、脚踝处按之凹陷明显,时有脚底发麻感。2015 年 3 月 24 日腹部 B 超检查示盆腔淋巴囊肿 140 mm×80 mm×135 mm;血常规检查示白细胞低(具体不详)。

**刻诊:** 面色少华,自觉神疲乏力,怕冷;纳食一般;夜尿 3～5 次,大便 2 日一行,不畅;舌淡,苔根淡黄薄腻,脉细。

**中医诊断:** 积病(脾虚血瘀,湿热内蕴)。

**西医诊断:** 盆腔淋巴囊肿。

**治法治则**：健脾益气，清热化湿，祛瘀通络。

**处方**：六君子汤加味。制半夏12 g，陈皮12 g，太子参12 g，茯苓15 g，生白术10 g，生甘草9 g，川牛膝9 g，车前子15 g，泽漆30 g，丹参20 g，白花蛇舌草15 g，蜀羊泉15 g，薏苡仁30 g，土鳖虫15 g，大腹皮15 g。14剂，每日1剂，水煎400 mL，早午饭后温服。

**二诊**：2015年4月7日。自觉右侧小腹胀痛稍有减轻、下肢肿胀除，其余无明显变化；复查血常规，结果示白细胞计数7.04×10⁹/L，中性粒细胞67.8%，淋巴细胞19.6%；舌淡，苔根黄腻，脉弦细。守上方加半枝莲15 g，半边莲15 g，延胡索15 g，葫芦壳30 g，枳壳12 g，赤芍15 g。14剂，煎服法同前。

**三诊**：2015年4月21日。自觉精神稍有好转，怕冷减轻，小腹胀痛减轻，脚趾、掌根发麻减少，小便调，大便日1次，不成形、不畅；舌淡，苔根黄腻，脉小弦。守上方去半夏、陈皮；改车前子20 g，土鳖虫18 g，茯苓20 g，生白术15 g；加路路通15 g，桂枝12 g，王不留行15 g。14剂，煎服法同前。

**四诊**：2015年5月5日。B超示宫腔淋巴囊肿95 mm×25 mm×78 mm。自觉无明显腹痛、脚底发麻感、怕冷，精神好转，仍偶有腹胀感，大便每日1次，便成形、不畅；舌淡，苔淡黄薄腻，脉细。守上方去路路通、王不留行；改太子参18 g，生白术30 g，白扁豆15 g；加薏苡根30 g，莪术15 g。14剂，煎服法同前。

**五诊**：2015年6月2日。B超示宫腔淋巴囊肿86 mm×21 mm×60 mm。症情平稳，无明显不适感，大小便调；舌淡、苔淡黄腻，脉小弦。守上方改蜀羊泉20 g；加藿香9 g，佩兰9 g。14剂，煎服法同前。

**随访**：患者病情稳定，故守上方，续服至2015年8月11日。复查B超示盆腔淋巴囊肿消散。患者无明显不适，精神状态佳，自觉气色良好，后停药近半年亦未复发。

**按语**：朱震亨在《金匮钩玄·痰》中曰："凡人身上中下有块者多是痰也……痰挟瘀血，遂成窠囊。"盆腔淋巴囊肿属于中医学"癥积"范畴，瘀血与湿热互结是形成盆腔淋巴囊肿的主要病因病机。本案患者囊肿为术后形成，虽经穿刺引流等治疗，囊肿不减小反增大，且有神疲乏力等虚证表现，吴师认为此为本虚标实之证，治疗时应标本兼顾，攻补兼施，自拟消囊肿方。基于"脾为生痰之源""脾为后天之本，气血生化之源"等理论，认为健脾化浊是治疗之本，然而单用健脾以化湿，其力度不够，必须标本兼顾，同时应用清热利湿解毒，佐以活血化瘀通络。方中选用六君子汤益气健脾、燥湿化痰、和胃消痞；泽漆、薏苡仁、白花蛇舌草、蜀羊泉、车前子、大腹皮等清热解毒利湿，且白花蛇舌草、蜀羊泉等清热解毒抗肿瘤；丹参、土鳖虫、川牛膝活血化瘀通络；加延胡索、枳壳、葫芦壳等活血止痛、行气利湿，以缓解患者腹胀腹痛；加路路通、王不留行、桂枝等活血通络、温阳化湿，以改善患者下肢肿胀、麻木。经半年左右治疗，患者囊肿消失，临床疗效满意。

**案二** 李某，女，33 岁，已婚。2017 年 11 月 16 日初诊。

**主诉：** 小腹剖宫产瘢痕周期性疼痛 1 年余。

**病史：** 患者 2016 年于外院行剖宫产术（二胎，2009 年头胎亦为剖宫产），术后即出现瘢痕处疼痛，疼痛多与月经同步，平素不显，小腹部可见一横向 10 cm 左右手术瘢痕，并于瘢痕处可触摸到一小包块，质软。末次月经周期 2017 年 11 月 10 日～11 月 16 日，月经周期正常，经行腹痛，月经量、色均如常，无明显血块。

**辅助检查：** 2017 年 11 月 1 日某院 B 超浅表肿块检查示手术瘢痕处上方偏右肌层内实质性低回声区，范围 15 mm×8 mm（子宫内膜异位待排）；子宫卵巢 B 超示子宫后壁肌层回声不均匀。

**刻下：** 纳食可，夜寐安，二便调；舌质淡红，苔薄，脉细。

**中医诊断：** 妇人腹痛（气滞血瘀）。

**西医诊断：** 子宫内膜异位症。

**治法治则：** 理气活血，消癥止痛。

**处方：** 血府逐瘀汤加减。赤芍 12 g，生地黄 9 g，郁金 12 g，当归 9 g，川芎 12 g，川牛膝 9 g，制香附 12 g，柴胡 6 g，败酱草 30 g，大血藤 20 g，桃仁 12 g，红花 12 g，甘草 12 g。7 剂，每日 1 剂，水煎 400 mL，早午饭后温服。

**二诊：** 2017 年 11 月 23 日。药后症情稳定，手术瘢痕处偶有隐隐作痛，可触摸到包块，质软，余无特殊不适；舌淡红，苔薄，脉细。守上方加土鳖虫 9 g。14 剂，煎服法同前。

**三诊：** 2017 年 12 月 7 日。患者偶有乳房胀痛，腹壁瘢痕处疼痛较前明显减轻；纳可，夜寐安，二便调；舌质淡红，苔薄黄，脉沉细。守上方改大血藤 30 g，土鳖虫 15 g。14 剂，煎服法同前。

**四诊:** 2017 年 12 月 21 日。手术瘢痕处包块仍有,质软,无增大,无触痛。目前患者自觉症状已愈,末次月经周期 2017 年 12 月 8 日~12 月 14 日。经行第 1 天稍有小腹部微痛,月经量如常,经色鲜红,余无其他不适。守上方去桃仁、红花;改土鳖虫 12 g;加益母草 20 g。14 剂,煎服法同前。

**随访:** 随访 3 月,基本无腹痛,月经正常。

**按语:** 子宫内膜异位症属于中医学"痛经""不孕""癥瘕"等范畴,多因离经之血积于下焦、胞宫、胞络而为病。《血证论·瘀血》云:"然既是离经之血,虽清血鲜血,亦是瘀血。"认为血瘀是其根本病机,同时与冲任、胞宫的周期性生理变化密切相关。本案患者剖宫产瘢痕处包块形成,周期性疼痛,证属气滞血瘀,吴师以血府逐瘀汤为基础方进行化裁,方中当归甘温养血和血,生地黄清热凉血,两药共为君药养阴润燥,使祛瘀而不伤阴血;桃仁、红花活血祛瘀止痛,败酱草、大血藤并用可增强清热解毒散结之功,赤芍、川芎助君活血祛瘀,六药合效为臣药;佐以郁金、川牛膝、制香附、柴胡行气理血,通则不痛;甘草调和诸药。全方既行血分瘀滞,又解气分郁结,活血而不耗血,祛瘀又能生新,合而用之使全身气血通畅,瘀血祛而气血行,则诸症可愈。治疗过程中用益母草、大血藤、土鳖虫等行气化瘀止痛,在缓解症状的同时消癥散结,病症同治,短期内即收到效果。

**案三** 李某,女,65 岁,已婚。2023 年 8 月 15 日初诊。

**主诉:** 反复血尿 4 年,子宫脱垂 2 月余。

**病史:** 患者 2019 年行左卵巢全切术,术后至今反复血尿,未行正规诊疗。近 2 月来时感阴道内有异物、坠胀感。否认其他泌尿系统疾病。

**辅助检查:** 2023 年 8 月 15 日某院尿常规示尿红细胞计数 63.5/$\mu$L。B 超示右输尿管上段可疑小结石,右肾微小结石。

**刻下:** 目前子宫下垂平阴道口,分泌液不多,伴腰酸、小腹下坠感,小便色偏深,纳可,大便日行一次,成形,睡眠可;舌质淡红,舌苔根淡黄薄腻,脉细。

**中医辨证:** 血淋,阴挺(湿热下注,脾肾两虚)。

**西医诊断:** 泌尿系结石,Ⅰ度子宫脱垂。

**治法治则:** 清热化湿,益气升提。

**处方:** 自拟"化湿方"合四君子汤、补中益气汤加减。藿香 9 g,佩兰 9 g,豆蔻<sup>后下</sup>6 g,太子参 30 g,白茯苓 15 g,麸炒白术 10 g,甘草 9 g,升麻 9 g,黄芪 20 g,柴胡 9 g,大血藤 20 g,败酱草 30 g,丹参 15 g。7 剂,每日 1 剂,水煎 400 mL,早午饭后温服。并嘱自购子宫托使用,复查盆腔彩超及尿液分析、尿沉渣检查。

**二诊:**2023 年 8 月 22 日。症情基本同前,腰酸、小腹下坠感稍有改善,纳寐平,大便如常;舌质淡红,舌苔淡黄薄腻,脉细。守上方改黄芪 30 g;加金钱草 30 g,生鸡内金 15 g,海金沙<sup>包煎</sup>15 g,葛根 20 g。14 剂,煎服法同前。

**三诊:**2023 年 9 月 6 日。尿道口作痒感,其他无不适。子宫托使用中。某院 8 月 16 日 B 超示宫腔少量积液。现尿液检查示红细胞 106.4/μL;舌质淡红,舌苔淡黄薄腻,脉细。守上方改黄芪 40 g,大血藤 30 g;加白茅根 30 g,侧柏炭 18 g,藕节炭 20 g,蒲公英 30 g,马齿苋 15 g。14 剂,煎服法同前。复查尿液分析、尿沉渣检查。

**四诊:**2023 年 9 月 20 日。尿道口作痒除,腰酸、小腹下坠感改善。子宫托使用中。现尿液检查:红细胞 113.6/μL;舌质淡红,舌苔淡黄薄腻,脉细。守上方加六神曲炭 18 g。14 剂,煎服法同前。复查尿液分析、尿沉渣检查。

**五诊:**2023 年 10 月 4 日。腰酸、小腹下坠感消失,子宫托使用中。现尿液检查:红细胞计数 50.1/μL;舌质淡红,舌苔淡黄薄腻,脉细。守上方改白茅根 45 g;加小蓟炭 20 g,大蓟炭 20 g,车前子<sup>包煎</sup>15 g,车前草 30 g。14 剂,煎服法同前。复查尿液分析、尿沉渣检查。

**按语:**本案患者因术后反复血尿,子宫脱垂就诊,属中医学血淋、阴挺范畴。吴师首诊化湿方合四君子汤、补中益气汤加减治之以清热化湿,益气升提。二诊结合泌尿系统结石病史,酌加"三金"*药物以增消石利尿之功。三诊时血尿有反复迹象,遂在后面的几诊中添加凉血止血、清热利湿之药,并不忘护胃。患者血尿症状迅速得以控制,同时子宫脱垂症情平稳基础上日益改善。

患者老年女性,证属本虚标实。吴师并不是一味见血止血,而是治病求本,以升清托补、健脾益气为基。待患者尿中红细胞逐步回到正常范围,吴师仍清热利湿、止血解毒、健脾升清并举,攻补兼施。

---

* 三金指海金沙、生鸡内金、金钱草,有排石作用。

# 第三章　脾胃病医案

## 第一节　慢性胃炎

**案一**　禹某,男,46 岁。2020 年 6 月 15 日初诊。

**主诉**:上腹反复痞胀 1 月。

**病史**:患者近 1 月来上腹作胀,时有疼痛,无明显嗳气、泛酸、烧心感。否认溃疡、肿瘤等消化系统疾病史。

**刻下**:胃脘痞胀,余无不适。纳食可,大便每日 2～3 次,时软时溏,时腹痛,口气无秽臭;舌淡红,舌苔淡黄薄腻,脉细。

**中医辨证**:胃痞(脾虚湿阻)。

**西医诊断**:慢性胃炎。

**治法治则**:健脾化湿,温中止泻。

**处方**:自拟"健脾益胃汤"加减。制半夏 12 g,陈皮 12 g,豆蔻<sup>后下</sup> 6 g,太子参 18 g,白茯苓 15 g,蜜麸炒白术 10 g,甘草 9 g,黄连 6 g,制吴茱萸 3 g,炮姜炭 9 g,炒谷芽 30 g,炒麦芽 30 g。7 剂,每日 1 剂,水煎 400 mL,早午饭后温服。

**二诊**:2020 年 6 月 22 日。患者诉药后上腹作胀、下腹疼痛均已消失,时有周身疼痛感。纳可,大便每日 2～3 次,时软时成形;舌淡红,苔淡黄薄,脉细小弦。守上方加独活 12 g,羌活 12 g,川芎 9 g。14 剂,煎服法同前。

**三诊**:2020 年 7 月 6 日。患者诉诸痛已除,唯有矢气偏多,纳平,大便每日 2～3 次,时软时成形;舌淡红,苔淡黄薄腻,脉细。守上方去独活、羌活;加炒鸡内金 15 g。14 剂,煎服法同前。

**四诊**:2020 年 7 月 20 日。患者胃肠已无不适,纳平,大便每日 1～2 次,成形居多,白天喝水后尿多;舌淡红,苔淡黄薄腻,脉细。守上方加补骨脂 12 g,金樱子 12 g。14 剂,煎服法同前。

**按语**：本案患者上腹痞胀不适反复 1 月余，辨证属于胃痞范畴。吴师首诊予健脾益胃汤加减以健脾化湿，温中止泻，旋即见效。二诊患者述周身疼痛故加川芎、独活、羌活以祛风活血止痛。三诊诸痛已除，守方义再进，即去独活、羌活，以防多用辛燥碍胃，加炒鸡内金再添健脾运化之功。四诊酌加补骨脂、金樱子以益肾实脾，先天后天共调益，意为巩固疗效。

健脾益胃汤的组方含左金丸中黄连、吴茱萸两味药，左金丸又名回令丸，出自《丹溪心法》卷一。原方黄连、吴茱萸两药比例为 6：1，清肝泻火，降逆止呕，用治肝火犯胃引起的胁肋及脘腹胀痛、呕吐口苦、吞酸嘈杂、嗳气、口干等症。本案患者无明显肝胃郁热表现，反有大便溏软等中焦虚寒之象，故吴师调整二药比例为 2：1 以辛开苦降、疏肝降胃，体现了谨守病机、配伍精妙的辨证特色。

**案二** 李某，女，35 岁。2020 年 6 月 26 日初诊。

**主诉**：胃脘作胀 4 个月。

**病史**：患者诉 4 月前无明显诱因下出现胃脘胀痛，曾口服奥美拉唑胶囊 10 天，好转后又反复发作。

**刻下**：纳可，食后上腹作胀，嗳气频作，偶有泛酸感，且胃脘部在夜间时有胀痛感，并因此夜不安寐，大便日 1～2 次，偶有不成形；苔根淡黄薄腻，脉小弦。

**中医辨证**：胃痞（脾胃不和）。

**西医诊断**：慢性胃炎。

**治法治则**：健脾和胃。

**处方**：自拟"健脾益胃汤"加减。制半夏 12 g，陈皮 12 g，豆蔻<sup>后下</sup> 6 g，太子参 15 g，茯苓 15 g，炒白术 12 g，甘草 9 g，炒山楂 6 g，炒谷芽 30 g，炒麦芽 30 g，鸡内金 15 g，煅瓦楞子 30 g，煅蛤壳 20 g，莪术 15 g。7 剂，每日 1 剂，水煎 400 mL，早午饭后温服。

**二诊**：2020 年 7 月 3 日。服药后诸症有所改善，无泛酸，夜间胃脘胀痛感明显减轻，大便每日 1 次，成形，易早醒；苔根淡黄薄，脉小弦。守上方去炒山楂、莪术；加香橼 12 g，玉竹 12 g，芦根 15 g，炒山药 15 g。14 剂，煎服法同前。

**三诊**：2020 年 7 月 17 日。患者夜间胃胀痛感消失，无特殊不适，胃纳可，大便如常，睡眠改善；苔淡黄薄，脉小弦。守方续服 14 剂，煎服法同前。

**按语**：该患者由于脾胃不和，胃气壅塞，而出现脘腹胀满不舒为主的病证。

吴师认为多因脾胃功能失司,水湿运化不利所致,健脾化湿是要务,方选自拟"健脾益胃汤",以益气健脾,燥湿化痰。吴师治疗胃痞常选用太子参。《本草再新》中提到太子参,可"治气虚肺燥,补脾土,消水肿,化痰,止渴"。吴师认为太子参药力平和,以清补见长,且兼具化湿效果,具有补而不滞的特点,既可健脾化湿,又不致壅塞肠道气机,各种虚实证型均可适用。后又加入炒山楂、炒谷芽等药,健脾开胃,增加胃蠕动能力,使胀痛感和泛酸减少。脾胃同居中焦,脾主升清,胃主降浊,共司水谷的纳运和吸收,清升浊降,纳运如常,则胃气调畅,故患者症状得以消失。

**案三** 李某,男,72 岁。2021 年 5 月 9 日初诊。

**主诉:** 上腹反复胀痛月余。

**病史:** 饮食不当后易上腹胀痛,嗳气得舒,自觉胃脘部常有嘈杂感,偶有泛酸,自述平素情绪易怒。既往于 2000 年因胆石症行胆囊全切术,2002 年因贲门癌手术治疗,2017 年因前列腺恶性肿瘤行切除术。

**刻下:** 胃脘嘈杂,纳可,大便溏薄,矢气少,夜尿频;苔根淡黄薄腻,脉小弦。

**中医辨证:** 胃痞(肝郁脾虚湿阻)。

**西医诊断:** 慢性胃炎。

**治法治则:** 疏肝和胃,理气健脾。

**处方:** 自拟"健脾益胃汤"加减。制半夏 9 g,陈皮 9 g,香橼 12 g,砂仁<sub>后下</sub> 6 g,太子参 18 g,茯苓 15 g,生甘草 9 g,炒谷芽 30 g,炒麦芽 30 g,神曲 20 g,防风 9 g,莲子 30 g,木香 12 g,川楝子 6 g,瓦楞子 40 g,炒白芍 12 g,炒白术 30 g,炒山药 15 g,苍术 12 g,制附片 9 g,炒薏苡仁 30 g,川厚朴 15 g,枳实 12 g,白花蛇舌草 20 g,炮姜 3 g,炒扁豆 12 g。14 剂,每日 1 剂,水煎 400 mL,早午饭后温服。

**二诊:** 2021 年 5 月 23 日。患者胃脘部时有嘈杂感,偶有泛酸,胀痛除,自觉乏力;纳可,大便时溏薄,余无明显不适;舌质淡红,苔根淡黄薄腻,脉细小弦。守上方去炒白芍、厚朴、枳实;改太子参 20 g,炒山药 20 g;加煅蛤壳 30 g,玉竹 12 g。14 剂,煎服法同前。

**三诊:** 2021 年 6 月 20 日。患者胃脘部症状明显减轻,饮食不当后偶有泛酸,自觉神疲乏力,近日因吸入性肺炎静脉滴注头孢类药物治疗,咳痰不多,纳可,寐可,夜尿多;苔根淡黄薄腻,脉小弦。守上方去玉竹、制附片;改制半夏

12 g,陈皮 12 g;加莪术 15 g,吴茱萸 3 g,山楂炭 9 g。14 剂,煎服法同前。

**四诊:** 2021 年 7 月 4 日。患者近日于三甲医院行肠镜检查示慢性萎缩性胃炎,结肠直肠(一),胃脘部偶有泛酸,大便每日 1 次,成形,纳平;苔根淡黄薄腻,脉细小弦。守上方去山楂炭;加柴胡 9 g,郁金 12 g。14 剂,煎服法同前。

**五诊:** 2021 年 7 月 18 日。患者目前胃脘尚平,无泛酸,无胃痛,纳可,但不能多食,多食后酸胀,大便每日 1 次,成形;苔根淡黄薄腻,脉细小弦。守上方去柴胡、郁金;加川芎 12 g,制鸡内金 15 g。14 剂,煎服法同前。

**按语:** 患者年老体衰,正气亏虚,加之术后气血亏耗,导致脾胃功能低下,运化无力,因此不能鼓动湿邪外出;同时肝气不舒,肝胃不和而出现腹胀、嗳气、泛酸等症状。二诊时患者胃脘部胀痛基本除,故去厚朴、枳实、炒白芍,加煅蛤壳、玉竹抑酸生津护胃,重用太子参、炒山药益脾胃,扶正气。《神农本草经》中叙述煅蛤壳"主咳逆上气,喘息,烦满,胸痛寒热",《四声本草》说"止消渴,润五脏"。患者症情偶有反复,说明其脾胃亏耗,五脏虚损,故加煅蛤壳,在改善泛酸症状的同时,调和五脏。三诊时症状基本平,但久病正气亏耗加之年老气衰,不能鼓邪外出,而导致湿热留滞故神疲乏力,苔腻,因此加莪术行气化湿,吴茱萸制酸,山楂炭消食化积。

纵观整个治疗过程,在治疗初期,用药以扶正为主,以健脾消痞方为主匡扶正气,同时加川楝子、川厚朴、枳实、白芍等药疏肝和脾,理气解郁;接着以莪术、煅蛤壳、玉竹等药行气化湿,鼓邪外出,又以柴胡、郁金疏肝解郁,调畅全身气机,同时以制鸡内金、炒谷芽、炒麦芽等药不放松对正气的扶持,整个治疗过程主次分明,标本兼顾。

**案四** 张某,女,47 岁。2021 年 3 月 15 日初诊。

**主诉:** 胃脘嘈杂 3 天。

**病史:** 患者近 3 天自觉胃脘嘈杂,似有烧灼感,尤其是进食甜品后感觉更明显。易饥而不欲多食,偶有泛酸,无胃痛、胃胀、嗳气。否认消化道溃疡、胃食管反流病、胆囊炎、冠心病等疾病史。

**刻下:** 轻微烧心感,余无不适,大便每日 1～2 次,时干时软,面色偏黄,口气无秽臭;舌淡红,舌苔淡黄薄,脉细。

**中医辨证:** 嘈杂(脾虚不运)。

**西医诊断:** 急性胃炎。

**治法治则**：健脾化湿，抑酸助运。

**处方**：自拟"健脾益胃汤"加减。制半夏 9 g，陈皮 12 g，豆蔻<sup>后下</sup> 6 g，太子参 18 g，白茯苓 15 g，蜜麸炒白术 10 g，甘草 9 g，黄连 6 g，煅瓦楞子 30 g，煅蛤壳 30 g，炒谷芽 30 g，炒麦芽 30 g，炒神曲 18 g。7 剂，每日 1 剂，水煎 400 mL，早午饭后温服。

**二诊**：2021 年 3 月 22 日。患者诉药后胃脘嘈杂、烧灼感明显减轻，胃口转好，仍偶有泛酸，大便溏薄欠畅，每 1～2 日一行；舌淡红，苔淡黄薄，脉小弦。守上方加白螺蛳壳 30 g，蜜麸炒枳实 12 g，炒莱菔子 20 g，制厚朴 12 g。14 剂，煎服法同前。

**随访**：后续患者未来复诊，几月后因月经后期就诊时间及嘈杂病情，诉服药后没有再发。

**按语**：本案患者胃脘嘈杂，善饥却不欲多食，属嘈杂范畴。吴师首诊予健脾益胃汤加减以健脾化湿，抑酸助运。二诊仍有泛酸且大便溏薄欠畅，加用白螺蛳壳以增加抑酸之力，加蜜麸炒枳实、制厚朴、炒莱菔子等行气导滞。

胃脘嘈杂，饥不欲食，多属胃阴亏虚，今人往往施以益胃汤。然患者大便溏薄欠畅，是脾为湿困乃失健运之故。正所谓《临证指南医案》有云：太阴湿土，得阳始运；阳明燥土，得阴自安。二诊证不变则效不更方，仍治以健脾益胃汤酌情添加消食导滞药物，是因六腑者，传化物而不藏，通腑即是补之理也。

**案五** 袁某，女，27 岁，2021 年 10 月 20 日初诊。

**主诉**：胃脘部嘈杂不适反复 2 年。

**病史**：患者平素饮食不规律，近 2 年来出现胃脘部嘈杂，常有嗳气、泛酸，无腹痛，平素易气促，月经多有推迟。2016 年胃镜示反流性胃炎。既往 2016 年 6 月行二尖瓣置换术，术后情况可。

**刻下**：胃脘嘈杂感，伴嗳气、泛酸，纳食一般，寐可，大便时溏软；舌质淡红，苔薄，脉细。

**中医辨证**：嘈杂（脾虚气滞）。

**西医诊断**：慢性胃炎。

**治法治则**：健脾和胃。

**处方**：自拟"健脾益胃汤"加减。制半夏 12 g，陈皮 12 g，炒白术 15 g，茯苓

15 g,甘草 9 g,黄连 6 g,炒谷芽 30 g,炒麦芽 30 g,豆蔻<sup>后下</sup> 6 g,吴茱萸 3 g,煅瓦楞子 15 g,煅蛤壳 20 g,制鸡内金 15 g。7 剂,每日 1 剂,水煎 400 mL,早午饭后温服。

**二诊:** 2021 年 10 月 27 日。患者目前仍有嗳气、泛酸,食后明显,无腹痛,纳食一般,大便溏软,时气促;舌质淡红,苔薄,脉细。守上方改炒白术 30 g;加木香 12 g,炒香橼 12 g,莪术 15 g,神曲 18 g。14 剂,煎服法同前。

**三诊:** 2021 年 11 月 10 日。患者目前仍有食后嗳气、泛酸已除,纳食一般,大便改善,气促仍有。近来全身多发皮疹,稍有作痒;舌质淡红,苔薄,脉细。守上方加白鲜皮 12 g,地肤子 12 g,土茯苓 15 g。14 剂,煎服法同前。

**四诊:** 2021 年 12 月 15 日。患者目前夜间偶有嗳气,无泛酸,无腹痛,纳食改善,气促,月经多有推迟,大便改善,每 1～2 日一行,成形。皮疹仍有反复;舌质淡红,苔微淡黄薄,脉细。守上方改煅瓦楞子 30 g,煅蛤壳 30 g。14 剂,煎服法同前。

**五诊:** 2021 年 12 月 29 日。患者目前饮食不当后偶有嗳气,无泛酸,皮疹除,大便成形。余无明显不适;舌质淡红,苔微淡黄薄,脉细。守上方改黄连 3 g,去吴茱萸、木香;加丹参 30 g,檀香<sup>后下</sup> 6 g,川芎 12 g。14 剂,煎服法同前。

**按语:** 患者因长期饮食不当而导致脾胃虚弱,健运失司,出现嗳气、泛酸,在总的治疗原则上以健脾为主,辅以理气。用药上以健脾益胃汤为主,顾护脾胃正气,加炒香橼、木香、莪术行气,气行则不痛,气畅则嗳气消。三诊时,因患者宿疾皮疹复发,故加白鲜皮、地肤子、土茯苓利湿解毒,消疹止痒。四诊、五诊患者症状明显改善,但病情反复,用煅蛤壳、煅瓦楞子巩固药效的同时,加丹参、檀香、川芎入肝、心、脾经,调节五脏气机,使五脏和合,气机调达而症状改善。

**案六** 顾某,男,68 岁。2020 年 9 月 26 日初诊。

**主诉:** 上腹胀痛迁延 6 年,加重 1 月。

**病史:** 患者诉上腹反复胀痛 6 年,未经系统治疗,近 1 月来胃脘嘈杂感,餐后、饥饿时胀痛明显。有慢性萎缩性胃炎伴糜烂,胆汁反流史。

**刻下:** 上腹部胀痛,左右皆有,纳可,口干,喜温热饮,大便日行一次,质不干但乏力难出;舌胖中有裂纹伴齿印,脉小弦缓;腹软,上腹部两侧均有压痛,无反跳痛及肌紧张。

**中医辨证:** 胃脘痛(肝胃不和)。

**西医诊断**：慢性胃炎。

**治法治则**：健脾和胃，疏肝理气止痛。

**处方**：自拟"健脾益胃汤"加减。太子参 15 g，生白术 30 g，茯苓 15 g，炙甘草 6 g，制半夏 15 g，陈皮 10 g，黄连 6 g，吴茱萸 3 g，海螵蛸 30 g，丹参 15 g，木香 12 g，柴胡 9 g，枳实 15 g，郁金 15 g，鸡内金 15 g，白花蛇舌草 15 g，徐长卿 15 g，白芍 15 g，生谷芽 15 g，生麦芽 15 g，莪术 15 g，延胡索 20 g。14 剂，每日 1 剂，水煎 400 mL，早午饭后温服。

**二诊**：2020 年 10 月 10 日，患者诉药后左上腹胀痛止，右上腹胀痛仍有，查体上腹压痛减；舌色暗红，体胖质干伴齿印，苔淡黄薄，脉小弦缓。守上方改白芍 30 g，延胡索 30 g。7 剂，煎服法同前。

**三诊**：2020 年 10 月 17 日，患者右上腹胀痛减轻，大便已畅，查体上腹压痛明显减轻；今诉右后下胁肋作胀；舌体胖质干伴齿印，苔根薄腻微黄，脉小弦缓。守上方改黄连 9 g；加川楝子 10 g，降香 9 g。14 剂，煎服法同前。

**按语**：患者平时大便乏力难解，腹部胀痛，餐后加重，考虑脾胃亏虚不能运化水谷而致食积内停，肝失疏泄，气机郁滞，予自拟"健脾益胃汤"加减，健脾和胃，疏肝理气止痛。处方中重用生白术 30 g 以通便；柴胡、枳实、郁金增强疏肝行气作用；白花蛇舌草清热解毒，对于慢性胃炎有很好的治疗效果，且久服不伤脾胃；徐长卿止痛效果好。二诊症见腹胀止，左上腹痛止，但右上腹痛仍在，故加重白芍、延胡索用量缓急止痛，海螵蛸制酸止痛。三诊右上腹痛有所减轻，新见右后下胁肋胀，故加川楝子、降香增加疏肝行气之功。

吴师对白术的常规处方用量为 10～20 g，而对于便秘患者，处方常用生白术 30 g。吴师认为大剂量的生白术有健脾通下之功，既不伤正，又可促肠道运化，且无一般通腑泻药腹痛、腹泻的不良反应。

## 第二节　反流性食管炎

**案一**　朱某，女，58 岁。2011 年 3 月 2 日初诊。

**主诉**：反流时作 1 年。

**病史：** 1 年来患者时有胃内容物反入口腔,伴泛酸,无胸骨后疼痛、烧灼感。2010 年 9 月 1 日行胃镜检查示慢性浅表性胃炎伴局部萎缩,反流性食管炎(巴雷特食管)。病理示贲门食管交界处黏膜慢性炎症,急性活动;胃窦浅表性黏膜慢性炎症(未见黏膜肌层)。西医给予甲氧氯普胺、西沙比利、埃索拉唑等治疗,服药后症状减轻,但停药后症状复作。

**刻下：** 泛酸、嗳气,时有胃内容物反流入口腔,饭后明显,纳平,大便正常;舌苔薄淡黄,脉小弦。

**中医辨证：** 反胃(肝郁化热)。

**西医诊断：** 反流性食管炎。

**治法治则：** 疏肝泄热,健脾和胃。

**处方：** 自拟平逆方加减。广木香 12 g,砂仁[后下] 5 g,制半夏 10 g,陈皮 12 g,太子参 12 g,生白术 12 g,茯苓 15 g,生甘草 9 g,黄连 5 g,吴茱萸 2 g,陈香橼 12 g,莪术 15 g,神曲 15 g,煅蛤壳 20 g,煅瓦楞子 30 g。14 剂,每日 1 剂,水煎 400 mL,早午饭后温服。

**二诊：** 2011 年 3 月 16 日。泛酸、嗳气明显减少,纳平,大便正常;苔薄微淡黄,脉小弦。守上方加降香 9 g;改生白术为炒白术 15 g。14 剂,煎服法同前。

**三诊：** 2011 年 3 月 30 日。泛酸、嗳气基本消失,但饮食不当时易胃脘不适,纳平,大便如常;舌苔薄,脉小弦。守上方加玉竹 12 g。14 剂,煎服法同前。

**随访：** 如此守方巩固 1 月。半年后随访,在停服中药及未服其他药物的情况下,患者未再出现泛酸、嗳气、反胃等不适。

**按语：** 西医治疗反流性食管炎主要以抑酸为主,临床首选质子泵抑制剂,其见效较快,但是停药后易复发,而长期应用有一定的副作用。

本病证之基本病机为肝气郁结,平逆方中大量温中行气之药,意在加强开郁行气之效,郁开气行,则郁热自解。左金丸原方黄连、吴茱萸用量配比为 6∶1,吴师处方常根据实际情况调整用量,在平逆方中常用配比为 5∶2,乃恐黄连苦寒太过而郁结不开。施以煅瓦楞子、煅蛤壳制酸止痛。

在患者症状改善后,守方续用,改生白术为炒白术加强补脾益胃之功,加降香降气平逆和胃,同时酌加玉竹以益津养胃,以防理气香燥之品耗伤胃阴。

## 第三节　腹　泻

**案一**　周某,男,27 岁。2008 年 8 月 18 日初诊。

**主诉**:腹泻 5 年。

**病史**:患者反复腹泻 5 年,每日 2～3 次,软糊排不净,无腹痛,食生冷或油腻即加重。曾行肠镜检查,未见明显异常。

**刻下**:纳不馨,寐尚可;舌淡胖苔薄腻,脉细。

**中医辨证**:泄泻(脾胃虚弱)。

**西医诊断**:慢性腹泻。

**治法治则**:健脾温中。

**处方**:香砂六君子汤加减。煨木香 12 g,砂仁<sup>后下</sup> 5 g,制半夏 12 g,陈皮 12 g,太子参 18 g,炒白术 20 g,茯苓 20 g,生甘草 9 g,黄连 6 g,淮山药 20 g,炮姜炭 9 g,炒谷芽 30 g,炒麦芽 30 g,鸡内金 15 g。7 剂,每日 1 剂,水煎 400 mL,早午饭后温服。

**二诊**:2008 年 8 月 25 日。药后大便基本每日 2 次,质软烂,纳增;舌淡胖苔根薄腻,脉沉细。守上方改炮姜炭 12 g;加葛根 15 g。14 剂,煎服法同前。

**三诊**:2008 年 9 月 8 日。大便日一行,基本成形,通畅,纳平;舌略胖苔薄,脉细。守上方去黄连;改太子参为党参 18 g。14 剂,煎服法同前。

**按语**:《病源流犀烛·泄泻源流》载:"是泄虽有风寒热虚之不同,要未有不源于湿者也。"《医宗必读·泄泻》载:"无湿不成泻。"泄泻之病多责于湿。湿为阴邪,易伤阳气,易困脾土,脾失健运,小肠不能分清泌浊而为泄泻;或水湿不化,下注于大肠而病泄泻;又因湿性黏滞,留连不去而成久泻。此患者久泻、舌胖,提示脾胃虚弱,舌苔薄腻提示同时存在湿浊困脾,故治疗时应兼顾标本,选用香砂六君子汤能贴合病情。煨木香配伍黄连燥湿,取香连丸止泻之意,而在大队温中健脾药中黄连之寒性又能得到遏制。淮山药、炮姜炭健脾温中止泻,炒谷芽、炒麦芽、鸡内金健脾消食和胃。二诊时,患者大便次数减少,质仍软烂,故重用炮姜炭加强温中,并在健脾药的基础上加用葛根,以升发清阳而奏止泻之效。至三诊时患者大便已基本恢复正常，舌苔转薄，此时湿浊已祛，故可去黄连，并改太子参为党参加强健脾益气之功，以培本固元。

## 第四节　便　秘

**案一**　忻某，女，61岁。2014年2月18日初诊。

**主诉：**便秘7年。

**病史：**7年来，患者曾服番泻叶通便，后因肠镜发现"大肠黑变"停用。后至外院就诊，予补气养血润肠药治疗，出现腹胀、矢气频频、大便不成形等不适而停药。素体虚易感冒。

**刻下：**大便干结，3日一行，自觉无力解出，纳平，口干喜饮；舌体瘦质干色红有裂纹、少苔，脉细。

**中医辨证：**便秘（气虚津亏）。

**西医诊断：**便秘。

**治法治则：**益气养阴通便。

**处方：**香砂六君子汤加减。广木香12g，砂仁<sup>后下</sup>3g，制半夏6g，陈皮12g，太子参15g，生白术30g，茯苓15g，生甘草9g，火麻仁30g，枳实15g，川厚朴15g，麦冬12g，生地黄12g，北沙参12g。7剂，每日1剂，水煎400mL，早午饭后温服。

**二诊：**2014年2月25日患者来诊甚喜，大便每日一行，稍欠畅，余无不适，口干改善，纳平；舌质略红稍有裂纹，少苔，脉细。守上方改枳实18g，川厚朴18g。14剂，煎服法同前。

**三诊：**2014年3月10日。大便每日一行，成形易解，纳平；舌淡红稍有裂纹，苔薄，脉细。守上方改枳实15g，川厚朴15g，加石斛20g。14剂，煎服法同前。

**按语：**此便秘患者素体虚弱易于感冒，排便无力，且口干、舌瘦干红有裂纹，为气阴两虚表现。但于外院服用补气养血润肠药物后出现腹胀、矢气增多等表现，提示患者脾胃功能失调，无以调畅气机，应用纯补药剂后产生了肠道气机郁滞之实证,反而加重不适。所以治疗虚损不足的功能性肠病患者时,除了补益不足,还需要调整脾胃功能,使脾升胃降大肠传化,全身气机才能正常运转。

处方时以香砂六君子汤为底,稍加调整,使药证相符。调节气机者,选用广木香、陈皮,并使用大剂量生白术(30 g)。患者无痰湿征象、有阴虚表现,故砂仁、制半夏用小剂量,取理气通化之用。本患者处方仍选用太子参,清补益气,又不至于气机壅塞。配合川厚朴、枳实、火麻仁行气导滞、润肠通便,再加增液汤养阴生津。全方共奏益气养阴、健脾通腑之效。

二诊时患者症状改善明显,且无腹胀、矢气等不适,唯大便稍欠畅,予枳实、川厚朴加量增强行气作用。

三诊时患者大便已正常,故枳实、川厚朴减量,舌质亦明显改善、稍有裂纹,故加石斛养阴生津。

**案二** 阚某,女,41 岁。2006 年 6 月 26 日初诊。

**主诉:**反复便秘 10 余年。

**病史:**患者反复便秘 10 余年,7～10 天一行,不服番泻叶不解,略有口气。

**刻下:**纳平,寐安;苔淡黄薄腻,脉滑。

**中医辨证:**便秘(胃肠积热)。

**西医诊断:**便秘。

**治法治则:**清热行气通便。

**处方:**香砂六君子汤加减。广木香 12 g,砂仁<sup>后下</sup> 5 g,制半夏 9 g,陈皮 12 g,太子参 20 g,生白术 30 g,茯苓 15 g,生甘草 9 g,莪术 15 g,大腹皮 15 g,枳实 15 g,川厚朴 15 g,火麻仁 30 g,生大黄<sup>后下</sup> 9 g。7 剂,每日 1 剂,水煎 400 mL,早午饭后温服。

**二诊:**2006 年 7 月 3 日。大便畅,每日 1 次,口气明显改善,纳平;苔淡黄薄,脉小弦。守上方改生大黄 6 g。14 剂,煎服法同前。

**三诊:**2006 年 7 月 17 日。大便正常,每日 1 次,纳平;苔薄白,脉小弦。守上方去生大黄;加柏子仁 15 g,生何首乌 30 g。14 剂,煎服法同前。

**按语:**该患者便秘多年,实热积滞,耗津伤液,急需泻下通腑,故取小承气汤轻下热结,配合香砂六君子汤调畅气机,调节肠道功能,再加莪术、大腹皮行气导滞,药后即效。二诊时患者大便已畅,口气改善,舌苔转薄,提示湿热已去大半,予生大黄减量,且不用后下,以减轻泻下力度。余药续用,以图缓慢恢复肠道功能。三诊时大便基本正常,去峻泻之生大黄,予润下之柏子仁、生何首乌。患者久苦便秘,病情缓解后不宜骤然停药,需再服一月,以巩固疗效。

# 第四章  血液病医案

## 第一节  恶性淋巴瘤

**案一**  富某,男,74 岁。2004 年 11 月 3 日初诊。

**主诉:**胃淋巴瘤术后 1 年,时伴胃脘不适。

**病史:**患者于 2003 年 10 月 28 日在上海某医院诊治。胃镜活检示胃角非霍奇金淋巴瘤(弥漫型,小淋巴细胞型,倾边缘区 B 细胞淋巴瘤,MACL 型[*])、血吸虫病、肝囊肿。2003 年 11 月 5 日行胃癌根除术。术后病理示胃窦小弯侧单结节,边缘区 B 细胞淋巴瘤,浸润至浆膜外累及胃大弯淋巴结、胃小弯淋巴结;两侧切缘大网膜未见肿瘤累及。其后用环磷酰胺、5 - 氟尿嘧啶、长春新碱等药物化疗共 6 个疗程。

**辅助检查:**血常规示白细胞 $6.2 \times 10^9$/L、血红蛋白 129 g/L、血小板 $226 \times 10^9$/L、中性粒细胞 52.9%、淋巴细胞 41.7%、单核细胞 4.2%。

**刻下:**左颈时有不适,可触及左侧颈淋巴结 3~4 个,如黄豆大小,活动,纳食如常,大便隔日一次,成形,色黄,无发热;舌苔淡黄腻,脉弦滑。

**中医诊断:**癥积(气郁痰结)。

**西医诊断:**胃非霍奇金淋巴瘤术后;颈、腋淋巴结肿大。

**治法治则:**清化痰浊,软坚消积。

**处方:**自拟"吴氏消瘤散"加减。太子参 20 g,石见穿 25 g,山楂炭 15 g,山慈菇 15 g,炙黄芪 25 g,漏芦 25 g,苍术 15 g,川厚朴 12 g,青皮 12 g,陈皮 12 g,炒白芍 15 g,制半夏 15 g,砂仁[后下] 3 g。7 剂,每日 1 剂,水煎 400 mL,早午饭后温服。

---

[*] MACL 型指黏膜相关淋巴样组织淋巴瘤,是 B 细胞淋巴瘤的一种分型。

另予口服小金丸,每日 1 次,每次半支;冬凌草片,每日 3 次,每次 5 粒。

**二诊**:2004 年 11 月 25 日。患者左颈不适好转,纳寐可,二便调;舌苔淡黄,脉弦滑。上方去苍术,加山药 30 g。28 剂,煎服法同前。

**随访**:患者完成化疗方案后,长期汤药调治,病情稳定,血象正常,无淋巴结肿大。2008 年 6 月 20 日。复查血常规:白细胞 $5.7 \times 10^9$/L、血红蛋白 115 g/L、血小板 $199 \times 10^9$/L。

**按语**:患者素体正虚亏损,邪毒凝结,加之术后气血亏虚,正气更虚,毒陷阴分,稽留不去,阻滞经络,久则渐成恶核,留置颈部久而不化,故治拟清化痰浊,软坚消积,同时不忘扶正,以求标本兼顾,祛邪不忘扶正。首方拟以"吴氏消瘤散"加减,同时予以苍术、陈皮、川厚朴、制半夏、砂仁,加强祛湿化痰之力,炙黄芪、炒白芍等益气养血扶正之品,即可调和诸味清热解毒之药,又可辅助正气,患者服药一击即中,症情改善,后长期随访,略有加减。

**案二** 周某,女,13 岁。2005 年 5 月 12 日初诊。

**主诉**:恶性淋巴瘤化疗术后 1 年,颈部疼痛伴低热 1 月。

**病史**:患者于 2004 年 10 月 5 日无意中发现右锁骨上淋巴结肿大,在上海某医院行淋巴结活检术,术后病理报告示右颈胸霍奇金淋巴瘤结节硬化型。在该院行化疗 9 个疗程。2005 年 5 月 10 日 CT 检查示气管前腔静脉后浅淋巴结肿大。2005 年 5 月 30 日至 6 月 8 日行右侧全颈＋左侧半颈＋全纵膈放疗。2005 年 12 月复查胸部 CT 示前上纵膈不规则肿块,淋巴瘤侵及心包考虑。患儿家长因患儿无明显临床症状且担忧放化疗毒副作用来寻求中医药治疗。

**刻下**:双侧颈部疼痛隐隐,无明显肿块,午后时有低热,纳食欠香,二便调;苔淡黄薄腻,脉小滑。

**中医诊断**:癥积(脾虚痰凝,肝肾阴虚)。

**西医诊断**:霍奇金淋巴瘤。

**治法治则**:滋阴养血,软坚消积。

**处方**:自拟"吴氏消瘤散"加减。太子参 20 g,丹参 12 g,茵陈 12 g,焦山楂 12 g,小蓟草 25 g,茯苓 15 g,炒白术 15 g,炒白芍 12 g,桃仁 12 g,制半夏 12 g,全蝎粉<sup>分吞</sup> 2 g,生薏苡仁 25 g,淮山药 20 g,炙龟甲 15 g,蛇六谷<sup>包煎</sup> 12 g,生地黄

12 g,山茱萸 12 g,墓头回 15 g,山豆根 5 g,石打穿 20 g,大枣 15 g。7 剂,每日 1 剂,水煎 400 mL,早午饭后温服。

另予口服小金丸,每日 1 次,每次半支;冬凌草片,每日 3 次,每次 5 粒。

**复诊:**患者服药后症情控制平稳,2005 年 7 月 25 日复查血常规:白细胞 $3.7×10^9$/L、血红蛋白 124 g/L、血小板 $204×10^9$/L、中性粒细胞 49.7%、淋巴细胞 45.1%、中性粒细胞 2.1%。续汤药调治。2005 年 12 月 25 日复查 CT 示前上纵隔不规则肿块,淋巴瘤侵及心包考虑。患者无发热、疼痛等不适症状,续守原方药治疗。

**随访:**随访 3 年患者偶有纳差、二便不调、睡眠不安,予方药略做调整,未再行放化疗,病情稳定,少有感冒,体重 48 kg,且能正常上学读书。2008 年 2 月 10 日胸部 CT 平扫未见明显异常。2008 年 10 月 6 日血常规检查示白细胞 $8.9×10^9$/L、血红蛋白 136 g/L、血小板 $204×10^9$/L、中性粒细胞 66.2%、淋巴细胞 31.5%、中性粒细胞 2.3%。

**按语:**患者素有邪毒,化疗后气阴两虚,阴血不足,毒陷阴分,稽留不去,阻滞经络,久则渐成恶核,阴虚火旺,发热反复,故治拟滋阴养血,软坚消积。方中除软坚散结,清热解毒之品外,加用生地黄、炙龟甲以补肾滋阴以消虚火;炒白芍、桃仁柔肝养血,肝肾同补以消阴翳。药后低热渐消,胃纳渐馨,胃气渐复。后再以攻邪之药加减,病情遂安。

**案三** 胡某,女,52 岁。2020 年 1 月 20 日初诊。

**主诉:**淋巴瘤病史 4 年余。

**病史:**患者 2015 年 12 月三甲医院确诊小 B 细胞淋巴瘤/慢性淋巴细胞白血病,之后化疗 6 次,靶向治疗 5 次。近来时感头晕,左侧颈部时有隐隐酸胀感。高血压病病史,用药中血压平稳。

**辅助检查:**2020 年 1 月 20 日 B 超示右侧颈部淋巴结 1.8 cm×1 cm、左侧淋巴结 1.5 cm×0.8 cm。

**刻下:**口疮疼痛,纳寐尚可,大便日行 1~2 次,可见完谷不化,时有肠鸣;舌淡红,苔淡黄薄腻,脉细。

**中医辨证:**痰毒(余毒未净)。

**西医诊断:**恶性淋巴瘤。

**治法治则**：扶正散结,健脾解毒。

**处方**：六君子汤合自拟"吴氏消瘤散"加减。制半夏 12 g,陈皮 12 g,太子参 27 g,蜜麸炒白术 30 g,白茯苓 15 g,甘草 9 g,制附片 9 g,炮姜炭 12 g,蜜麸山药 45 g,炒薏苡仁 30 g,白扁豆 20 g,莲子 45 g,炒麦芽 30 g,炒谷芽 30 g,炒神曲 12 g,泽泻 18 g,制香附 12 g,丹参 15 g,炒土鳖虫 12 g,川芎 18 g,蒲公英 15 g,禹州漏芦 12 g,蛇六谷 10 g,山慈菇 18 g,白花蛇舌草 15 g,蜀羊泉 20 g,石见穿 15 g,石上柏 20 g,百合 18 g,煅牡蛎 30 g,醋龟甲 20 g,醋鳖甲 40 g。7 剂,每日 1 剂,水煎 400 mL,早午饭后温服。

**二诊**：2020 年 1 月 27 日。患者头晕、颈部酸胀感减轻,口疮疼痛改善,大便完谷不化好转,纳寐如常;舌质淡红,苔淡黄薄,脉小弦。守上方改炒白术 40 g。14 剂,煎服法同前。

**三诊**：2020 年 2 月 18 日。患者口疮疼痛消失,头晕、颈部酸胀感、大便完谷不化继续减轻,纳寐如常;舌质淡红,苔淡黄薄,脉细。守上方减炒麦芽、炒谷芽;改醋鳖甲 30 g。14 剂,煎服法同前。

**四诊**：2020 年 3 月 1 日。患者头晕、颈部酸胀感已不明显,大便软,无完谷不化,纳寐如常。2020 年 2 月 5 日外院彩色 B 超示右侧颈部淋巴结 2.2 cm× 0.7 cm、右侧腹股沟淋巴结 1.1 cm×0.3 cm、左侧腹股沟淋巴结 1.9 cm× 0.6 cm;舌质淡红,苔淡黄薄,脉细。守上方去制附片;改白茯苓 20 g;加补骨脂 15 g,肉豆蔻 9 g,炒鸡内金 15 g。14 剂,煎服法同前。

**按语**：本案患者淋巴瘤病史 4 年余,因头晕、颈胀、口疮、便稀就诊,属于中医学痰毒范畴。吴师诊治以六君子汤合"吴氏消瘤散"为底方,并添健脾化湿、活血行气、解毒抗癌之药。施以六君子汤、炒薏苡仁、醋龟甲、醋鳖甲、百合、煅牡蛎等健脾养阴以固本;制附片、炮姜炭、蜜麸山药、白扁豆、莲子、炒麦芽、炒谷芽、炒神曲、泽泻等脾肾双补,利水渗湿;土鳖虫、香附、丹参、川芎、禹州漏芦、山慈菇、石见穿、石上柏、蛇六谷、白花蛇舌草、蒲公英、蜀羊泉等大队药物行气活血,消积化瘤以祛邪。培正气,解余毒,双管齐下。诊疗过程中,吴师逐渐调整促运化温脾肾的药物及药量,如炒白术、白茯苓、鸡内金、补骨脂、肉豆蔻,患者较顽固缠绵的大便问题也得以明显改善。

## 第二节 紫 癜

**案** 马某,女,63岁,2012年5月24日初诊。

**主诉:** 反复齿衄伴乏力4年余。

**病史:** 患者4年前无明显诱因下出现齿衄,神疲乏力,脘部隐痛,外院就诊诊断为血小板减少。先后予以泼尼松、升血小板等药物,血小板波动于(25~30)$\times 10^9$/L,症情反复,目前服用泼尼松每日55 mg。

**辅助检查:** 血常规检查示血小板25$\times 10^9$/L、白细胞6.8$\times 10^9$/L、血红蛋白148 g/L。

**刻下:** 满月脸,神疲,乏力,齿衄,肢体散在性瘀点瘀斑,脘部隐痛,动则尤甚,自汗盗汗,夜寐及二便正常;舌质淡红苔腻浊,脉小弦细。

**中医诊断:** 虚劳(脾肾气阴两虚)。

**西医诊断:** 血小板减少。

**治法治则:** 益气健脾,滋阴补肾,清热凉血止血。

**处方:** 自拟"紫癜汤"合"滋阴补肾方"加减。鸡血藤15 g,太子参18 g,茯苓10 g,炒白术10 g,甘草9 g,炙黄芪20 g,生地黄15 g,熟地黄10 g,淮山药15 g,山茱萸9 g,泽泻10 g,牡丹皮12 g,女贞子12 g,墨旱莲30 g,黄精15 g,菟丝子30 g,当归9 g,炙龟甲20 g,炙鳖甲20 g,虎杖15 g,羊蹄根20 g,红枣18 g,槐角炭18 g,侧柏炭18 g,藕节炭20 g,水牛角30 g。28剂,每日1剂,水煎400 mL,早午饭后温服。

**二诊:** 2012年6月20日。加减治疗1月余,复查血小板升至66$\times 10^9$/L,激素渐减量,治疗3月后血小板升至正常。长期汤药调治,病情稳定。

**随访:** 患者长期服药,血小板稳定于120$\times 10^9$/L左右,无特殊不适,满月脸已恢复正常,激素暂停用,继续门诊巩固治疗。

**按语:** 患者原为外邪伤气伤血,络脉受伤,瘀血内滞,血溢肌肤发为紫癜。后又药毒损伤,脾胃损伤,气阴不足,可见浮肿、神疲、乏力、自汗盗汗等症。选方紫癜汤加用健脾益气养血之品,同时不忘凉血止血,予以藕节炭、侧柏炭、水牛角。急攻缓治,二诊后症情稳定,长期随访。

## 第三节 )) **再生障碍性贫血**

**案一** 王光辉,男,24 岁(浙江省仙居县)。1995 年 8 月 12 日初诊。

**主诉:**反复头晕乏力 6 年余。

**病史:**6 年前患者因反复头晕乏力,于当地医院就诊,明确诊断为再生障碍性贫血,经多家医院反复诊治疗效不显,今来求诊。

**辅助检查:**近外院查血常规示白细胞 $3\times10^9$/L、红细胞 $1.22\times10^{12}$/L、血红蛋白 44 g/L、血小板 $12\times10^9$/L。

**刻下:**面色㿠白,贫血貌,贫血明显,神疲乏力脚软,纳食可,大便如常;舌淡红质胖苔薄,脉大濡滑。

**中医诊断:**虚劳(气血亏虚)。

**西医诊断:**再生障碍性贫血。

**治法治则:**健脾温肾补肝,益气生血养津。

**处方:**归脾汤加减。太子参 15 g,川石斛 15 g,枸杞子 20 g,炒党参 12 g,炙黄芪 15 g,制何首乌 9 g,墨旱莲 15 g,仙鹤草 30 g,当归 9 g,丹参 9 g,青皮 6 g,陈皮 6 g,大枣 9 g,炙甘草 6 g,茯苓 12 g,炒白术 9 g,鹿角片 9 g。7 剂,每日 1 剂,水煎 400 mL,早午饭后温服。

**二诊:**1995 年 8 月 17 日。上药服用 3 天后,患者诉有胃中不适,审方无误,嘱其减量后再服之。

**三诊:**1995 年 9 月 2 日。服药后仍有胃脘作胀伴乏力,咽痒咳嗽无痰;脉小滑,苔薄质淡。拟守法,调整方药。太子参 12 g,川石斛 12 g,蒲公英 30 g,炒党参 12 g,连翘 20 g,炒防风 9 g,仙鹤草 15 g,炙女贞子 12 g,茯苓 9 g,车前子 12 g,焦山楂 12 g,焦神曲 12 g,炙鸡内金 9 g 炙甘草 6 g。7 剂,煎服法同前。

另予复合维生素 B 片,每日 3 次,每次 1 片;维生素 C 片,每日 3 次,每次 0.1 g。口服。

······

**复诊:**1995 年 11 月 18 日。慢性贫血病容,面色晦暗,两眼目糊,头晕时有,肝脾未扪及,辨证属虚劳,肾阴阳两虚;苔薄白腻,脉弦滑。血常规检查示白细胞 $1.8 \times 10^9$/L、血红蛋白 57 g/L、血小板 $59 \times 10^9$/L。经前汤药调治后,胃脘已平,治守法,自拟方。何首乌 15 g,炒党参 20 g,炙黄芪 30 g,焦白术 12 g,炒白芍 10 g,丹参 10 g,菟丝子 30 g,枸杞子 12 g,黄精 15 g,决明子 10 g,连翘 20 g,巴戟天 20 g,生地黄 15 g,山茱萸 12 g,沙苑子 12 g,淫羊藿 12 g,锁阳 12 g,淮山药 30 g,墨旱莲 10 g,大枣 15 g。14 剂。煎服法同前。

另予升血灵颗粒,每日 4 次,每次 5 g;泼尼松,每日 1 次,每次 10 mg。口服。

……

**复诊:** 1996 年 3 月 23 日。近日因不慎左手掌心被木刺所伤,局部肿硬;苔薄白,脉弦细。血常规检查示白细胞 $4.6 \times 10^9$/L、血红蛋白 100 g/L、血小板 $78 \times 10^9$/L。治守法,自拟方。何首乌 20 g,炒荆芥 12 g,鹿角片 12 g,炒党参 20 g,炙黄芪 30 g,焦白术 12 g,丹参 10 g,炒白芍 10 g,小蓟草 20 g,菟丝子 30 g,枸杞子 12 g,黄精 15 g,生地黄 12 g,巴戟天 20 g,锁阳 10 g,山茱萸 12 g,淮山药 20 g,大枣 15 g,焦山楂 12 g,焦神曲 12 g,蒲公英 15 g。14 剂。煎服法同前。

另予头孢拉啶胶囊,每日 3 次,每次 0.25 g,口服。

……

**复诊:** 1996 年 6 月 1 日。近面色尚红润,无出血倾向;苔薄白,脉弦细。血常规检查示白细胞 $2.4 \times 10^9$/L、血红蛋白 116 g/L、血小板 $73 \times 10^9$/L。此仍属虚劳,肾阴阳两虚证。治续守法,自拟方。何首乌 20 g,炒荆芥 12 g,鹿角片 12 g,炒党参 20 g,炙黄芪 30 g,菟丝子 30 g,焦白术 12 g,枸杞子 12 g,黄精 15 g,生地黄 12 g,巴戟天 20 g,锁阳 10 g,淮山药 20 g,炙甘草 10 g,山茱萸 12 g,淫羊藿 10 g,丹参 12 g,焦山楂 12 g,焦神曲 12 g,沙苑子 12 g,大枣 15 g。14 剂。煎服法同前。

另予升血灵颗粒,每日 4 次,每次 5 g;泼尼松,每日 1 次,每次 10 mg;口服。

……

**复诊:** 1996 年 7 月 25 日就诊。1996 年 7 月 8 日查肝肾功能正常,体能增加,面色稍有褐色素沉着,夜寐正常;舌淡红苔薄,脉细。血常规检查示白细胞 $2.4 \times 10^9$/L、血红蛋白 110 g/L、血小板 $70 \times 10^9$/L。此气血渐复中,续守法,自拟方。何首乌 20 g,炒荆芥 12 g,鹿角片 12 g,炒党参 20 g,炙黄芪 30 g,菟丝子

30 g,焦白术 12 g,枸杞子 12 g,生地黄 12 g,山茱萸 12 g,淮山药 20 g,墨旱莲 12 g,炙甘草 15 g,丹参 12 g,鸡血藤 20 g,沙苑子 12 g,炙龟甲 10 g,炒白芍 12 g,大枣 15 g。14 剂。煎服法同前。

另予左归丸,每日 2 次,每次 3 g,口服。

......

**复诊:** 1996 年 10 月 26 日续诊。血常规检查示白细胞 $1.8 \times 10^9$/L、血红蛋白 110 g/L、血小板 $60 \times 10^9$/L。近纳食可,大便如常,手指皮肤被油烫伤,但未发热;舌淡苔薄白腻,再以益气养血补肾法,自拟方。炒荆芥 12 g,炙黄芪 30 g,连翘 12 g,生薏苡仁 20 g,黄精 15 g,焦白术 12 g,炒白芍 10 g,菟丝子 20 g,生地黄 12 g,沙苑子 12 g,山茱萸 12 g,淫羊藿 12 g,小蓟 20 g,山楂 12 g,太子参 30 g,鹿角片 12 g,枸杞子 12 g。14 剂。煎服法同前。

另予左归丸,每日 3 次,每次 3 粒,口服。

......

**复诊:** 1997 年 1 月 23 日就诊。血常规检查示白细胞 $3.2 \times 10^9$/L、血红蛋白 166 g/L、血小板 $62 \times 10^9$/L。近日感冒咳嗽,面色尚红润,治守法,前方加防风 10 g,蒲公英 20 g,板蓝根 15 g,黄芩 12 g。14 剂。煎服法同前。

另予左归丸,每日 3 次,每次 3 粒;升血灵颗粒,每日 1 次,每次 5 g;泼尼松,每日 1 次,每次 5 mg。口服。

......

**复诊:** 1997 年 7 月 19 日。血常规检查示白细胞 $3.1 \times 10^9$/L、血红蛋白 124 g/L、血小板 $100 \times 10^9$/L,症情平稳,血象稳定;脉细滑,苔薄白腻。宜守原法方药治疗。14 剂。煎服法同前。

另予司坦唑醇片,每日 1 次,每次 2 mg;泼尼松片,每日 1 次,每次 2.5 mg;甲睾烯龙片,每日 1 次,每次 2.5 mg。口服。

......

**复诊:** 1997 年 12 月 19 日。血常规检查示白细胞 $2.9 \times 10^9$/L、血红蛋白 123 g/L、血小板 $91 \times 10^9$/L。近夜寐欠安,纳平,大便如常,无明显出血;舌苔薄白腻,脉弦细。治守法,自拟方。炒荆芥 12 g,炒党参 20 g,炙黄芪 30 g,枸杞子 12 g,锁阳 15 g,补骨脂 12 g,何首乌 20 g,鹿角片 15 g,菟丝子 30 g,小蓟 20 g,焦白术 12 g,山茱萸 12 g,山药 20 g,淫羊藿 12 g,丹参 12 g,鸡血藤 30 g,沙苑子

12 g,生地黄 12 g,巴戟天 20 g,黄精 15 g,焦山楂 12 g,焦神曲 12 g,首乌藤 30 g,大枣 15 g。14 剂。煎服法同前。

另予左归丸,每日 2 次,每次 5 粒;司坦唑醇片,每日 1 次,每次 2 mg;泼尼松片,每日 1 次,每次 2.5 mg。口服。

……

**复诊:** 1998 年 12 月 24 日。血常规检查白细胞 2.4×10⁹/L、血红蛋白 137 g/L、血小板 134×10⁹/L;长期病情稳定,纳可,寐安,二便如常;舌淡红苔薄白,脉小弦细。守原法方药加减。太子参 30 g,炙黄芪 30 g,当归 9 g,炙龟甲 12 g,锁阳 15 g,茜草 20 g,枸杞子 12 g,淫羊藿 12 g,何首乌 20 g,甜苁蓉 12 g,柏子仁 12 g,黄精 15 g,鹿角片 12 g,火麻仁 10 g,生地黄 12 g,熟地黄 12 g,山萸肉 12 g,焦白术 12 g,炒白芍 15 g,墨旱莲 15 g,生地榆 12 g,槐花 15 g,炙甘草 10 g,大枣 15 g。14 剂。煎服法同前。

另予左归丸,每日 2 次,每次 5 粒;司坦唑醇片,每日 1 次,每次 2 mg;泼尼松片,每日 1 次,每次 2.5 mg。口服。

……

**复诊:** 1999 年 5 月 24 日。血常规检查示白细胞 3.1×10⁹/L、血红蛋白 130 g/L、血小板 138×10⁹/L;症情稳定;苔薄白舌暗红,脉弦细,再拟原法方药加减。太子参 12 g,炙黄芪 30 g,当归 9 g,炙龟甲 12 g,锁阳 15 g,茜草 20 g,枸杞子 12 g,淫羊藿 12 g,何首乌 20 g,甜苁蓉 12 g,柏子仁 12 g,黄精 15 g,鹿角片 12 g,火麻仁 10 g,生地黄 12 g,熟地黄 12 g,山茱萸 12 g,焦白术 12 g,炒白芍 15 g,茜草 15 g,墨旱莲 15 g,生地榆 12 g,槐花 15 g,炙甘草 12 g,大枣 15 g。14 剂。煎服法同前。

另予左归丸,每日 2 次,每次 5 粒;司坦唑醇片,每日 1 次,每次 2 mg;泼尼松片,每日 1 次,每次 2.5 mg。口服。

……

**复诊:** 1999 年 8 月 23 日。血常规检查示白细胞 1.9×10⁹/L、血红蛋白 79 g/L、血小板 116×10⁹/L;近咽干咽红,稍有咳嗽,胃脘不适,纳食不香;苔薄白腻,脉弦细数。肺听诊(一),肝、脾未扪及。此乃虚劳,外感肠胃失和,再拟益气养血,和胃补肾法论治,自拟方。炒荆芥 10 g,金银花 12 g,连翘 12 g,玄参 12 g,杜仲 12 g,炒黄芩 15 g,生甘草 12 g,黄精 15 g,川连 4 g,广木香 9 g,菟丝子

30 g,淫羊藿 12 g,炙黄芪 25 g,焦白术 12 g,甜苁蓉 12 g,生地黄 15 g,山药 20 g,山茱萸 12 g,巴戟天 15 g,茜草 15 g,大枣 15 g。14 剂。煎服法同前。

另予左归丸,每日 2 次,每次 5 粒;司坦唑醇片,每日 1 次,每次 2 mg;泼尼松片,每日 1 次,每次 2.5 mg。口服。

……

**复诊:**1999 年 12 月 13 日。血常规检查白细胞 $2.7 \times 10^9/L$、血红蛋白 93 g/L、血小板 $93 \times 10^9/L$;时有胃脘不适,偶伴疼痛,纳差,大便 2～3 天一行,质偏软;舌苔薄白,脉细弦。治拟益气健脾,理气化湿法。自拟方:太子参 15 g,茯苓 12 g,川厚朴 10 g,制半夏 10 g,川连 4 g,苍术 15 g,陈皮 12 g,砂仁 3 g,白蔻仁 3 g,佛手片 12 g,菟丝子 30 g,沙苑子 12 g,巴戟天 20 g,炙甘草 12 g,炒木香 9 g,焦山楂 12 g,焦神曲 12 g,大枣 15 g。14 剂。煎服法同前。

另予保和丸,每日 3 次,每次 3 粒;小檗碱片,每日 3 次,每次 0.1 g;司坦唑醇片,每日 1 次,每次 2 mg;泼尼松片,每日 1 次,每次 2.5 mg。口服。

……

**复诊:**2000 年 2 月 21 日。血常规检查示白细胞 $2.4 \times 10^9/L$、血红蛋白 108 g/L、血小板 $114 \times 10^9/L$;胃脘不适除,胃纳恢复,二便如常;舌淡红苔薄白,脉细。再拟虚劳,调补益肝补肾法论治。1999 年 12 月 13 日方去佛手;加甜苁蓉 12 g,焦白术 12 g,补骨脂 10 g。14 剂。煎服法同前。

另予左归丸,每日 3 次,每次 3 粒,口服。

**按语:**患者就诊时已患病 6 年余,经多方中西医治疗效果不显,血常规检查示白细胞 $3 \times 10^9/L$、红细胞 $1.22 \times 10^{12}/L$、血红蛋白 44 g/L、血小板 $12 \times 10^9/L$,但无明显出血。此为肝肾脾虚,生化无源,气血不足,治拟健脾温肾补肝,益气生血养津法。因初服药诉胃脘不适,二、三诊时在原调益脾肝肾,益气养血生津汤药的基础,加入了健脾和胃的炙鸡内金、焦山楂、焦神曲等,经调整方药后其脾胃不适得平,这可能与其初服汤药脾胃不适应有关。之后本案在 5 年的治疗观察中,持续运用健脾补肾益气养血法加减,稍添入左归丸、泼尼松、司坦唑醇等药物,病情控制始终比较稳定。在连续 5 年的治疗观察中有 2～3 次感冒咳嗽,在其汤药中加入疏风解表、抗病毒之荆芥、防风、黄芩、蒲公英、板蓝根等病情均得以理想控制;遇睡眠差时纳入养血安神的首乌藤、酸枣仁之品后睡眠则安;其中 1996 年 3 月间因其左手心为木刺所伤,局部肿痛,予头孢拉啶口服,并在汤药加入了清热解毒蒲公英之等药,意取消炎防感染,木刺之事很快得平,未造成更大的伤害。

本案在整个治疗过程中,坚持健脾补肾益气滋阴生髓养血法,血象虽时有有高低,但是整体趋势平稳,并逐渐上升,2000 年 2 月 21 日血常规检查示白细胞 $2.4 \times 10^{12}$/L、血红蛋白 108 g/L、血小板 $114 \times 10^9$/L,病情总体向好发展,体质稳健提升,自己也能够胜任轻度工作。本案采用中医汤药、中成药结合小剂量西医药激素联合治疗,同时也体现了中医药对该疾病的治疗优势,运用得当有利于此类疾病的认识与治疗。本病案观察整理了前后 5 年的诊治情况,在治疗再生障碍性贫血的同时,病程中出现的各种状况,通过汤药随症加减,均得到及时控制和平复,症情稳定,患者也乐意接受。

**案二** 谢某,男,23 岁。2023 年 4 月 14 日初诊。

**主诉:** 反复头晕乏力 3 月。

**病史:** 患者因反复头晕、乏力、腿软,于 4 月初就诊三甲医院血液科,确诊再生障碍性贫血,因不想应用激素治疗,故来求诊。

**辅助检查:** 外院 3 月 24 日血常规检查示白细胞 $2.4 \times 10^9$/L、中性粒细胞 27.2%、淋巴细胞 63.8%、红细胞 $3.36 \times 10^{12}$/L、血红蛋白 124 g/L、血小板 $60 \times 10^9$/L。

**刻下:** 时有头晕、心慌、腰酸、疲乏劳累感明显,寐可,纳食不香,时嗳气,无泛酸,大便不成形,日一行,无明显出血;舌质淡红,苔薄,脉细软濡。

**中医诊断:** 虚劳(气血亏虚)。

**西医诊断:** 再生障碍性贫血。

**治法治则:** 健脾补肾,益气养血。

**处方:** 六君子汤合二至丸加味先投之。制半夏 9 g,陈皮 12 g,豆蔻后下 6 g,太子参 30 g,茯苓 15 g,生白术 12 g,生甘草 9 g,女贞子 12 g,墨旱莲 20 g,黄连 3 g,炒黄芩 12 g,蒲公英 30 g,生地黄 12 g,鸡血藤 20 g,制黄精 15 g,神曲 18 g。7 剂,每日 1 剂,水煎 400 mL,早午饭后温服。

另予维生素 C 片,每日 3 次,每次 0.2 g;叶酸片,每日 3 次,每次 5 mg。口服。

**二诊:** 2023 年 4 月 21 日。血常规检查示白细胞 $3.79 \times 10^9$/L、中性粒细胞

24.6%、淋巴细胞 69.5%、红细胞 $3.47\times10^{12}$/L、血红蛋白 135 g/L、血小板 $61\times10^9$/L；纳食尚可，自觉时有腹胀感，大便不成形，每日 1 次；舌淡红，苔淡黄薄，脉细软。守上方，改炒白术 15 g，黄连 5 g，蒲公英 20 g；加菟丝子 30 g，黄芪 20 g，炒当归 12 g，大枣 15 g，羊蹄根 15 g，丹参 15 g。14 剂，煎服法同前。

**三诊**：2023 年 5 月 5 日。血常规检查示白细胞 $3.4\times10^9$/L、中性粒细胞 25.1%、淋巴细胞 68.8%、红细胞 $3.86\times10^{12}$/L、血红蛋白 148 g/L、血小板 $65\times10^9$/L；近疲乏感时作，稍鼻塞打喷嚏，纳平，大便不成形，每日 1 次；舌淡红，苔淡黄薄，脉小弦。守上方，改黄芪 30 g；加炒黄芩 12 g，蒲公英 30 g，补骨脂 15 g，阿胶珠<sup>烊化</sup> 12 g。14 剂，煎服法同前。

**四诊**：2023 年 5 月 19 日。近疲乏感时有时轻，现外感表症除，纳食平，大便，每日 1 次，时软时成形；舌淡红，苔薄脉小弦。守上方，改阿胶珠<sup>烊化</sup> 6 g；加山茱萸 12 g，炒山药 20 g。14 剂，煎服法同前。

**五诊**：2023 年 6 月 2 日。血常规检查示白细胞 $3.19\times10^9$/L、中性粒细胞 26.4%、淋巴细胞 64.4%、血小板 $66\times10^9$/L；夜尿 1~2 次，咽不适，稍有咳嗽，晨起有痰，打喷嚏偶有，纳平，大便不成形，每日 1 次；舌淡红，苔淡黄薄腻，脉小弦。守上方，改炒黄芩 15 g，蒲公英 30 g；加炒荆芥 12 g，防风 9 g，枳壳 12 g，桔梗 9 g。14 剂。煎服法同前。

......

**七诊**：2023 年 6 月 30 日。血常规检查示 $2.55\times10^9$/L、中性粒细胞 24.8%、淋巴细胞 68.8%、红细胞 $3.58\times10^{12}$/L、血红蛋白 136 g/L、血小板 $65\times10^9$/L；近来自觉胃脘作胀不易消化，大便软，每日 1 次，多梦，咽中有痰感；舌淡红，苔淡黄薄腻，脉小弦。守上方改豆蔻<sup>后下</sup> 9 g，阿胶珠<sup>烊化</sup> 12 g，加炙龟甲 30 g，炙鳖甲 20 g，鹿角 12 g。14 剂。煎服法同前。

**按语**：本例年轻患者，明确诊断再生障碍性贫血后，因不愿运用激素药物治疗，遂来求取中医汤药治疗。患者初诊辨证属虚劳(气血亏虚，脾肾虚损型)，初拟健脾补肾，益气养血法论治为先。六君子汤健脾益气，又有化湿功效；二至丸合鸡血藤养阴调补肝肾并凉血止血；纳生地黄、制黄精取补肾生精之功；黄连、炒黄芩、蒲公英意为清热凉血，以纠正免疫混乱之毒害，全方既能调补骨髓多能干细胞(种子学说)和微环境(土壤学说)，也能对因机体免疫机能紊乱改变(虫学说)而形成的痰毒起到抑制作用，标本同治。辅以维生素 C 片、叶酸片助生血。一诊汤药服后，患者无不适，二诊加入黄芪、炒当归、大枣以增强益气补血功效又添归脾汤之意，加入菟丝子温肾益髓，羊蹄根以助血小板的生长，丹参活血通络，改善微循环以利骨髓恢复生长。在三至七诊中，逐渐纳入了炒山药、山茱萸、阿胶珠、炙龟甲、炙鳖甲、鹿角等药，以补精益髓生血功效。在之后的治疗过程之中，遇感冒、打喷嚏、咳嗽有痰等外邪表证，在原治疗基础药物中加入荆芥、防风、枳壳、桔梗、黄芩、金荞麦等疏风解表，宣肺治咳之品得愈；遇胃脘不适、纳呆食滞消化道等症状时，则纳入炒谷芽、炒麦芽、炙鸡内金、神曲等健脾和胃消食之品亦得平和。该病案临床治疗用药观察 1 年，2024 年 4 月 19 日复诊，血常规示白细胞 $3.71 \times 10^9$/L、中心粒细胞 $35.1\%$、淋巴细胞 $57.2\%$、血红蛋白 145 g/L、红细胞 $4.31 \times 10^{12}$/L、血小板 $86 \times 10^9$/L，血象基本平稳，患者自我感觉良好，无出血，纳可，大便如常，寐安，少有感冒，达到了求诊之初运用中医药控制病情的意愿，也找到了合意的工作。

本案运用健脾补肾益髓生精、益气养血活血，佐以清化痰浊调节免疫之法治疗 1 年，经过临床观察方法可行，目前仍在继续治疗巩固观察中。

# 第五章 肿瘤医案

## 第一节 肺 癌

**案一** 吴某,女,69 岁。初诊日期:2019 年 10 月 18 日。

**主诉:**咳嗽、咳痰反复发作 1 年。

**病史:**患者因反复咳嗽、咳痰,于 2018 年 11 月至上海某三甲医院就诊。2018 年 11 月 20 日胸部 CT 示右肺中叶巨大占位灶伴周围阻塞性炎症,大小约 8 cm×4.9 cm,肺门及纵隔多发肿大淋巴结,考虑肿瘤性病变。诊断为右肺中叶腺癌,伴纵膈淋巴结转移。予艾乐替尼靶向治疗 10 个月余,瘤体缩小至 4 cm×4 cm。其后瘤体缩小速度不明显,且药物反应明显,患者不能耐受进一步的靶向治疗。

**辅助检查:**2019 年 9 月 30 日生化检查示肌酐 87 $\mu$mol/L、尿酸 412 $\mu$mol/L;血常规检查示血红蛋白 102 g/L、红细胞 3.29×10$^{12}$/L。

**刻下:**咳嗽,咳痰量多,痰色白黏腻,咳吐不畅,伴鼻塞流涕、喷嚏;乏力明显,纳欠佳,易醒,大便如常;舌淡红、苔淡黄薄,脉细小弦。

**中医辨证:**癥积(痰毒壅肺)。

**西医诊断:**右肺中叶癌。

**治法治则:**清热化痰,宣肺治咳,佐以软坚消结。

**处方:**六君子汤合自拟"平喘定哮方"加减。太子参 15 g,生白术 10 g,炒黄芩 18 g,陈皮 12 g,竹沥半夏 15 g,白茯苓 15 g,甘草 9 g,桑白皮 15 g,桔梗 9 g,枳壳 12 g,前胡 12 g,金荞麦 40 g,款冬花 15 g,紫菀 15 g,枇杷叶$^{包煎}$ 20 g,神曲 18 g,蜀羊泉 10 g,白花蛇舌草 20 g。14 剂。每日 1 剂,水煎 400 mL,早午饭后温服。

**二诊:**2019 年 10 月 29 日。咳痰多,痰色白,易咳出,时有气喘,纳可,大便易干结,寐差有改善,但多梦;舌淡红,苔淡黄薄,脉细。2019 年 10 月 25 日血常规检查示血红蛋白 109 g/L。守上方改前胡 9 g,枇杷叶<sup>包煎</sup> 30 g;加蒲公英 30 g,杏仁 9 g,射干 15 g,炙麻黄 6 g。14 剂,煎服法同前。

**三诊:** 2019 年 11 月 28 日。咳嗽、咳痰减少,痰色白、黏腻,呈泡沫状;鼻塞、流涕、喷嚏减轻,身体乏力感减少,咽痒不适时有;纳可,大便如常;寐已安,仍多梦;舌淡红,苔淡黄薄,脉细。守上方改太子参 18 g;加鱼腥草 30 g,木蝴蝶 9 g,胖大海 9 g,黄精 12 g。14 剂,煎服法同前。

**四诊:** 2019 年 12 月 12 日。咳嗽、咳痰继续减少,遇冷时仍有,痰色白、黏腻,呈泡沫状,鼻塞、流涕、喷嚏明显减轻;纳可,大便如常,寐安,多梦情况改善;舌淡红,苔薄,脉细。2019 年 12 月 4 日胸部 CT 示右肺中叶占位 3.3 cm×2.1 cm。12 月 6 日血常规示血红蛋白 113 g/L,红细胞 3.66×10¹²/L。生化检查示肌酐 78 μmol/L,尿酸 418 mmol。守上方改太子参 24 g,黄精 15 g。14 剂,煎服法同前。

**多次复诊:** 患者服药后症情平稳,证型转为正虚邪恋,均以"吴氏消瘤散"加减治疗,并根据病情变化加用山慈菇、漏芦、土鳖虫、蛇六谷等药物。

**再次复诊:** 2020 年 5 月 7 日。近来有痰,痰多色白量少,偶有鼻塞流涕、喷嚏,夜间时汗多,纳平,时有嗳气,大便干结,每日 1 次,量少,夜尿多,舌淡红,苔淡黄薄,脉小弦。处方:太子参 24 g,生白术 10 g,白茯苓 15 g,蛇六谷<sup>先煎</sup> 15 g,漏芦 15 g,鳖甲<sup>先煎</sup> 15 g,龟甲<sup>先煎</sup> 20 g,石见穿 20 g,石打穿 30 g,石上柏 20 g,土鳖虫 15 g,山慈菇 12 g,白花蛇舌草 20 g,蒲公英 30 g,蜀羊泉 10 g,丹参 20 g,制黄精 15 g,炒黄芩 18 g,竹沥半夏 18 g,陈皮 12 g,桑白皮 15 g,桔梗 9 g,枳壳 12 g,前胡 9 g,杏仁 9 g,金荞麦 40 g,炙款冬花 12 g,紫菀 12 g,鱼腥草 30 g,石斛 20 g,神曲 18 g,甘草 9 g。14 剂,煎服法同前。

**随访:** 患者之后服汤药近 4 年,每年复查血常规、肝肾功能、肿瘤指标均无明显异常,症情平稳。

**按语:** 患者初诊时乏力明显,胃纳欠佳,是毒邪及靶向药物损伤气阴及脾胃的表现。痰、热、癌毒蕴结于肺,阻滞气机,肺失肃降,故见咳而痰多黏腻。初诊以健脾益气、清热化痰、宣肺治咳为主,药用太子参、生白术、白茯苓、神曲、甘草健脾和胃益气,陈皮、竹沥半夏健脾化痰,桑白皮、炒黄芩清热宣肺,桔梗、枳壳调畅肺气,前胡清肺祛邪,金荞麦清肺化痰,款冬花、紫菀、枇杷叶润肺止咳,蜀羊泉、白花蛇舌草清热解毒消积。二诊时痰转为白稀量多,易咳出,胃纳好转痰热减轻,前胡减量;癌毒仍存,加蒲公英清热解毒,鱼腥草清肺化痰;患者易喘,为肺失宣降,加杏仁降气化痰,射干、炙麻黄宣肺平喘。三诊时咳嗽、咳痰明显减轻,纳可,乏力减轻,多梦,加胖大海、木蝴蝶清咽利嗓,太子参加量并加黄精补益正气。四诊时咳嗽、咳痰继续减轻,太子参、黄精加量,补益正气又不滋助痰毒。

经过 2 个月的中药调理,患者脾胃功能恢复,肺中痰热之邪减少,在西医靶向治疗的同时,加强中药抗瘤消结药的应用,逐渐加山慈菇、漏芦、土鳖虫、蛇六谷散结消瘤,是为"吴氏消瘤散"的化裁使用。患者接受中医汤药合并西药靶向治疗半年余,咳痰偶有,乏力症状减轻,睡眠平稳,胃纳如常已能耐受西药靶向药的治疗,血肌酐、尿酸水平无进一步升高,血红蛋白往好转方向发展。

**案二** 徐某,女,72 岁。2022 年 1 月 13 日初诊。

**主诉:**左肺癌术后 6 年。

**病史:**2016 年 5 月 6 日患者行左肺癌手术,现要求中药调理。血压偏低,甲状腺多发结节病史。

**刻下:**稍有咳嗽无痰,纳可,大便正常,睡眠可;舌淡红,苔淡黄薄,脉细。

**中医辨证:**癌病(余毒凝滞)。

**西医诊断:**肺恶性肿瘤术后。

**治法治则:**扶正散结,抗癌解毒。

**处方:**六君子汤合"吴氏消瘤散"加减。制半夏 12 g,陈皮 12 g,太子参 27 g,蜜麸炒白术 15 g,白茯苓 15 g,甘草 9 g,炒黄芩 18 g,金荞麦 40 g,制香附 12 g,蜜麸炒香橼 12 g,砂仁<sup>后下</sup> 6 g,丹参 20 g,川牛膝 9 g,败酱草 30 g,大血藤 30 g,蒲公英 30 g,金银花 15 g,山慈菇 18 g,白花蛇舌草 15 g,蜀羊泉 20 g,石见穿 15 g,石打穿 20 g,石上柏 20 g,墓头回 20 g,炒神曲 18 g,制黄精 15 g,醋龟甲 15 g,醋鳖甲 20 g。14 剂,每日 1 剂,水煎 400 mL,早午饭后温服。

**二诊:**2022 年 1 月 27 日。患者咳嗽减少,纳可,时有右下腹疼痛,大便正常,寐可;舌质淡红,苔淡黄薄腻,脉细。守上方加醋延胡索 12 g。14 剂,煎服法同前。

**三诊:**2022 年 2 月 11 日。患者咳嗽减少,纳可,右下腹作痛时好时坏,大便正常,寐可;舌质淡红,苔淡黄薄腻,脉细。治守法,续上方 14 剂,煎服法同前。

**四诊**：2022年2月25日。患者咳嗽减少，纳可，右下腹疼痛减轻，大便正常，寐可；舌质淡红，苔淡黄腻，脉细。守上方加乌药12 g，豆蔻<sup>后下</sup> 6 g。14剂，煎服法同前。

**按语**：本案患者肺部恶性肿瘤术后近6年，欲中医调理预防复发就诊。吴师诊治以六君子汤合"吴氏消瘤散"为底方，并添加活血行气、解毒抗癌之药。六君子*、炒神曲、砂仁、制黄精、醋龟甲、醋鳖甲等健脾养阴以固本，炒黄芩、金荞麦、制香附、蜜麸炒香橼、丹参、川牛膝、败酱草、大血藤、蒲公英、金银花、山慈菇、白花蛇舌草、蜀羊泉、石见穿、石打穿、石上柏、墓头回等大队药物行气活血、清热解毒以祛邪。全方培正气，解余毒，双管齐下。诊疗过程中，患者时感右下腹疼痛，吴师酌加延胡索、乌药等理气止痛、温通活血之品，药到症除。

现代研究发现六君子汤具有抗肿瘤作用。在实际应用时吴师又不拘泥于原方，多将人参易为太子参。《本草再新》提及太子参，可"治气虚肺燥，补脾土，消水肿，化痰，止渴"。吴师认为太子参药力平和，以清补见长，且兼具化湿效果，具有补而不滞的特点，用于肿瘤术后调理，可健脾化湿，且不致壅塞肠道气机，各种虚实证型均可适用。

第二节 肝 癌

**案一** 江某，女，70岁，2015年5月12日初诊。

**主诉**：反复肝区不适1月余。

**病史**：患者有慢性乙型肝炎病史30余年，未正规服用抗病毒药物治疗。有肝癌家族史。2015年5月出现肝区不适，遂于外院就诊。考虑患者肝硬化较重、肝功能异常、外周血血小板计数较低，手术风险较大，故予暂缓手术治疗，行介入治疗。

**辅助检查**：腹部B超示肝硬化，门脉高压，脾肿大；肝内实性占位（肝癌不除外）。乙肝病毒脱氧核糖核酸$1.85 \times 10^5$/L，甲胎蛋白11 ng/L。上腹部增强MRI

---

* 六君子汤：由人参、白术、茯苓、甘草、陈皮、半夏组成。

示肝右后叶肝细胞癌;肝硬化伴多发硬化结节;门脉高压伴食管胃底静脉曲张,脾大。

**刻下**:肝区不适,时有神疲乏力,泛酸时作,胃纳尚可,夜寐不安,大小便正常;舌淡、苔薄腻,脉细小弦。

**中医诊断**:积证(肝郁脾虚)。

**西医诊断**:原发性肝癌,乙肝后肝硬化,门脉高压伴食管胃底静脉曲张,脾大。

**治法治则**:疏肝理气健脾,祛瘀化积消癥。

**处方**:自拟"吴氏消瘤散"加减。太子参15 g,山药15 g,薏苡仁15 g,枳实9 g,白术9 g,山慈菇9 g,墓头回9 g,漏芦9 g,急性子9 g,石打穿10 g,石见穿10 g,石上柏10 g,炙穿山甲9 g,土鳖虫6 g,炙鳖甲9 g,柴胡15 g,首乌藤15 g,煅瓦楞子30 g,炒谷芽15 g,炒麦芽15 g。14剂,每日1剂,水煎400 mL,早午饭后温服。

**二诊**:2015年7月3日。泛酸消失,胁部不适好转,精力有增;舌苔已不腻。守上方去煅瓦楞子、白术。14剂,煎服法同前。

**三诊**:2015年12月5日。患者症情稳定,无明显不适,偶有乏力。复查腹部B超示肝硬化,肝实质占位(右叶68 mm×51 mm);胆囊壁毛糙;脾大;少量腹腔积液;双侧胸腔未见积液;胰双肾腹膜后未见明显异常。守上方去柴胡。14剂,煎服法同前。

**随访**:其后患者坚持服药,症情稳定,无明显不适,定期复查。2016年4月10日甲胎蛋白4.5 μg/L,血常规检查示血红蛋白137 g/L、白细胞2.9×$10^9$/L、血小板22×$10^9$/L;肝功能检查示白蛋白40.7 g/L、碱性磷酸酶145 U/L、谷丙转氨酶36 U/、谷草转氨酶59 U/L、总胆红素28 μmol/L;乙肝病毒脱氧核糖核酸低于检测值下限。

**按语**:本案患者以感染邪毒日久而发病,但偏肝气不舒。气滞肝区,久病及脾,脾气受损,中焦水谷精微不化,而致气滞、痰凝停滞。又脾失健运,生化乏源,肢体失养,症见肝区不适、神疲乏力等。故辨治时既注意化瘀消癥,又考虑疏理气机,以起到疏肝健脾、祛瘀消癥的作用。用药以"吴氏消瘤散"为基础方,伍以柴胡疏肝理气、首乌藤养肝血以助眠。经过近1年的治疗,患者临床症状明显改善,实验室指标稳定好转。

**案二** 娄某,男,69岁。2016年3月12日初诊。

**主诉:** 身目黄染1月余。

**病史:** 患者有慢性丙型肝炎史10余年,2014年2月B超检查发现肝硬化。平素无规律服药及定期复查。2016年2月,患者在无明显诱因下出现身目黄染,伴右上腹痛、双下肢浮肿、尿少,至外院就诊,经检查确诊为丙型肝炎后肝硬化失代偿期、原发性肝癌。上腹部CT平扫示肝右叶占位,伴破裂出血可能性大,肝硬化,腹水;胆囊结石,胆囊炎。胸部CT平扫示两肺散在慢性炎症,两侧少量胸腔积液。患者拒绝接受手术及各种介入治疗,故来诊寻求中药调理,予收治入院。

**辅助检查:** 凝血功能检查示凝血酶原时间18.7 s,凝血酶原活动度53%;血常规检查示血红蛋白115 g/L,血小板149×10$^9$/L,红细胞3.27×10$^{12}$/L,白细胞7.76×10$^9$/L;肝功能检查示白蛋白35 g/L,碱性磷酸酶91 U/L,谷丙转氨酶31 U/L,谷草转氨酶46 U/L,谷氨酸转肽酶58 U/L,总胆红素231.2 μmol/L;甲胎蛋白2 839.3 μg/L,甲胎蛋白异质体22.7%,糖类抗原19-9 104.1 U/mL,大便隐血(++)。

**刻下:** 皮肤巩膜黄染,右上腹疼痛,双下肢浮肿,皮肤瘙痒;纳食不香,尿少色黄,大便色黑;舌淡白色暗、边有齿印、苔厚腻,脉小细弦。

**中医诊断:** 积聚(脾虚血瘀)。

**西医诊断:** 原发性肝癌(破裂出血可能性大),丙型肝炎后肝硬化腹腔积液,上消化道出血,胆管结石伴胆囊炎,肺部感染,胸腔积液。

**治法治则:** 健脾化痰,祛瘀消癥。

**处方:** 自拟"吴氏消瘤散"加减。太子参15 g,白术9 g,薏苡仁15 g,枳实9 g,蛇六谷15 g,漏芦15 g,山慈菇15 g,石打穿10 g,石见穿10 g,石上柏10 g,炙龟甲15 g,炙鳖甲15 g,玉米须15 g,芦根15 g,白茅根15 g,地肤子9 g,白鲜皮15 g。14剂,每日1剂,水煎400 mL,早午饭后温服。

同时配合抑酸止血、保肝退黄、抗感染、利尿等常规疗法。

**二诊:** 2016年3月27日。黄疸明显减退,右上腹疼痛缓解,无腹胀,纳可,皮肤瘙痒减,24 h尿量约2 000 mL,大便色黄。实验室复查:血常规示血红蛋白121 g/L,血小板157×10$^9$/L,红细胞3.68×10$^{12}$/L,白细胞8.8×10$^9$/L;凝血功能示凝血酶原时间15.4 s,凝血酶原活动度73%;肝功能检查示白蛋白

29.2 g/L、碱性磷酸酶 97 U/L、谷草转氨酶 15 U/L、谷丙转氨酶 27 U/L、总胆红素 86 μmol/L、谷氨酸转肽酶 71 U/L；大便隐血（一）。诸症缓解，出院。予门诊服用中药治疗。

**三诊**：2016 年 9 月 2 日。患者坚持门诊服用中药，症情稳定。复查 B 超未见腹腔积液。实验室检查：凝血功能检查示凝血酶原时间 15.3 s；肝功能检查示白蛋白 33 g/L，总胆红素 43 μmol/L，谷氨酸转肽酶 70 U/L；大便隐血（一）。血常规及肝肾功能均无明显异常。

**按语**：本案患者感染邪毒日久，肝病及脾，脾气受损，中焦水谷精微不化，气机受阻，致血瘀痰凝。故辨治时，应在化瘀消癥的同时考虑顾护中焦脾胃，以起到健脾化痰、祛瘀消癥、祛邪不伤正的作用。方中以太子参、白术、薏苡仁、枳实健脾化湿以消痰凝，蛇六谷、漏芦、山慈菇、石打穿、石见穿、石上柏祛瘀消瘤，炙龟甲、炙鳖甲软坚散结以滋阴，伍以玉米须、芦根、白茅根利尿消水，地肤子、白鲜皮祛风止痒。患者经中药治疗后，临床症状好转，黄疸短期内基本消失，肝区作痛明显减缓，皮肤瘙痒消除，且实验室指标亦明显改善。

## 第三节 》》 胃 癌

**案一** 顾某，男，67 岁，已婚。2021 年 7 月 1 日初诊。

**主诉**：胃恶性肿瘤术后 4 年余。

**病史**：患者 2017 年 8 月 8 日于某院因胃恶性肿瘤行手术治疗，术后化疗 3 次。

**刻下**：时有头晕，血压正常，纳可，时有胃脘不适，大便干结，成形；睡眠时好时差；舌质淡红，苔淡黄薄腻，脉小弦。

**中医辨证**：癥积（脾胃虚弱，湿热内蕴）。

**西医诊断**：胃癌术后。

**治法治则**：健脾和胃，清热解毒化湿。

**处方**：六君子汤加减。生白术 30 g，甘草 9 g，川芎 12 g，制半夏 12 g，香附 12 g，太子参 18 g，炒当归 12 g，白茯苓 15 g，枳实 18 g，制厚朴 18 g，火麻仁 27 g，陈皮 12 g,豆蔻<sup>后下</sup> 6 g,藿香 9 g,佩兰 9 g,炒莱菔子 30 g,白花蛇舌草 20 g,炒谷芽 30 g,炒麦芽 30 g,合欢皮 30 g,首乌藤 30 g,炒神曲 18 g。7 剂,每日 1 剂,水煎 400 mL,早午饭后温服。

**二诊:** 2021 年 7 月 8 日。多食时有胃脘不适,余同前;舌质淡红,苔淡黄薄腻,脉小弦。守上方加鸡内金 15 g,延胡索 12 g,白扁豆 15 g。14 剂,煎服法同前。

**三诊:** 2021 年 7 月 22 日。胃脘平,纳可,睡眠改善;舌质淡红,苔淡黄薄腻,脉小弦。守上方加山慈菇 12 g,龟甲 20 g,炒土鳖虫 18 g,泽兰 20 g。14 剂,煎服法同前。

**四诊:** 2021 年 8 月 3 日。症情平稳;苔淡黄薄,脉小弦。守上方去藿香、佩兰、延胡索、鸡内金;加土茯苓 20 g,石上柏 15 g,石打穿 20 g,石见穿 20 g,禹州漏芦 9 g。14 剂,煎服法同前。

**随访:** 该患者目前定期就诊,病情平稳,生活质量明显提高,此后随症加减。

**按语:** 吴师认为该患者罹患胃癌,虽经手术、化疗去癌毒,然正气虚弱为本,且癌毒余邪残留体内易耗散正气、易痰瘀阻滞,损伤脾胃,脾胃运化失常,气血失调,痰湿内阻而成。本病多为本虚标实,应遵从标本同治的治疗原则,先以六君子汤加味为先,以健脾和胃益气为主,辅以清热化湿解毒。二诊时仍有胃脘不适,加鸡内金、延胡索、白扁豆以健脾和胃止痛。三诊、四诊后症平,加山慈菇、龟甲、炒土鳖虫、泽兰、土茯苓、石上柏、石打穿、石见穿、禹州漏芦乃"吴氏消瘤散"之意,以扶正消瘤为主,后期守法继续治疗。

## 第四节 》》 乳腺癌术后

**案一** 张某,女,53 岁。2006 年 1 月 25 日初诊。

**主诉:** 左乳癌改良切除术后 1 月。

**病史:** 患者 2005 年 12 月行左乳癌改良切除术,现术后化疗 1 次。创口处稍有积液。

**刻下:** 胃纳一般,大便正常;苔根淡黄薄腻,脉小弦。

**中医辨证:** 乳岩(湿热壅滞)。

**西医诊断**：乳癌术后。

**治法治则**：清热化湿，健脾益气抗毒。

**处方**：六君子汤加味。藿香 6 g，佩兰 6 g，川厚朴 10 g，西砂仁<sup>后下</sup> 3 g，蒲公英 20 g，白花蛇舌草 20 g，半枝莲 20 g，太子参 20 g，茯苓 12 g，炒白术 15 g，生甘草 9 g，制半夏 12 g，陈皮 12 g，苍术 15 g，生薏苡仁 25 g。7 剂，每日 1 剂，水煎400 mL，早午饭后温服。

**二诊**：2006 年 2 月 8 日。纳仍不佳，大便正常；舌苔已转薄，舌胖，脉小弦。守上方去藿香、佩兰、川厚朴、砂仁；加蜀羊泉 15 g，麦冬 9 g，山药 15 g，炒谷芽20 g，炒麦芽 20 g。14 剂，煎服法同前。

**三诊**：2006 年 2 月 22 日。患者伤口有渗液出，乏力感，纳食平，大便正常；苔根淡黄薄腻，脉小弦。守上方加炒黄芩 15 g，莲子肉 15 g，紫花地丁 15 g。7 剂，煎服法同前。

**四诊**：2006 年 3 月 1 日。患者创口渗液已除，纳平，大便偏干；苔微淡黄，脉小弦。守上方去莲子肉；加火麻仁 20 g。7 剂，煎服法同前。

**五诊至十诊**：病情平稳，随症加减用药。

**十一诊**：2006 年 6 月 21 日。患者术后 6 次化疗结束，现脱发、口腔溃疡疼痛，胃纳尚可，大便正常；苔淡黄薄，脉小弦。续守原方加炒山栀子 9 g，石斛15 g，芦根 15 g。14 剂，煎服法同前。

**十二诊至十五诊**：病情平稳，口腔溃疡已平，脱发停止，且渐渐新发生长，随症加减用药，无明显改变。

**十六诊**：2006 年 8 月 11 日。复查乳腺 B 超示右乳小叶增生。患者诉右乳时有隐痛，纳平，大便正常；苔淡黄薄腻，脉小弦。守上方加石见穿 20 g，石打穿20 g，柴胡 9 g，制香附 12 g。14 剂，煎服法同前。

**随访**：之后患者病情平稳，或偶有感冒、纳差，随症加减用药，兼症即平，方药不离主方，患者化疗结束后继续服用汤药约 10 年，每年定期复查体检，肝肾功能、血常规、尿常规、乳腺 B 超检查及肿瘤指标等均在正常范围，生活质量良好。多次劝其可停药，患者因惧癌毒复发，仍坚持隔天服中药。

**按语**：本案例患者乳腺癌手术、化疗之后，正气衰弱，脾气失运，湿浊内盛，故见创口积液，胃纳不佳。方以六君子汤为基础，清热健脾燥湿，加之藿香、佩兰、苍术、生薏苡仁、川厚朴、西砂仁化湿和胃；蒲公英清热解毒消肿；半枝莲、白花蛇舌草以助抗癌毒。二诊以炒谷芽、炒麦芽健脾开胃，填补后天，以扶正气。患者第十一诊时经数次化疗，脱发、口腔溃疡多发等症，选炒山栀子清热降虚火，石斛、芦根养阴血生津液。第十六诊时患者乳胀隐痛，加用柴胡、制香附疏肝理气，石见穿、石打穿消癥解毒治疗，诸症见平。

化疗作为祛邪攻毒治疗肿瘤的重要方法，虽有可能使机体达到"邪去正自安"，但化疗药物在其"以毒攻毒"治疗恶性肿瘤的同时，加重了正气的耗损，对各个脏器和气血津液皆有损伤，尤其是对脾胃的损伤最为直接和严重。脾土为后天之本，故在治疗中，需重视顾护脾胃之气，扶正祛邪。《丹溪心法·口齿》篇曰："口疮服凉药不愈者，因中焦土虚，且不能食，相火冲上无制。"口疮的病因在脾、胃，是因脾胃虚弱、虚火上炎而发，中气不足为发病的关键。故应益气法为先，佐以养阴清热，以达升阳清热降浊之功。中药汤剂治疗个体化针对性强，在患者放化疗期间，汤药治疗有健脾养胃益阴之效。放化疗完成后，中药汤剂转为扶正抗癌毒为主的持久治疗，可以减少病情复发，清除患者各种临床症状，提高生活质量，延长生存期。

**案二**　张某，女，48岁，已婚。2013年4月21日初诊。

**主诉**：乳腺癌术后7月余。

**病史**：2012年8月16日在上海市某医院行左乳癌切除手术，病理示导管内癌（中等级别），未行化疗。2012年2月25日糖类抗原125为38.8 $\mu$/mL（升高）。

**刻下**：术后乏力，精神状态不佳，恶风怕冷，胃纳欠佳，时有嗳气，大便溏薄，日行2～3次，小便正常；舌淡苔薄白，脉小弦。

**中医辨证**：乳岩（脾胃气虚）。

**西医诊断**：乳腺癌术后。

**治法治则**：健脾和胃，清热解毒。

**处方**：六君子汤加味。制半夏12 g，陈皮9 g，太子参15 g，茯苓15 g，炒白术10 g，甘草9 g，白花蛇舌草20 g，蜀羊泉15 g，龙葵15 g，生薏苡仁20 g，制香附12 g，丝瓜络12 g。14剂，每日1剂，水煎400 mL，早午饭后温服。

**二诊**：2013年5月3日。胃纳可，无嗳气，大便正常，日行一次；苔脉同前。守上方加郁金18 g。14剂，煎服法同前。

**三诊**：2013年5月17日。夜寐欠安，白天昏昏欲睡；舌淡苔薄黄，脉小弦。

守上方加合欢皮 15 g,首乌藤 30 g。14 剂,煎服法同前。

**四诊:**2013 年 5 月 31 日。夜间睡眠好转,偶有胁痛,情绪激动时加重;舌淡苔薄黄,脉小弦。守上方加川楝子 15 g。14 剂,煎服法同前。

**五诊:**2013 年 6 月 14 日。胃纳欠佳,食后腹胀,自感乏力,精神不振;舌淡苔黄腻,脉弦滑。守上方加藿香 9 g,佩兰 9 g。14 剂,煎服法同前。

**六诊:**2013 年 6 月 28 日。腹胀已无,精神好转;苔脉平和。守上方去藿香、佩兰、郁金;加丹参 20 g。14 剂,煎服法同前。

**七诊:**2013 年 7 月 12 日。一般情况可,无不适;苔脉平和。守上方改制半夏 9 g。14 剂,煎服法同前。

**八诊:**2013 年 7 月 26 日。症情平稳,无不适;苔脉平和。守上方改仙半夏 15 g,茯苓 20 g,生薏苡仁 30 g。14 剂,煎服法同前。复查肿瘤标志物。

**九诊:**2013 年 8 月 9 日。2013 年 8 月 4 日糖类抗原 125 正常,无不适;苔脉平和。守上方加蛇六谷<sup>先煎</sup> 15 g。14 剂,煎服法同前。

**随访:**随症调理 1 年,复查糖类抗原 125 正常。

**按语:**该患者大病初愈,气血亏虚,肺虚固表不利,而见乏力、恶风、怕冷之象;脾虚失于健运,则见嗳气、大便溏薄之症。六君子汤益气固表,健脾助运,酌加白花蛇舌草、蜀羊泉、龙葵、生薏苡仁清解热毒,健脾消积;制香附、丝瓜络疏肝理气,通络散结;复诊时加入郁金解郁活血;合欢皮、首乌藤养血安神;川楝子疏肝行气;藿香、佩兰芳香化湿;丹参活血消痈。九诊时肿瘤指标正常,遂加蛇六谷加大清热解毒力度,巩固疗效。后随症加减调理 1 年,复肿瘤指标正常。

吴师治疗乳腺癌术后注重扶正解毒,不拘泥于重用清热常法。吴师认为乳腺癌术后病因病机上多以气血虚弱,故临证应补益气血贯穿始终,辅以清热解毒,散结消痈。吴师常以六君子汤加减用药。六君子汤温和健脾,脾胃之气渐复,则气血生化有源。其中半夏燥湿化痰,陈皮理气和胃,太子参益气健脾,白术甘温补气,苦燥健脾,茯苓渗湿健脾,甘草甘温益气。全方皆味甘入脾,益气之中有燥湿之功,补虚之中有运脾之力,补而不滞,利而不峻,甘淡平和,临床用之,祛邪扶正,疗效显著。

**案三** 俞某,女,67 岁。2013 年 5 月 16 日初诊。

**主诉:**右乳癌改良根治术后 3 月余。

**病史**：患者 2013 年 2 月 8 日行右乳癌改良根治术。目前已化疗 4 次。自化疗后，脱发较多，头皮作痛，耳鸣如蝉。

**辅助检查**：术后病理示右乳肿块浸润性黏液腺癌Ⅱ级，淋巴结 0/11*。

**刻下**：耳鸣，咽干，胃纳欠香，稍有恶心，无呕吐，大便如常；苔淡黄薄，脉细小弦。

**中医辨证**：乳岩（脾胃湿热）。

**西医诊断**：乳癌术后。

**治法治则**：清热化湿，健脾和胃。

**处方**：六君子汤加味。制半夏 12 g，陈皮 12 g，广藿香 6 g，佩兰 6 g，川厚朴 9 g，西砂仁<sup>后下</sup> 6 g，太子参 15 g，茯苓 15 g，炒白术 10 g，生甘草 9 g，白花蛇舌草 20 g，蜀羊泉 15 g，竹茹 15 g，炒谷芽 30 g，炒麦芽 30 g，炙鸡内金 15 g，川石斛 20 g。7 剂，每日 1 剂，水煎 400 mL，早午饭后温服。

**二诊**：2013 年 5 月 30 日。药后头皮作痛、耳鸣无发作，亦无恶心，稍有心悸，胸闷感，胃纳不香，夜寐不安，大便如常；苔薄微淡黄，脉小弦。守上方加丹参 20 g，合欢皮 15 g，首乌藤 30 g。14 剂，煎服法同前。

**三诊**：2013 年 6 月 13 日。患者自觉有口甜腻感，纳食正常，大便如常；苔淡黄薄腻花剥，脉小弦。守上方改石斛 30 g；加玄参 12 g。14 剂，煎服法同前。

**四诊至七诊**：症情基本平稳，随症加减用药，稳定不变。

**八诊**：2014 年 1 月 20 日。患者纳可，大便正常；苔薄微淡黄，脉细。2013 年 12 月 19 日复查各项肿瘤指标：糖类抗原 19-9、糖类抗原 15-3、糖类抗原 125、甲胎蛋白、癌胚抗原均在正常范围。续守方药，加用石见穿 20 g，石打穿 20 g。14 剂，煎服法同前。

**九诊**：2014 年 3 月 13 日。患者纳可，大便正常，耳鸣稍作，眠不安；苔根淡黄薄腻，脉小弦。守上方加泽泻 20 g，女贞子 12 g，墨旱莲 40 g。14 剂，煎服法同前。

**十诊**：2014 年 5 月 5 日。患者寐仍欠安，早醒，纳可，大便正常；苔淡黄薄腻花剥，脉小弦。守上方加煅牡蛎 30 g，龙骨 20 g。14 剂，煎服法同前。

**十一诊**：2014 年 8 月 1 日。患者睡眠有改善但早醒，纳可，大便正常；苔薄

---

\* 表示没有淋巴结转移（清扫的 11 个淋巴结均未出现淋巴结转移）。

微淡黄,脉细。守上方改龙骨 30 g;加麦冬 9 g,五味子 9 g,太子参 12 g。14 剂,煎服法同前。

**十二诊**:2014 年 11 月 3 日。患者纳可,大便正常,耳鸣稍作,夜间尤显;苔根淡黄薄腻,脉细。2014 年 10 月 31 日复查各项肿瘤指标:糖类抗原 19-9、糖类抗原 15-3、糖类抗原 125、甲胎蛋白、癌胚抗原均在正常范围。守上方加川芎15 g,地龙 15 g。14 剂,煎服法同前。

**随访**:本案经约 2 年门诊诊治,病情稳定,生活质量满意。治疗期间肿瘤指标、B 超等客观指标检查结果满意。

**按语**:本案患者经乳癌手术及化疗,正气损伤,气阴不足,气血失和,脉络失养,故见咽干、头皮作痛、耳鸣如蝉;脾失健运,胃失和降,故见胃纳欠安、恶心。处方以六君子汤为基础,健脾和胃益气阴、清热化湿解毒。癌毒余邪,其毒性猛烈,易耗散正气,易痰瘀阻滞,故方中加蜀羊泉、白花蛇舌草清热解毒祛余邪。复诊时心悸、夜寐不安,故加入丹参、合欢皮、首乌藤养心安神助眠。八诊时肿瘤指标均正常,加入石见穿、石打穿以散结消癥防复发。九诊时耳鸣不安,加入女贞子、墨旱莲补肝益肾聪耳,泽泻利水泻浊。十二诊时耳鸣稍作加入川芎、地龙活血祛瘀通络,引药上行。

《医学汇编·乳岩附论》指出"正气虚则为岩"。患者罹患乳腺癌,虽经手术、化疗去癌毒,然正气虚弱为本,且癌毒余邪残留体内易耗散正气、易痰瘀阻滞,故致化疗后痰浊内生,胃失和降,气血不荣,耳窍失养而见诸症。治病求本,故治疗中以益气健脾和胃为根本,辅以养心安神、活血通窍之品。


**案四** 王某,女,46 岁。2016 年 3 月 15 日初诊。

**主诉**:左乳癌切除手术后 7 个月。

**病史**:2015 年 8 月行左乳癌切除手术,病理示导管内癌(中等级别),未行化疗。2016 年 2 月糖类抗原 125 为 38.8 μ/mL(升高)。自觉术后乏力感明显。

**刻下**:乏力,恶风怕冷胃纳欠佳,时有嗳气,大便溏,日行 2~3 次,小便可;舌淡苔薄白,脉弦。

**中医辨证**:乳岩(脾胃气虚)。

**西医诊断**:左乳癌切除手术后。

**治法治则**:健脾和胃,清热解毒。

**处方**：六君子汤加味。制半夏 12 g，陈皮 9 g，太子参 15 g，茯苓 15 g，炒白术 10 g，甘草 9 g，白花蛇舌草 20 g，蜀羊泉 15 g，龙葵 15 g，生薏苡仁 20 g，制香附 12 g，丝瓜络 12 g。7 剂，每日 1 剂，水煎 400 mL，早午饭后温服。

**二诊**：2016 年 3 月 24 日。胃纳可，无嗳气，大便正常，日行一次；舌淡苔薄白，脉弦。守上方加郁金 18 g。14 剂，煎服法同前。

**三诊**：2016 年 4 月 7 日。夜间寐欠安，白天昏昏欲睡；舌淡苔薄黄，脉小弦。守上方加合欢皮 15 g，首乌藤 30 g。14 剂，煎服法同前。

**四诊**：2016 年 5 月 19 日。夜间睡眠好转，偶有胁痛，情绪激动时加重；舌淡苔薄黄，脉小弦。守上方加川楝子 15 g。7 剂，煎服法同前。

**五诊**：2016 年 7 月 14 日。胃纳欠佳，食后腹胀，自感乏力，精神不振；舌淡苔黄腻，脉弦滑。守上方加藿香 9 g，佩兰 9 g。14 剂，煎服法同前。

**六诊**：2016 年 7 月 28 日。腹胀已无，精神好转；苔脉平和。守上方去藿香、佩兰、郁金；加丹参 20 g。14 剂，煎服法同前。

**随访**：2016 年 8 月复查肿瘤标志物糖类抗原 125 正常。

**按语**：此患者大病初愈，气血亏虚，肺虚固表不利，有乏力、恶风、怕冷之象；脾失健运，则见嗳气、大便溏薄。六君子汤益气固表，健脾助运，酌加白花蛇舌草、蜀羊泉、龙葵、生薏苡仁清解热毒，健脾消积；制香附、丝瓜络疏肝理气，通络散结；复诊时加入郁金解郁活血；合欢皮、首乌藤养血安神；川楝子疏肝行气；藿香、佩兰芳香化湿；丹参活血消癥。

**案五** 崔某，女，46 岁，已婚。2021 年 8 月 19 日初诊。

**主诉**：右乳腺癌术后 10 月余。

**病史**：患者 2020 年 10 月行右乳腺癌术后，化疗 8 次（2021 年 5 月 6 日结束），放疗 25 次（2021 年 6 月 22 日结束）。

**刻下**：神疲乏力，胃脘作胀不适，时有恶心感，偶有嗳气泛酸，纳欠香，大便欠畅；舌质淡红，苔淡黄薄，脉细。

**中医辨证**：乳岩（脾胃虚弱，余毒凝滞）。

**西医诊断**：右乳腺癌术后。

**治法治则**：健脾和胃、扶正消瘤。

**处方**：六君子汤加减。制半夏 12 g，陈皮 12 g，砂仁<sup>后下</sup> 6 g，太子参 18 g，茯苓 15 g,炒白术 10 g,生甘草 9 g,鸡内金 20 g,炒麦芽 30 g,炒谷芽 30 g,炒神曲 15 g,白花蛇舌草 20 g。7 剂,每日 1 剂,水煎 400 mL,早午饭后温服。

**二诊**：2021 年 8 月 27 日。胃脘作胀不适改善,恶心感减轻,嗳气泛酸基本除,纳食增,大便偏干;舌质淡红,苔薄,脉细。守上方加厚朴 15 g,炒枳实 15 g,炒莱菔子 30 g。14 剂,煎服法同前。

**三诊**：2021 年 9 月 10 日。自觉仍有疲乏感,各胃脘不适症状基本除,纳平,大便如常;舌质淡红,苔淡黄薄,脉细。守上方改太子参 30 g;加龟甲 20 g,鳖甲 30 g,黄精 15 g,菟丝子 30 g。14 剂,煎服法同前。

**四诊**：2021 年 9 月 24 日。药后自觉体力有增,余症平。守上方加石见穿 20 g,石打穿 20 g,山慈菇 12 g。14 剂,煎服法同前。

**随访**：持续汤药治疗中 2 年余,随症加减用药,目前病情平稳。每年定期复查肝肾功能、血常规、乳腺 B 超检查及肿瘤指标等均在正常范围,生活质量良好。

**按语**：本案患者经乳癌手术及放化疗,正气受损,脾胃虚弱,运化失调,故见神疲乏力,胃脘作胀不适,时有恶心感,嗳气泛酸。处方以六君子汤为基础,健脾和胃益气,炒谷芽、炒麦芽、炒神曲健脾开胃、填补后天以扶正气,白花蛇舌草以助抗癌毒。吴师认为中医药治疗是乳腺癌治疗的重要组成部分,应贯穿乳腺癌治疗的全过程,手术及放化疗是现代医学治疗肿瘤的重要方法,但在治疗肿瘤的同时,加重了人体正气的耗损,对各个脏器和气血津液皆有严重的毒害作用,尤其对脾、胃的损伤最为直接和严重。脾土为后天之本,故在中医药治疗中,需重视顾护脾胃之气,从而达到扶正祛邪的目的。中医药可以有效地减轻乳腺癌化疗及内分泌治疗的毒副反应,起到增效解毒的作用,提高患者的生活质量,延长其生存期。

**案六** 查某,女,59 岁,已婚。2021 年 9 月 9 日初诊。

**主诉**：左乳腺癌术后 2 年余。

**病史**：患者 2019 年 12 月于外地医院行左乳腺癌切除术,化疗 4 次,放疗 25 次。2021 年 6 月行会厌囊肿切除术。

**刻下**：疲乏,纳欠香,大便 3 次,偏溏软;舌质淡红,苔淡黄薄腻,脉小弦。

**中医辨证**：乳岩(脾胃虚弱,湿毒凝滞)。

**西医诊断**：左乳腺癌术后。

**治法治则：**健脾和胃，清热化湿。

**处方：**自拟"化湿方"合六君子汤加减。制半夏 12 g，陈皮 12 g，太子参 18 g，白茯苓 15 g，甘草 9 g，生白术 10 g，豆蔻<sup>后下</sup> 6 g，藿香 9 g，佩兰 9 g，白花蛇舌草 20 g，龙葵 18 g，炒麦芽 30 g，炒谷芽 30 g，莲子 30 g，炒神曲 18 g。7 剂，每日 1 剂，水煎 400 mL，早午饭后温服。

**二诊：**2021 年 9 月 17 日。近来皮肤瘙痒感，纳可，大便日 2～3 次，偏溏软；舌质淡红，苔淡黄薄腻，脉小弦。守上方生白术改炒白术 20 g；加炮姜炭 9 g，补骨脂 12 g，白鲜皮 12 g，地肤子 12 g，泽兰 20 g，土茯苓 20 g。14 剂，煎服法同前。

**三诊：**2021 年 10 月 8 日。皮肤瘙痒感有改善，纳可，大便如常，睡眠尚可。守上方去藿香，加山慈菇 12 g，浙贝母 12 g，夏枯草 15 g，煅牡蛎 30 g。14 剂，煎服法同前。

**四诊：**2021 年 10 月 22 日。皮肤瘙痒感明显改善，睡眠欠安，纳可，大便如常。守上方加合欢皮 30 g，首乌藤 30 g。14 剂，煎服法同前。

**随访：**此后随症加减，汤药治疗 2 年，现病情平稳。

**按语：**乳腺癌属于中医学乳岩的范畴，是女性最常见的恶性肿瘤之一。吴师认为中医药的参与在乳腺癌术后治疗中的重要性日益突显。吴师认为对于乳腺癌术后完成化疗的患者，中医治疗的主要目的在于预防复发转移、延长患者生存期、提高生活质量。该患者乳腺癌经手术、化疗后，损伤了人体正气，脾虚失运，湿浊内盛，郁而化热，故见疲乏，纳欠香，大便溏软。苔淡黄薄腻，为湿热内蕴之表现，故治疗上以六君子汤为底，顾护脾胃之气，扶正祛邪为先，加炒麦芽、炒谷芽、莲子、炒神曲健脾和胃以助固本，自拟化湿方加白花蛇舌草、龙葵，清热解毒化湿以治标。二诊时胃纳好转，大便仍偏溏软，改炒白术，加炮姜炭、补骨脂，调补脾肾；皮肤瘙痒乃湿毒凝滞所致，故加白鲜皮、地肤子、泽兰、土茯苓以清热解毒，利湿止痒。三诊时胃纳、大便好转，时为正气恢复之征象，此时可徐徐加入山慈菇、浙贝母、夏枯草、煅牡蛎清热散结消癥以防复发。此后随症加减，该患者目前定期就诊，病情平稳。

**案七** 张某，女，71 岁。2022 年 1 月 25 日初诊。

**主诉：**双乳术后 4 月余。

**病史：**患者 2021 年 9 月 8 日因乳腺导管原位癌手术切除，术后无放、化疗。原发性高血压病史，用药可控。

**刻下：**伤口处疼痛明显，无皮损；自觉午后有潮热汗出，睡眠差，时头晕，疲乏感，口干苦，咽痛；纳可，大便日行 1～2 次，先成形后偏溏软；舌淡红，苔淡黄薄，脉细小弦。

**中医辨证：**癌病（余毒未净）。

**西医诊断：**乳腺恶性肿瘤史。

**治法治则：**清热化湿，理气散结。

**处方：**自拟"化湿方"合六君子汤加减。藿香 9 g，佩兰 9 g，豆蔻<sup>后下</sup> 6 g，制半夏 12 g，陈皮 12 g，太子参 15 g，生白术 10 g，白茯苓 15 g，甘草 9 g，石斛 20 g，玄参 12 g，炒神曲 18 g。7 剂，每日 1 剂，水煎 400 mL，早午饭后温服。

**二诊：**2022 年 2 月 4 日。患者自诉午后潮热汗出减轻，口干苦仅夜间明显，寐差，时头晕，疲乏感，咽痛；纳可，大便日行 1～3 次，先成形后偏溏软；舌质淡红，苔淡黄腻，脉细。守上方去炒神曲；改石斛 30 g；加土茯苓 15 g，泽兰 20 g，蒲公英 30 g，龙葵 12 g，炒谷芽 30 g，炒麦芽 30 g，炒鸡内金 15 g，合欢皮 30 g，首乌藤 30 g。14 剂，煎服法同前。

**三诊：**2022 年 2 月 15 日。午后潮热汗出继续减轻，口干苦，咽痛已不明显，睡眠改善，仍有头晕，疲乏感；纳可，大便日行 1～2 次，成形；舌质淡红，苔淡黄腻，脉细。守上方改石斛 20 g；加白花蛇舌草 20 g，山慈菇 12 g。14 剂，煎服法同前。

**四诊：**2022 年 2 月 28 日。患者午后潮热汗出，口干苦，咽痛，疲乏感诸症均已不明显，睡眠、头晕继续改善；纳可，大便日行 1～2 次，成形；舌质淡红，苔淡黄薄，脉细。治守法，续前方 14 剂，煎服法同前。

**按语：**本案患者新近乳腺癌术后欲尽快恢复，防止复发就诊，属于癌症余毒未净范畴。吴师首诊治以化湿方合六君子汤加减，并根据伴随症状稍加养阴、解毒之品。二诊开始加重祛湿活血、解毒抗癌力度，并不忘养胃、助眠，追加土茯苓、泽兰、蒲公英、龙葵、炒谷芽、炒麦芽、炒鸡内金、合欢皮、首乌藤等。三诊患者术后不适症状趋于和缓，吴师继续酌加白花蛇舌草、山慈菇等抗肿瘤之药。四诊守原方巩固疗效以期久久建功。

吴师诊治肿瘤术后患者，多以化湿方合六君子汤开篇，体现注重后天、顾护脾胃的治疗思想,同时现代药理研究也表明六君子汤具有抗肿瘤的作用。蒲公英、龙葵、白花蛇舌草、山慈菇等临床常用抗肿瘤中草药多苦寒伤胃,六君子汤的底方也为预防这些药物的副作用打下了基础。术后患者症情平稳后,吴师便扶正护胃、抗癌防复并举,且在后续长期的诊疗中临证加减。

## 第五节 >> 妇科肿瘤术后

**案一** 王某,女,59 岁。初诊日期:2013 年 5 月 10 日。

**主诉:**卵巢恶性肿瘤术后伴烘热汗出 6 个月。

**病史:**患者 6 个月前体检时发现卵巢恶性肿瘤遂于 2012 年 10 月 16 日行子宫及附件切除术。术后化疗 6 次。现寻求进一步中医治疗。

**辅助检查:**术后病理检查示子宫内膜样腺癌。

**刻下:**睡眠欠佳,易醒,时有烘热,手足心热,自汗、盗汗,膝关节作胀感,下蹲后起立困难,纳平,二便正常;舌淡红,苔薄,脉细小弦。

**中医辨证:**癥积(正虚邪恋)。

**西医诊断:**卵巢癌术后。

**治法治则:**滋阴补肾、化痰祛毒。

**处方:**自拟"吴氏消瘤散"加减。山慈菇 15 g,石见穿 20 g,石打穿 20 g,土鳖虫 12 g,太子参 27 g,炒白术 15 g,制香附 12 g,炙甘草 9 g,制黄精 15 g,山药 50 g,山茱萸 18 g,牡丹皮 18 g,白茯苓 15 g,生地黄 27 g,麦冬 12 g,玄参 12 g,女贞子 12 g,墨旱莲 40 g,石斛 15 g,菟丝子 30 g,大枣 27 g,远志 9 g,龟甲 30 g,鳖甲 15 g,地龙 15 g,酸枣仁 12 g,首乌藤 30 g,糯稻根 30 g。14 剂,每日 1 剂,水煎 400 mL,早午饭后温服。

**二诊:**2013 年 5 月 4 日。睡眠已安,潮热减轻,汗出仍多。守上方去酸枣仁、地龙、首乌藤;加五味子 9 g,瘪桃干 15 g,煅龙骨 30 g,煅牡蛎 30 g。7 剂,煎服法同前。

**三诊:**患者潮热偶作,夜间明显,睡眠时好时差,自汗、盗汗减轻,纳平,二便正常。守法续用。14 剂,煎服法同前。

**随访**：此后患者服汤药近 7 年，每年复查血常规、肝肾功能、肿瘤指标均无明显异常，症情平稳。

**按语**：卵巢癌是发生于卵巢组织的恶性肿瘤，早期症状不明显，多在体检或妇科检查时发现。根据病理特征，本病可归属于中医学"癥积""积聚""石瘕"等范畴，病因病机多为正气亏虚，痰瘀癌毒内结。

本案患者已年过"七七"，肾精亏虚，气阴不足，正虚不能抗邪，痰瘀癌毒留滞卵巢，就诊时患者子宫及卵巢附件均已切除，素体气阴两虚，加之化疗煎灼阴精，进一步加重了阴虚，故见潮热盗汗、睡眠欠安。治以滋阴清热补肾、抑毒消瘤祛余邪，予吴氏消瘤散、六味地黄丸合二至丸加减治疗。二诊时患者潮热减轻，寐安，但仍多汗。原方去酸枣仁、首乌藤等，加五味子、瘪桃干、煅龙骨、煅牡蛎加重收涩敛阴。三诊时患者潮热、盗汗症状明显减轻。此后均以此方为基础随症加减，旨在调理患者体质，预防卵巢癌的复发。患者服汤药 7 年，体健无不适，其间鲜有感冒，多次劝其停药不从，自觉服药后身心舒畅。

在诊治恶性肿瘤患者时，应充分考虑其年龄特征、疾病伴随症状与恶性肿瘤病情发展的相互影响，在抑制肿瘤的同时，提高患者生活质量。

**案二** 王某，女，70 岁，已婚。2021 年 6 月 24 日初诊。

**主诉**：卵巢癌术后 9 月余。

**病史**：患者 2020 年 7 月 8 日于当地肿瘤医院因卵巢恶性肿瘤行子宫、卵巢全切术，化疗 4 次。

**刻下**：时有头晕，无视物旋转，无头痛，无发热，纳食不多，二便尚可，寐尚可；舌质淡红，苔淡黄薄腻，脉小弦。

**中医辨证**：癥积（湿热蕴结，气血亏虚）。

**西医诊断**：卵巢癌术后。

**治法治则**：清热化湿，益气养血扶正。

**处方**：六君子汤化裁为先。太子参 18 g，白茯苓 15 g，生白术 10 g，甘草12 g，制半夏 12 g，陈皮 12 g，豆蔻<sub>后下</sub> 6 g，当归 12 g，茵陈 20 g，地耳草 20 g，白花蛇舌草 20 g，7 剂，每日 1 剂，水煎 400 mL，早午饭后温服。

**二诊**：2021 年 7 月 8 日。头晕减轻，纳食改善，二便如常，寐可；舌质淡红，苔淡黄薄腻，脉小弦。守上方加炒神曲 15 g，薏苡仁 30 g，炒苍术 12 g。14 剂，煎服法同前。

**三诊：** 2021 年 7 月 22 日。头晕、纳食不多症状续好转，带下时作色黄，二便如常，寐可；舌质淡红，苔淡黄薄，脉小弦。守上方加川牛膝 9 g，半枝莲 20 g，半边莲 20 g，败酱草 30 g，大血藤 30 g。14 剂，煎服法同前。

**四诊：** 2021 年 8 月 5 日。头晕除，纳食明显好转，带下减少，二便如常，寐可；舌质淡红，苔淡黄薄，脉小弦。守上方加泽兰 20 g，丹参 20 g。14 剂，煎服法同前。

**五诊：** 2021 年 8 月 19 日。头晕除，纳食平，带下基本除，二便可，寐安；舌质淡红，苔淡黄薄，脉小弦。守上方加山慈菇 12 g，14 剂，煎服法同前。

**随访：** 患者继续坚持汤药治疗中，病情控制稳定。

**按语：** 卵巢癌手术虽可去除实体病灶，然毒瘤之性隐匿、暴烈，且易于浸润及转移，故术后常须配合化疗以攻瘤毒，但术后患者正气大伤，致脾胃虚弱，加之化疗药物更伤脾胃，脾虚失运，痰湿内阻，故胃纳不佳；正气衰弱，气血失和，脑窍失养，故时有头晕，故以六君子汤为基础益气健脾化湿，以助脾胃功能恢复，加当归以活血养血；加豆蔻、茵陈、地耳草、白花蛇舌草以清热利湿解毒抗癌。二诊时头晕、纳食改善，加炒苍术、薏苡仁、炒神曲燥湿健脾和胃以调补后天之本。三诊时患者症见带下发作色黄，为湿浊瘀毒蕴结，流注下焦所致，败酱草、大血藤清热利湿，化瘀消痈，加半枝莲、半边莲、川牛膝既可清利下焦湿热，又可解毒抗癌。此后患者服用汤药病情平稳，根据病情变化，酌情用全"吴氏消瘤散"。李东垣在《脾胃论》中指出"脾为元气之本"，《医宗必读·肾为先天本脾为后天本论》则提出："有胃气则生，无胃气则死"。吴师认为顾护脾胃之本在治疗肿瘤的整个过程中都非常重要，特别是放化疗后，脾胃之气大伤，此时先以中药汤剂益气健脾和胃以扶正固本，后以扶正抗癌治疗为主，标本兼顾，可以有效改善术后及放化疗带来的各种临床症状，防止病情复发，并能明显提高生活质量，延长生存期。


**案三** 潘某，女，48 岁，已婚。2021 年 6 月 24 日初诊。

**主诉：** 子宫内膜样腺癌术后 1 月余。

**病史：** 患者 2018 年 9 月 20 日于某院妇科行诊刮术＋子宫内膜息肉电切术，子宫、双侧附件及输卵管切除，不需要放化疗。病理检查示子宫内膜样腺癌。

**刻下**：胃脘时有嘈杂感，夜间口干口苦，夜半时有泛酸，纳一般，大便日 1～3 次，溏薄，时有带下，无腹痛，眠尚可；舌质淡红，舌苔淡黄薄腻，脉细。

**中医辨证**：癥积（脾胃虚弱，痰湿内盛）。

**西医诊断**：子宫内膜样腺癌术后。

**治法治则**：清热化湿，解毒消积扶正。

**处方**：吴氏消瘤散合六君子汤加减治疗。藿香 9 g，佩兰 9 g，豆蔻<sup>后下</sup> 6 g，太子参 15 g，生白术 10 g，白茯苓 15 g，甘草 9 g，制香附 12 g，地黄 12 g，山药 20 g，黄连 6 g，煅瓦楞子 30 g，煅蛤壳 30 g，炒谷芽 30 g，炒麦芽 30 g，炒神曲 15，山慈菇 12 g，蜀羊泉 10 g，白花蛇舌草 20。7 剂，每日 1 剂，水煎 400 mL，早午饭后温服。

**二诊**：2021 年 7 月 8 日。纳一般，胃脘嘈杂感稍改善，夜间口干口苦、泛酸减轻，大便偏软，每日 2～3 次，偶有带下；舌质淡红，舌苔淡薄黄腻，脉细小弦。守上方改炒白术 15 g；加炒鸡内金 15 g，白螺蛳壳 40 g，焦栀子 6 g，石斛 20 g，炮姜炭 9 g。14 剂，煎服法同前。

**三诊**：2021 年 7 月 22 日。纳食有增，胃脘嘈杂感、夜间口干苦、泛酸等不适续改善，大便成形，每日 2～3 次，偶有带下；舌质淡红，舌苔淡薄黄腻，脉细。守上方加炒薏苡仁 30 g，莲子 30 g，制黄精 15 g。14 剂，煎服法同前。

**四诊**：2021 年 8 月 5 日。纳食有增，胃脘嘈杂感、夜半时有泛酸、夜间口干苦续减，大便成形，每日 2～3 次，偶有带下；舌苔淡薄黄，脉细。守上方改豆蔻<sup>后下</sup> 9 g；加苍术 12 g，大血藤 20 g，败酱草 30 g，蒲公英 30 g。14 剂，煎服法同前。

**五诊**：2021 年 8 月 19 日。纳可，胃脘嘈杂感好转，夜间口干苦续改善，泛酸除，大便成形，每日 1～2 次，带下好转；舌质淡红，舌苔淡薄黄腻，脉细。守上方改太子参 30 g；加石见穿 20 g，石打穿 20 g，石上柏 10 g，漏芦 9 g。14 剂，煎服法同前。

**随访**：后均以此方为基础，随证加减，患者目前继续坚持服汤药，定期复查血常规、肝肾功能、肿瘤指标、B 超等检查均无明显异常。

**按语**：子宫内膜癌是女性生殖器官最常见恶性肿瘤之一，占女性生殖道恶性肿瘤的 20％～30％，绝大多数为腺癌，其中最常见的是子宫内膜样腺癌。本例患者已近"七七"之年，此时肾气衰，正虚不能抗邪，手术后进一步耗损人体正气,以致脾胃虚弱,运化失常,湿浊内盛,则胃脘嘈杂、泛酸、大便易溏;癌毒易耗气伤阴,正虚痰浊瘀毒之邪留恋,以致痰凝湿聚、邪毒蕴结,故口干口苦;湿浊流注下焦,故时有带下。本病位于胞宫,主要涉及肝、脾、肾等脏腑,证属本虚标实,治疗上应以"健脾和胃扶正,清热化湿解毒"为主。《医宗金鉴·积聚治法》认为"攻虚兼补正邪安",该患者为子宫内膜癌术后,正气不足、余邪尚存,湿毒蕴结,故以六君子汤配煅瓦楞子、煅蛤壳、炒谷芽、炒麦芽、炒神曲益气健脾和胃以扶正,藿香、佩兰、豆蔻、黄连清热化湿以清余邪,地黄、山药以清热养阴生津,山慈菇、蜀羊泉、白花蛇舌草清热利湿、解毒抗癌。二诊时上述症状服汤药后改善,改炒白术,加炒鸡内金、白螺蛳壳、炮姜炭、焦栀子、石斛以健脾益胃、清热滋阴。三诊、四诊时纳食有增,胃脘嘈杂感、夜半时有泛酸、夜间口干苦续改善,大便成形,每日2~3次,偶有带下,重豆蔻用量,加莲子、炒薏苡仁、苍术增健脾利湿之功;加大血藤、败酱草、蒲公英,添清热解毒之效。患者自五诊时症状均已好转,病情平稳,增太子参用量,加石见穿、石打穿、石上柏、漏芦以增益气解毒抗癌之效,乃为吴氏消瘤散的化裁使用。吴师对该患者遵从标本同治,辨证、辨病、辨体质相结合的治疗方法,经过1年多的汤药治疗,病情得到有效缓解和控制,取得令人满意的临床疗效。

**案四** 李某,女,73岁,已婚。2021年7月29日初诊。

**主诉:** 子宫体内膜癌术后6月余。

**病史:** 患者因子宫内膜癌于2017年10月19日在三甲医院行子宫及附件全切术(具体不详),术后完成化疗4次、放疗28次。患者自放疗开始出现左下肢水肿不适,无疼痛,皮温皮色正常,无发热。

**刻下:** 左下肢水肿,纳食一般,大便不成形,每日2次,大便时伴腹痛,无便血,睡眠可;舌质淡红,舌苔淡黄薄腻,脉细。

**中医辨证:** 癥积(脾胃虚弱,湿热蕴结)。

**西医诊断:** 子宫内膜癌术后。

**治法治则:** 清热化湿,扶正消瘤。

**处方:** 吴氏消瘤散合六君子汤加减。藿香9g,佩兰9g,豆蔻<sup>后下</sup>6g,制半夏12g,陈皮12g,太子参15g,生白术10g,白茯苓15g,甘草9g,黄连6g,吴茱萸3g,川芎12g,制香附12g,丹参20g,泽兰15g,白花蛇舌草20g,泽泻18g,蜀羊泉 10 g。7 剂,每日 1 剂,水煎 400 mL,早午饭后温服。

**二诊**:2021 年 8 月 6 日。患者仍左下肢水肿,纳食一般,大便不成形,每日 2 次,便时腹痛稍减轻;苔淡薄黄腻,脉细。守上方去太子参;改炒白术 15 g,豆蔻<sup>后下</sup> 9 g,茯苓 20 g,泽泻 27 g,丹参 30 g;加党参 9 g,苍术 12 g,虎杖 15 g,车前草 15 g,玉米须 30 g,水蛭 9 g。14 剂,煎服法同前。

**三诊**:2021 年 8 月 20 日。近来左下肢水肿症状较前减轻,纳食平,大便成形,每日 2 次,便时腹痛续减;舌苔根淡黄薄,脉细。守上方去党参,加太子参 18 g,土茯苓 15 g,冬瓜皮 30 g,川牛膝 9 g。14 剂,煎服法同前。

**四诊**:2021 年 9 月 3 日。患者左下肢水肿续减,纳食平,大便成形,每日 2 次,便时腹痛明显减少,无便血,无发热;舌苔根淡黄薄,脉细。守上方改炒白术 20 g;加白茅根 30 g,路路通 15 g。14 剂,煎服法同前。

**五诊**:2021 年 9 月 17 日。左下肢水肿续减轻,纳食平,大便成形,每日 1 次,腹痛偶发;舌苔淡黄薄,脉细。守上方去黄连、吴茱萸;改生白术 10 g;加神曲 18 g,当归 9 g。14 剂,煎服法同前。

**六诊**:2021 年 10 月 15 日。左下肢水肿症状明显好转,大便正常,无腹痛,纳平,寐安;苔淡黄薄,脉细。守上方改太子参 27 g;加山慈菇 12 g。14 剂,煎服法同前。

**随访**:后均以 2021 年 10 月 15 日方为基础,随证加减。定期随访其血常规、肝肾功能、肿瘤指标均在正常范围,患者服汤药治疗 2 年余,病情控制平稳。

**按语**:子宫内膜癌在放疗过程中放射线易损伤淋巴管,从而引起淋巴回流受阻或中断,以致富含蛋白质的淋巴液大量滞留于组织间隙里面,导致下肢水肿,也称为象皮肿,但西医药对其缺乏有效的治疗手段,顽固难愈,对患者的生活质量影响较大。由于此患者病程日久,耗伤正气,经手术及放化疗后,进一步耗气伤阴,脏腑功能失调,导致水湿内停,左下肢水肿;湿为阴邪,其性黏腻趋下,湿毒流注下肢,阻遏气机,气滞血液运行不畅,更加重水湿停聚下焦;正虚脾胃运化无力,故纳欠佳,湿热邪毒蕴结肠胃,故见大便溏软不成形、腹痛。张景岳在《金匮要略·水气病》篇中指出"水不能化,因之气虚"。吴师认为初期患者表现为放化疗后的毒副反应,本着"标本同治"的治疗理念,以益气扶正为主治其本,辅以活血化瘀、利水渗湿治其标,故以六君子汤为底,益气健脾化湿而扶正,以示治其本。血不利则为水,故加川芎、制香附、丹参以行气活血消肿,藿香、佩兰、豆蔻、黄连、吴茱萸以清热利湿、和胃止痛,泽兰、泽泻利水消肿,白花蛇舌草、蜀羊泉在此取其既抗癌又利尿消肿的功效。二诊时左下肢水肿仍有,腹痛稍改善,将太子参、生白术易为党参、炒白术,以增益气健脾和胃之功效,加苍术、虎杖以清热利湿止痛,增加泽泻、丹参、豆蔻、茯苓用量,加车前草、玉米须、水蛭以助活血通络、利水消肿之功。六诊时患者左下肢水肿症状明显好转,腹痛除,病情平稳,此时病机为正虚邪恋,增加太子参用量,加山慈菇以益气扶正消癥。患者病情控制良好,生活质量明显改善,随访其血常规、肝肾功能、肿瘤指标、B 超等检查均无明显异常,但此病易反复,需持续治疗。

**案五** 师某,女,48 岁,已婚。2021 年 7 月 9 日初诊。

**主诉:** 宫颈癌放化疗后半年余。

**病史:** 患者 2020 年 6 月于三甲医院行宫颈癌化疗 2 次、放疗 28 次,放化疗结束。

**刻下:** 月经 4 个月未行,带下水样,近来大便成形,时有血丝,色鲜,无疼痛,每日 1～2 次;舌质淡红,苔淡黄薄腻,脉细。

**中医辨证:** 癥积(湿热内蕴)。

**西医诊断:** 宫颈癌放化疗后。

**治法治则:** 清热化湿,扶正消瘤。

**处方:** 自拟"化湿方"合六君子汤化裁为先。藿香 9 g,佩兰 9 g,豆蔻<sub>后下</sub> 6 g,陈皮 12 g,制半夏 12 g,太子参 18 g,白茯苓 15 g,生白术 10 g,甘草 9 g,川牛膝 9 g,败酱草 30 g,大血藤 20 g,白花蛇舌草 20 g。7 剂,每日 1 剂,水煎 400 mL,早午饭后温服。

**二诊:** 2021 年 7 月 23 日。带下水样改善,月经仍未行,大便成形,时有血丝,色鲜,无疼痛,每日 1～2 次;舌质淡红,苔淡黄薄腻,脉细。守上方加半枝莲 20 g,半边莲 20 g,山慈菇 12 g。14 剂,煎服法同前。

**三诊:** 2021 年 8 月 6 日。带下水样续改善,月经未行,近来大便成形,仍时有血丝,色鲜,无疼痛,每日 1～2 次;舌质淡红,苔淡黄薄,脉细。2021 年 4 月 9 日肠镜报告示直肠乙状结肠炎,直肠溃疡(放射性?)。守上方去藿香、佩兰;加炒神曲 18 g,黄连 6 g,炒木香 12 g,藕节炭 20 g,地榆炭 18 g,槐角炭 18 g。

14 剂,煎服法同前。

**四诊:**2021 年 8 月 20 日。带下水样好转,月经未行,大便血丝减少,无疼痛;舌质淡红,苔淡黄薄,脉细。守上方加山药 20 g,石见穿 20 g,石打穿 20 g。14 剂,煎服法同前。

**随访:**患者继续坚持汤药治疗 2 年,均以此方为基础随证加减,现症状好转,病情平稳,生活质量明显提高。

**按语:**吴师认为宫颈癌好发于"六七"至"七七"之年,此时肾气衰,天癸竭,地道不通,故月经 4 月未行;此患者属于宫颈癌晚期,以姑息治疗为主,正气已虚,复因放化疗杀伐元气,多体虚精亏,正虚邪毒留恋,以致邪毒长期停滞于体内,而形成痰凝湿聚,邪毒蕴结,湿浊流注下焦,故见带下水样,毒邪内蕴大肠,则见大便时有血丝。证属正虚湿热瘀毒凝滞,以自拟化湿方六君子汤益气健脾化湿,加川牛膝、败酱草、大血藤、白花蛇舌草解毒利湿、活血散结,既可导湿毒从下焦而去,又可解毒抗癌。二诊时带下改善,加半枝莲、半边莲、山慈菇清热解毒以助抗癌。三诊时带下好转,舌苔干净,故去藿香、佩兰,大便血丝仍有,复查肠镜提示放射性直肠溃疡可能,故予炒木香、黄连、藕节炭、地榆炭、槐角炭清热利湿、解毒止血,同时加炒神曲健脾和胃,以调补后天之本。四诊时患者服药后诸症明显减轻,加强中药抗瘤消结药的应用,如石见穿、石打穿,是为吴氏消瘤散的化裁使用。随后继续坚持汤药治疗,均以此方为基础随证加减,旨在调理患者体质以扶正抗癌,预防宫颈癌的复发。

# 第六章 杂病医案

## 第一节 重症成人川崎病

**案一** 患者,女,36岁。2007年3月28日初诊。

**主诉**:咽痛、咳痰、左侧胸痛伴发热9天。

**病史**:9天前患者无明显诱因下出现体温39.2℃,精神萎靡不振,口唇疱疮,查咽部充血,双侧扁桃体Ⅰ度肿大,左侧见脓点,双颌下肿胀不适感,两肺呼吸音粗。入院诊断为急性支气管炎、急性化脓性扁桃体炎、急性腮腺炎,予抗感染、抗病毒及补液等治疗。2天后,患者病情进行性加重,出现呼吸急促,咯黄脓痰;耳后、胸背部、腹部大片散在暗红色斑丘疹,并出现双眼结膜充血明显、双足趾腹面红色斑疹脱屑、口唇潮红皲裂、杨梅舌等。肺部CT示肺右中叶及两下肺炎,以两下肺明显,伴实变,两肺间质水肿伴肺泡内广泛渗出积液,少量胸水,心影稍大,心包膜稍增厚。血常规检查示白细胞$8.3 \times 10^9$/L,中性粒细胞89.3%;血沉49 mm/h;C反应蛋白81.6 mg/L;D-二聚体1 889 $\mu$g/mL;肢端末梢氧饱和度56%。由于患者存在严重低氧血症,考虑急性呼吸窘迫综合征,转入重症监护室(ICU)予鼻插管接呼吸机,应用抗炎、激素及人体白蛋白营养支持等治疗。经多家三甲医院专家会诊,根据患者发病特点:发热、口腔溃糜、杨梅舌,皮肤斑丘疹损害以躯干、足底、脚趾部脱屑为主;伴有心肌损害,多导联ST-T改变;虽肺部症状突出,但血常规检查提示白细胞不高;D-二聚体、血沉、C反应蛋白增高等,诊断为川崎病,治疗方案改为抗感染及丙种球蛋白等。

1周后,患者病情较前好转,脱离呼吸机,西医续予原治疗。2007年3月28日邀中医科会诊。

**辅助检查**:3月27日血常规检查示白细胞$14.4 \times 10^9$/L、淋巴细胞8.4%、中性粒细胞84.8%、血小板计数$462 \times 10^9$/L;柯萨奇病毒1～6阳性,柯萨奇病毒 IgM 混合型阳性。

**刻下**：低热，神志萎靡，声低懒语；唇周疱疹结血痂，全身疱疹隐隐，色暗；大便 5 日未行，口干无津；杨梅舌，舌质红绛，无苔，脉小弦。

**中医辨证**：斑疹（热毒壅盛，气阴两伤）。

**西医诊断**：川崎病。

**治法治则**：清热解毒，养阴益气。

**处方**：银翘散、四君子汤、生脉饮加减。金银花 15 g，连翘 15 g，蒲公英 20 g，炒黄芩 15 g，淡竹叶 15 g，枳壳 9 g，桔梗 9 g，生甘草 9 g，青蒿 9 g，贯众 12 g，草河车 20 g，紫草 15 g，太子参 15 g，生地黄 15 g，石斛 20 g，苦参 15 g。5 剂，每日 1 剂，水煎 400 mL，早午饭后温服。

**二诊**：2007 年 4 月 2 日。患者诸症明显改善，可自行进食，已无发热，神清，但觉疲软，二便正常，唇周血痂干瘪，口干；舌红苔薄，脉小弦细。改益气护阴，佐以清热解毒法续治。治拟自拟方：太子参 18 g，生地黄 25 g，石斛 30 g，天冬 12 g，南沙参 12 g，北沙参 12 g，麦冬 10 g，玄参 12 g，紫草 15 g，炒黄芩 15 g，连翘 15 g，淡竹叶 15 g，草河车 20 g，板蓝根 20 g，苦参 30 g，黄连 5 g，赤芍 15 g，牡丹皮 9 g。7 剂，煎服法同前。

**三诊**：2007 年 4 月 14 日。患者已出院，门诊继续治疗。心慌时作，劳累后加重，体力不支，口干咽红，唇稍裂；舌质红苔薄，脉细小弦。续益气养阴清热为治，四君子汤、生脉饮、麦门冬汤加减。太子参 20 g，茯苓 15 g，白术 12 g，生甘草 9 g，生地黄 20 g，麦冬 10 g，天冬 10 g，南沙参 10 g，北沙参 10 g，石斛 20 g，苦参 40 g，丹参 20 g，黄连 5 g，蒲公英 20 g，炒黄芩 15 g。14 剂，煎服法同前。并予阿司匹林，每日 1 次，每次 100 mg，口服。

**随访**：此后随症略有增减，病情保持稳定，服药 3 个月后，复查抗心肌抗体、柯萨奇病毒抗体已转阴。8 个月后复查心脏无冠脉损害改变，无临床症状，已完全康复。

**按语**：中医学无"川崎病"的病名，但据其传变过程及临床发病的特点，多数学者认为本病属于温病范畴，与中医学"斑疹""疫疹"有关。根据本病的发病特点及各家经验，中医学对本病多从卫气营血入手进行辨证论治。本案患者发病急，病势凶险，病初表现为上呼吸道及肺部病变，增加了疾病诊断的难度。其后出现发热、出斑疹、眼结膜充血、口腔黏膜溃烂、指（趾）脱皮、杨梅舌等表现，并结合实验室检查方明确诊断。本案患者中医初诊之时表现为发热、咽痛、咳黄脓痰伴胸痛，散在暗红色斑丘疹，眼结膜充血，口唇疱疹皲裂、杨梅舌等，中医辨证为内毒壅盛、热灼营阴、气阴两伤。中医学认为，若温热毒邪外受，初在卫分，继入气分，肺卫蕴热，热毒化火，内窜营血，热灼营阴，壅于血脉，热瘀交阻，热毒内迫血分，熏蒸于肌肤可引起发斑，或瘀热不解；又温热之邪最易耗伤阴液，热邪久羁，阴津损耗，津液亏损，见口干唇燥、舌绛（杨梅舌）；邪热稽留，久则阴损及阳，而致气阴两虚，故采用清热解毒、养阴益气之法，方选银翘散、四君子汤、生脉饮加减。本案初始投药，重用银翘散，取金银花、连翘、淡竹叶、桔梗、生甘草、炒黄芩等以清热解毒，疏散风热为先。后期则以四君子汤、生脉饮为主，注重益气养阴以善后。四君子汤益气健脾，本案方中改人参（党参）为太子参，因太子参既补气益肺脾，又能养阴生津，切合本例的津伤液耗之证。现代研究表明，四君子汤有提高免疫功能之效，利于疾病的康复。一诊后患者全身疱疹开始消退，唇周疱疹血痂干瘪，热退神清，杨梅舌消除。三诊时患者胸闷心慌时作，劳累后加重，体力不支，口干咽燥，舌质红，唇稍裂，脉细，此为热病后余邪未净、津亏气耗表现，续用益气养阴，佐清余毒之法，方用四君子汤、生脉饮、麦门冬汤加减，并重用苦参。嗣后患者诸症几无，且抗心肌抗体、柯萨奇病毒抗体均转阴。

本案的治疗，初始重在清热解毒，既解邪热之毒，又清营血之郁热；后期运用益气养阴法，不仅缩短了病程，而且纠正了患者心肌损害，提示川崎病的中西医结合治疗比单纯西医治疗，疗效更好。中医治疗，从卫气营血辨证入手更好，比脏腑辨证、八纲辨证更适合，值得在临床实践中进一步研究。

## 第二节 流行性感冒重症继发肺炎

**案一** 陆某，男，63 岁。2019 年 1 月 31 日初诊。

**主诉：**咳嗽 3 天伴发热 1 天。

**病史：**患者因"咳嗽 3 天伴发热 1 天"入院，入院 9 点查体温 38.4℃，精神疲软，咳嗽咳痰，呼吸稍促，查咽红，无扁桃体肿大，两肺呼吸音粗，可闻及湿啰音及痰鸣音。既往患者有 2 型糖尿病病史 5 年余，目前服用降糖药联合胰岛素治疗,血糖控制不佳。有冠状动脉粥样硬化性心脏病病史 5 年余,未系统诊治。治疗方案予抗感染、解痉平喘、化痰、降血糖、扩张冠状动脉、退热等对症支持治疗,患者下午热退。次日体温升至 39.5℃。2019 年 1 月 31 日获得血检报告后即刻面罩吸氧、心电监护。治疗方案增加奥司他韦抗病毒及中医药治疗。

**辅助检查:** 血常规检查示白细胞 $11.59 \times 10^9$/L,中性粒细胞 85.7%;超敏 C 反应蛋白 36 mg/L。胸部 CT 平扫结果:①两肺感染;②主动脉、冠脉区致密影。肝肾功能、脑钠肽(brain natriuretic peptide,BNP)、肌钙蛋白 I(troponin I,TNI)均未见明显异常。2019 年 1 月 31 日急查甲型流感和乙型流感病毒抗原咽拭子提示甲型病毒抗原阳性。血气分析示酸碱度(pH)7.413、二氧化碳分压($PCO_2$)34.2↓* mmHg、氧分压($PO_2$)63.5↓mmHg、实际碳酸氢盐(base excess,AB)21.3 mmol/L、碱剩余(base excess,BE)−2.2 mmol/L,血压 128/75 mmHg,心率 110 次/min,呼吸 23 次/min。

**刻下:** 患者喘促短气,咳嗽咳痰,咳声高亢,痰量多,黄脓痰,头痛剧烈,面红目赤,口干少津,咽喉疼痛,心慌烦躁,纳差,大便 3 日未解,小便色黄;舌红苔黄腻,脉弦数。

**中医辨证:** 感冒(毒热壅肺)。

**西医诊断:** 肺部感染;2 型糖尿病;冠状动脉粥样硬化性心脏病,心功能Ⅱ~Ⅲ级。2019 年 1 月 31 日补充诊断为流行性感冒。

**治法治则:** 清解毒热,泻肺透邪。

**处方:** 宣白承气汤合桑菊饮加减。石膏<sup>先煎</sup> 30 g,生大黄 3 g,知母 9 g,甘草 9 g,柴胡 6 g,玄参 6 g,芦根 15 g,板蓝根 15 g,苦杏仁 9 g,牛蒡子 6 g,桑叶 6 g,菊花 9 g,薄荷<sup>后下</sup> 3 g,金银花 6 g,黄芩 6 g,大青叶 15 g,枇杷叶<sup>包煎</sup> 15 g。5 剂,每日 1 剂,水煎 400 mL,早午饭后温服。

**二诊:** 2019 年 2 月 5 日。第 1 剂服完后当天热退且后续再无发热。复查甲型流感和乙型流感病毒抗原咽拭子阴性。血常规检查示白细胞 $7.8 \times 10^9$/L、中性粒细胞 58.9%;超敏 C 反应蛋白阴性。血气分析示 pH 7.425、$PCO_2$ 32.7↓mmHg、$PO_2$ 98 mmHg、AB21↓mmol/L、BE−1.9 mmol/L。患者咳嗽好转,咳痰少,色白质清,呼吸平稳,头痛好转,无咽痛,无面红目赤,无心慌,纳可,

---

* ↓代表低于正常值。

二便调;舌红,舌苔中后部偏黄,脉弦。若拟益气养阴,健脾化痰,佐以清泻肺热。上方去柴胡、玄参、生大黄、知母、大青叶、白菊花、薄荷;改黄芩为15 g;加竹沥半夏12 g,陈皮12 g,太子参18 g,茯苓15 g,白术10 g,黄精15 g,防风9 g。5剂,煎服法同前,并停用奥司他韦。

**随访:** 后续观察病情至2019年2月16日,患者症状未见反复,准予出院。

**按语:** 现代研究证实,流感初期以风热者居多,从中医病因病机而言,本病为外感风热病邪,通过口鼻而入,肺居高位,上先受邪,因肺主气属卫,与皮毛相合,卫气敷布皮毛,肺卫受邪,发热、咳嗽、咽痛等临床表现常先出现,需即刻疏风清热,清透外邪,若延误诊治,正不御邪,邪气入里,治法着重清热解毒,防止病邪进一步深入。一诊时吴师考虑本案患者有较重的基础疾病,久病导致正气损耗,肺卫不充,腠理不固,此次时令之邪侵袭机体直接入里,发病较急,正邪交争激烈,见高热;肺失宣肃,肺气上逆,见咳喘痰饮、大便不解诸症,病情较重。热毒内壅于肺,治宜清解热毒,泻肺透邪,拟宣白承气汤合桑菊饮加味。方中石膏清热泻火,《名医别录·中品》言:"除时气,头痛,身热,三焦大热,皮肤热,肠胃中鬲热",为退热良药;生大黄苦寒,可清热凉血解毒,还有泻下通便之效,可导邪热之毒从下而出,给邪以出路;知母、芦根清热泻火,芦根还可生津止渴、除烦,兼顾患者口干心烦症状;玄参清热凉血、泻火解毒,目赤咽痛多用;牛蒡子味辛苦性寒,既能透发又能清泻,升浮中有清降,能外散风热,内解热毒;板蓝根、大青叶均能清热凉血解毒;金银花疏散风热,有透邪外出之效;苦杏仁、枇杷叶宣肺止咳平喘;桑叶、菊花、薄荷轻清灵动,以疏散上焦肺热;黄芩入肺经,善清泻肺热;柴胡功善祛邪解表退热;甘草解毒、调和诸药。全方共奏清解热毒、泻肺止咳、透邪外出之功。且现代药理研究表明方中的板蓝根、黄芩、大青叶、金银花4味药有确切的抗病毒作用,增强了抗病毒效果。本案患者入院前已咳嗽3天,延误诊治,又因久病正气不足,邪气较快入里,出现高热、面红目赤、大便不通等里证,表证未除又兼里证,因此第一剂重用清热解毒、疏散风热类寒凉之品,既解里之壅热,又疏表之浮热,透邪外出。二诊患者诸症改善,无发热,去清热解毒凉血之品,加六君子汤补气健脾;加黄精补气养阴、健脾润肺,以培本生金,固本培元。正气愈强,邪气愈消,最终正胜邪,祛邪外出,疾病痊愈。辨治得宜,毒邪外达,由于热邪常耗气伤阴,邪去正虚,出现气阴两虚之象,后期以六君子汤加减,注重健脾气养肺阴以善后。

**案二** 沈某,男,72岁。2019年3月4日初诊。

**主诉:** 发热伴咳嗽4天。

**病史:** 患者因"发热伴咳嗽4天"入院。查体:体温38.9℃,两肺呼吸音粗,未闻及明显干、湿啰音。

**辅助检查:** 血常规检查示白细胞$9.62×10^9$/L、中性粒细胞84.4%;超敏C反应蛋白129 mg/L。胸部CT平扫:右肺中叶少许感染,局部小支气管扩张,两肺下叶轻度间质增生。甲型流感病毒抗原咽拭子阳性,甲型流感病毒IgM抗体阳性、乙型流感病毒IgM抗体弱阳性。

**刻下:** 咳嗽咳痰,痰白质黏难咯,纳差,小便如常,大便偏干;舌暗红,有裂纹,少津,脉细小弦。

**中医辨证:** 感冒(邪毒犯肺,阴虚痰饮内停)。

**西医诊断:** 流行性感冒(重症);肺部感染。

**治法治则:** 化痰肃肺、清热解毒。

**处方:** 自拟"黄吉赓止咳一号方"加减。柴胡15 g,黄芩9 g,甘草9 g,竹沥半夏18 g,陈皮9 g,桔梗6 g,杏仁9 g,防风9 g,玄参6 g,款冬花9 g,紫菀9 g,芦根15 g,生大黄3 g,知母9 g,板蓝根15 g,蒲公英30 g,大青叶15 g,石膏<sup>先煎</sup>20 g。5剂,每日1剂,水煎400 mL,早午饭后温服。

**二诊:** 2019年3月9日。复查咽拭子:甲型流感病毒抗原阴性;血常规检查示白细胞$8.72×10^9$/L、中性粒细胞68.6%、超敏C反应蛋白25.4 mg/L。患者咳嗽咳痰明显好转,守上方去石膏、知母、大黄、板蓝根、大青叶、蒲公英、芦根;加太子参18 g,制黄精15 g,神曲15 g,枳壳12 g,桑白皮15 g,前胡12 g。5剂,煎服法同前。

**随访:** 后续观察病情至2019年3月13日,患者症状未见反复,准以出院。

**按语:** 中医学古籍中尚未发现"流感"病名,但在中医"感冒""外感发热""风温""瘟疫"范畴中可发现相关证候及治疗的描述,如《素问·六元正纪大论》曰:"有温病乃起"。《素问·刺法论》曰:"五疫之至,皆相染易,无问大小,病状相似。"中医学认为时行感冒是由于六淫、时行疫毒侵袭人体,机体正气不足,卫外不固正不胜邪而致病。常以风邪为首,夹杂风寒、风热等不同季节当令之时气而伤人。若节气失常,"春时应暖而反寒,夏时应热而反冷,秋时应凉而反热,冬时应寒而反温"。非时之气夹时行病毒伤人,则更易暴发疾病,往往病情较重,流行更广。《素问·刺法论》言"正气存内,邪不可干"和"避其毒气"是预防疫病的核心。西医对于流感主要予抗病毒治疗,常规疗程 5 天,针对流感重症继发肺炎常需延长抗病毒疗程并联合抗生素甚至激素治疗。中医药在中国历次流感的诊疗中积累了丰富的经验,报道表明中医药治疗流感重症可减少继发肺部感染,降低抗生素使用率。

该患者高龄,有老年人慢性支气管炎病史,长期反复发作,伤津耗液,导致肺气亏虚,通调水道失司,痰饮内停,肺肃降失调而咳嗽;久病、年老正气亏虚,邪毒易袭,正邪交争出现发热,此患者乃虚实夹杂之症。吴师常用黄老的止咳一号方治疗咳嗽一症。柴胡、黄芩、半夏、陈皮、桔梗、杏仁、紫菀、款冬花、前胡、桑白皮、枳壳、甘草 12 味药,两两配伍,宣肺肃肺、止咳平喘化痰临床多有奇效。治疗初期拟"黄吉庚止咳一号方"配伍清热凉血解毒之品退热御邪,清邪毒,除实证;后期加用太子参、制黄精益气养肺阴,补虚证。

本案患者为流感易感高危人群,中西医联合治疗不仅缩短了病程,快速缓解了患者临床症状,而且减少重症肺炎抗生素的长期大量使用甚至避免激素的应用,体现了中医治疗流感重症的优势,有一定的临床研究价值。

# 第三节 肺 结 节

**案一** 金某,女,64 岁。2021 年 8 月 11 日初诊。

**主诉:** 胸闷、心慌 3 天。

**病史:** 某三甲医院 CT 提示患者两肺上叶见多个毛玻璃样结节,大者 0.7 cm,已反复 4 年。平时咳嗽不多,很少感冒。高血压病史,用药可控。

**刻下:** 睡眠差,耳鸣,易乏,纳可,胃脘不耐受冷食,大便如常;舌质淡红,舌苔淡黄薄,脉小弦。

**中医辨证:** 咳嗽(痰浊阻肺)。

**西医诊断:** 肺结节。

**治法治则:** 清热化湿,宣肺消结。

**处方:** 六君子汤合生脉饮、二至丸加减。竹沥半夏 15 g,陈皮 12 g,豆蔻<sup>后下</sup>

6 g,太子参 15 g,生白术 10 g,白茯苓 15 g,甘草 9 g,麦冬 12 g,制五味子 9 g,炒酸枣仁 12 g,蜜麸炒枳壳 12 g,桔梗 9 g,白花蛇舌草 20 g,制女贞子 12 g,墨旱莲 18 g。7 剂,每日 1 剂,水煎 400 mL,早午饭后温服。

**二诊:** 2021 年 8 月 18 日。患者睡眠稍有改善,余症基本同前,纳可,大便如常;舌质淡红,舌苔淡黄薄,脉小弦。守上方改太子参 18 g;加炒黄芩 15 g,石见穿 20 g,石打穿 20 g,丹参 20 g。14 剂,煎服法同前。

**三诊:** 2021 年 9 月 1 日。患者已无明显咳嗽,睡眠欠安,纳可,大便如常;舌质淡红,舌苔根淡黄薄腻,脉细。守上方加首乌藤 30 g,合欢皮 30 g,郁金 12 g。14 剂,煎服法同前。

**四诊:** 2021 年 9 月 15 日。患者无咳嗽,睡眠改善。咽干,纳可,胃脘不耐受冷食,时有反酸,大便黏腻欠畅,每日 1～2 次;舌质淡红,舌苔根淡黄腻,脉细。守上方改黄芩 18 g;加炒山药 20 g,白扁豆 15 g。14 剂,煎服法同前。

**五诊:** 2021 年 9 月 29 日。患者无咳嗽,寐差、耳鸣减轻。咽部不适感时有,纳可,胃脘已平,反酸减少,大便已畅,每日 1～2 次;舌质淡红,舌苔根淡黄薄腻,脉细。守上方加山慈菇 12 g,蒲公英 30 g。14 剂,煎服法同前。

**六诊:** 2021 年 10 月 13 日。患者无咳嗽,寐差、耳鸣、咽部不适感续减轻。纳可,胃脘已平,反酸消失,大便畅;舌质淡红,舌苔根淡黄腻,脉细。2021 年 10 月 6 日肺 CT 示左肺上叶两枚毛玻璃样结节影(ground-glass note,GGN),约 6 mm。守上方加漏芦 9 g。14 剂,煎服法同前。

**七诊:** 2021 年 11 月 3 日。患者无咳嗽,已无明显耳鸣、咽部不适感。胃脘平,纳寐可,大便畅;舌质淡红,舌苔根淡黄,脉小弦。守上方改竹沥半夏 12 g;加黄连 3 g,肉桂 3 g,土鳖虫 12 g。14 剂,煎服法同前。

**按语:** 本案患者发现肺部毛玻璃样结节 4 年有余,为防恶变求治中医以未病先防。吴师首诊治以六君子汤合生脉饮合二至丸加减,并根据伴随症状稍加宣肺解毒、安神助眠之品。二诊开始加重清热化痰、活血散结力度,并不忘益气养胃,追加炒黄芩、石见穿、石打穿、丹参等。三诊、四诊患者睡眠、大便等不适症状反复,吴师施药分别治之。诸症平复后,吴师五诊、六诊依次添加山慈菇、蒲公英、漏芦等抗肿瘤之药。七诊守原方加减巩固疗效以期久久建功。

吴师诊治癌前病变或肿瘤术后患者,多以六君子汤合生脉饮开篇,体现顾护正气、注重脾胃的治疗思想,同时现代药理研究也表明六君子汤具有抗肿瘤的作用。蒲公英、漏芦、白花蛇舌草、山慈菇、石打穿、石见穿等临床常用抗肿瘤中草药多苦寒伤胃,六君子汤的底方也为预防这些药物的副作用打下了基础。生脉饮与二至丸气阴双补,扶正为要。待患者症情平稳后,吴师便守基本方扶正护胃、抗癌防复并举,且在后续长期的诊疗中临证加减。该患者规律服药2月,至六诊时,存在4年有余的右肺小结节消失,左肺小结节缩小,可谓速效。

## 第四节 胸 闷

**案一** 徐某,82岁,已婚。2021年7月18日初诊。

**主诉:** 反复胸闷1月余。

**病史:** 患者近1个多月来,胸闷偶发,无明显心悸、胸痛、咳嗽、脚肿等不适。高血压、高脂血症病史,用药可控,无头昏、头胀等症。

**辅助检查:** 外院癌胚抗原7.82 μg/L,心电图无异常发现,心肌酶正常。

**刻下:** 时有胸闷感,睡眠欠安,纳可,大便偏干;舌淡红,苔淡黄薄腻,脉细。

**中医辨证:** 胸痹(痰浊闭阻)。

**西医诊断:** 胸闷待查。

**治法治则:** 清热化湿,健脾降浊。

**处方:** 自拟"化湿方"合六君子汤加减。藿香6 g,佩兰9 g,豆蔻<sup>后下</sup>6 g,制半夏12 g,陈皮12 g,太子参15 g,生白术10 g,白茯苓15 g,甘草9 g,白花蛇舌草20 g,薏苡仁30 g。7剂,每日1剂,水煎400 mL,早午饭后温服。

**二诊:** 2021年7月25日。患者仍有胸闷感,睡眠改善,口干,纳可,大便偏干;舌淡红,苔淡黄薄,脉细。守上方加丹参30 g,泽泻18 g,焦栀子6 g。14剂,煎服法同前。

**三诊:** 2021年8月8日。患者胸闷感、睡眠改善,纳可,仍口干、大便偏干;舌淡红,苔淡黄薄,脉细。治守法,续上方14剂,煎服法同前。

**四诊:** 2021年8月22日。患者胸闷感、睡眠、口干、大便偏干均改善,然腹胀时作、怕热、多汗,纳可;舌脉同前。守上方去焦栀子;加女贞子12 g,墨旱莲18 g,制厚朴15 g,蜜麸炒枳实15 g,莱菔子30 g。14剂,煎服法同前。

**按语**：本案患者因自觉胸闷月余就诊。吴师结合症状、舌脉及实验室检查结果,首诊予自拟化湿方合六君子汤以清热化湿、健脾降浊。二、三诊加重活血、清热之力以治疗胸闷、口干、大便干等症。四诊患者诸症好转然有怕热、腹胀,故加二至丸滋阴清热,制厚朴、蜜麸炒枳实、莱菔子等消痞除满。

本案体现了吴师清热以坚阴的诊疗思路。白花蛇舌草、焦栀子味苦性寒,均有清热解毒利湿之功效。苦味,能燥、能泄、能坚。能坚即坚阴,坚阴即固守保存阴液之意,吴师用之以治患者口干、便干。但苦寒之药并无直接滋阴养阴作用,故在后面的诊疗中改二至丸以涵补肝肾。釜底抽薪辅以揭盖续水,火自全灭。

## 第五节 心律失常

**案一** 王某,女,33 岁。2020 年 7 月 7 日初诊。

**主诉**：胸闷、心慌 3 天。

**病史**：患者 3 天前无明显诱因出现间断性胸闷、心慌,今日心电图提示异常,目前未用药。

**辅助检查**：7 月 7 日某院心电图示 P 波倒置。

**刻下**：胸闷、心慌活动后即现,睡眠较浅,纳食不香,大便如常;舌淡红,苔淡黄薄腻,脉细小滑。

**中医辨证**：心悸(心脾两虚)。

**西医诊断**：心律失常。

**治法治则**：清热化湿,益气养心。

**处方**：丹参饮合生脉四君子汤加减。丹参 20 g,川芎 12 g,檀香<sup>后下</sup> 6 g,太子参 15 g,麦冬 12 g,五味子 9 g,白茯苓 15 g,生白术 10 g,苦参 12 g,珍珠母 30 g,甘草 9 g。7 剂,每日 1 剂,水煎 400 mL,早午饭后温服。另予辅酶 Q10 胶囊 1 瓶,每日 3 次,每次 1 粒,口服。

**二诊**：2020 年 7 月 14 日。患者活动后即现心慌,睡眠较浅,纳食改善,大便如常;舌淡红,苔淡黄薄,脉小弦小数。守上方改丹参 30 g,太子参 18 g;加红花 12 g，黄连 6 g。7 剂，煎服法同前。

**三诊：** 2020 年 7 月 20 日。患者目前仍有活动后心慌，睡眠、纳食均改善，大便如常；舌淡红，苔淡黄薄，脉细。守上方改太子参 27 g；加黄芪 20 g，当归 12 g。14 剂，煎服法同前。另予麝香保心丸 1 瓶，每日 3 次，每次 2 粒，口服。

**四诊：** 2020 年 8 月 7 日。目前心慌明显减少，寐浅改善，但多梦，纳可，大便如常；舌淡红，舌苔根淡黄薄，脉细。守上方加酸枣仁 12 g，石斛 20 g。14 剂，煎服法同前。

**五诊：** 2020 年 8 月 21 日。患者心慌继续减少，劳累后易作，睡眠多梦，纳可，大便如常；舌淡红，舌苔微淡黄薄，脉细小弦。守上方改黄芪 30 g；加党参 27 g，女贞子 12 g，墨旱莲 18 g。14 剂，煎服法同前。

**六诊：** 2020 年 9 月 5 日。患者心慌时好时坏，劳累后易作。近来胃脘不适、嗳气作胀、有烧灼感，纳寐可，大便易溏薄，无腹痛；舌淡红，舌苔根淡黄薄，脉细小弦。守上方改炒白术 15 g；加炮姜炭 9 g，炒谷芽 30 g，炒麦芽 30 g。14 剂，煎服法同前。

**七诊：** 2020 年 9 月 22 日。患者已无明显心慌，胃脘不适、嗳气作胀、烧灼感等症均已消失，纳寐可，大便偏稀；舌淡红，舌苔淡黄薄，脉细小弦。守上方改太子参 36 g；加制附片 9 g，车前子 15 g。14 剂，煎服法同前。

**按语：** 本案患者胸闷、心慌新发，心电图异常，属于心悸范畴。吴师结合症状、舌脉及实验室检查结果，首诊予丹参饮、生脉饮、四君子汤联合清热化湿、益气养心。二、三诊逐渐加重活血、补气之力，症状也进一步缓解。四、五诊原意再进，针对多梦酌加养阴安神之品。清热活血药物难免苦寒碍胃，患者服药 2 个月感胃脘不适，五、六诊添加温脾养胃之药后胃肠已平，七诊加制附子温心脾之阳，加车前子利小便实大便，以巩固药效。

明代医家吴崑在《医方考·虚损劳瘵门》中评价生脉饮：本方"一补、一清、一敛，养气之道备矣。名曰生脉，以脉得气则充，失气则弱"。现代研究结果也表明，生脉散能增加心肌的冠状动脉流量，改善冠状动脉循环，保护缺血再灌流而致的心肌损伤，加速损伤心肌的修复，加强心肌收缩力。本案诊治过程中吴师渐次加大补气温阳之药力并辅以滋养心阴之品，也体现了"阳得阴助而生化无穷"之意。

**案二** 俞某,女,63 岁。2023 年 7 月 6 日初诊。

**主诉:** 心脏消融术后 3 月就诊。

**病史:** 患者 3 月前因心房颤动于外院行消融术,现服美托洛尔,每日半片。

**刻下:** 自觉疲乏感,寐差,纳平,大便偏干;舌淡红,舌苔薄,脉细。

**中医辨证:** 心悸(气阴两虚)。

**西医诊断:** 心律失常。

**治法治则:** 益气养阴。

**处方:** 生脉饮合四君子汤、二至丸加味。丹参 20 g,太子参 18 g,麦冬 12 g,五味子 9 g,白茯苓 15 g,蜜麸炒白术 10 g,女贞子 12 g,墨旱莲 18 g,珍珠母 30 g,合欢皮 20 g,首乌藤 30 g,车前子<sup>包煎</sup>15 g,甘草 9 g。14 剂,每日 1 剂,水煎 400 mL,早午饭后温服。

**二诊:** 2023 年 7 月 20 日。患者诉疲乏感、睡眠、大便偏干均有改善,大便成形,每日 2 次,纳平;舌淡红,苔淡黄薄,脉小弦。守上方改太子参 27 g;加川芎 12 g,酸枣仁 12 g。14 剂,煎服法同前。

**三诊:** 2023 年 8 月 3 日。患者诉疲乏感、睡眠、大便偏干续改善,纳平;舌淡红,苔薄,脉细。守上方加玄参 15 g,炒谷芽 20 g,炒麦芽 20 g。14 剂,煎服法同前。

**四诊:** 2023 年 8 月 17 日。患者诉偶有心慌,睡眠多梦明显改善,疲乏感消失,纳可,大便如常;舌淡红,舌苔淡黄薄,脉细。守上方加赤芍 12 g,地黄 12 g,炒当归 18 g。14 剂,煎服法同前。

**按语:** 本案患者心脏消融术后感疲乏、寐差,属心悸范畴。吴师结合症状、舌脉,首诊予生脉饮四君子汤合二至丸加味治之,以活血补气养阴;二诊加川芎、酸枣仁以增活血、安神之力;三诊加玄参、炒谷芽、炒麦芽健脾助运;四诊加地黄、炒当归、赤芍等养阴活血、增液润肠。四诊过后,诸证已平。

心悸患者往往伴有夜寐欠安,吴师诊治在活血、补气、养阴基础上必加安神之品。该案患者常规使用酸枣仁、合欢皮、首乌藤外,还选用了具有平肝潜阳、安神定惊之功的珍珠母,正如《中国医学大辞典》有云:此物兼入心、肝两经,与石决明但入肝经者不同,故涉神志病者,非此不可。此外,二至丸补肾养肝,也有治疗失眠多梦的作用。

## 第六节 乳 腺 增 生

**案一** 张某,女,31 岁,已婚。2018 年 8 月 4 日初诊。

**主诉:** 经期乳房胀痛 7 月余。

**病史:** 初潮 12 岁,5~6/30 天,经量一般,色红,无块。患者乳房胀痛,触衣即觉疼痛不适,甚则痛连两胁,行经加重,经后不能缓解,触诊双侧乳房内多个肿块,质地较硬,推之可移动,疼痛随月经期规律性变化已经 7 月有余,伴头痛易怒,曾自服乳癖消、小金丸等,效不显。

**辅助检查:** 乳腺 B 超示乳腺增生。

**刻下:** 近日琐事烦心,时有口干口苦,小便黄,大便干;舌质偏红,苔稍黄厚腻,脉弦滑。

**中医辨证:** 经行乳房胀痛(肝郁化火,乳络不通)。

**西医诊断:** 乳腺增生。

**治法治则:** 疏肝理气,软坚散结,通络止痛。

**处方:** 丹栀逍遥汤加减。牡丹皮 12 g,栀子 9 g,柴胡 12 g,黄芩 9 g,青皮 12 g,香附 12 g,郁金 12 g,川楝子 15 g,白芍 15 g,生甘草 6 g,延胡索 15 g,丝瓜络 15 g,生牡蛎<sup>先煎</sup> 15 g,王不留行 15 g,炒白术 10 g,茯苓 15 g,枳壳 12 g。7 剂,每日 1 剂,水煎 400 mL,早午饭后温服。

**二诊:** 2018 年 8 月 12 日。自觉肿块变软,口苦减轻,仍有口干,大便通畅;舌红,苔淡黄薄腻,脉弦滑。守上方加天花粉 15 g。14 剂,煎服法同前。

**三诊:** 2018 年 9 月 1 日。已无症状,精神放松,双乳 B 超示乳腺增生减少。乳房触诊肿块减小;舌红,苔淡黄薄,脉弦。守上方去天花粉,改牡丹皮 9 g,栀子 6 g。14 剂,煎服法同前。

**随访:** 守上方随症加减调整 2 个月后,患者精神好,诸症状消失,未触及乳房触诊肿块,B 超示乳腺增生消失。

**按语:** 肝脉"属肝络胆,上贯膈,布胁肋",乳头属肝,乳房属胃。肝喜条达,如受七情内伤,气机滞留难疏,气郁日久化火,两经相应受到影响,产生乳房胀痛。冲脉所司在肝,随月经周期变化,冲脉充盈,气郁更甚,故乳房胀痛随月经周期变化,口苦,小便发黄,大便干结,舌质偏红,苔稍黄厚腻,脉弦滑更是一派化火征象。方中柴胡、香附、青皮疏肝解郁;郁金、川楝子、延胡索疏肝理气止痛;王不留行、生牡蛎痰软坚散结;炒白术、茯苓健脾散结;白芍、生甘草酸甘入肝缓急止痛;牡丹皮、栀子清热泻火;天花粉生津止渴。诸方共奏疏肝泻火,软坚散结,通络止痛之功,逍遥丸继续调理痊愈。

## 第七节 胁 胀

**案一** 张某,女,42岁,已婚。2018年8月11日初诊。

**主诉:**胸闷胁胀,经期加重5月。

**病史:**5月前因琐事发生争吵,自此感胸胁胀满,精神抑郁寡欢,情绪不佳,易怒,伴乳房胀痛,纳呆,夜寐不安,多梦。每于经前1周开始加重发作,月经后恢复如常。

**辅助检查:**胸部CT未见明显异常。

**刻下:**适逢经期将至,诉胸胁胀痛,小腹坠胀,唉声叹气坐卧不安,烦躁夜寐少,纳差;舌苔薄腻,脉弦细。

**中医辨证:**胁痛(肝气郁结,心肾不交)。

**西医诊断:**神经症。

**治法治则:**疏肝理气,宁心安神。

**处方:**逍遥散加减。柴胡12 g,香附12 g,郁金9 g,当归9 g,芍药15 g,茯苓12 g,甘草9 g,淮小麦30 g,大枣12 g,远志12 g,半夏12 g,首乌藤15 g,川楝子18,丝瓜络18 g。7剂,每日1剂,水煎400 mL,早午饭后温服。

**二诊:**2018年8月18日。诉胸胁胀痛缓解,情绪较前改善,纳呆,痰多;舌苔淡黄薄腻,脉弦滑。守上方加合欢皮12 g,陈皮12 g,焦神曲15 g,焦山楂15 g,炒麦芽30 g,竹茹9 g。14剂,煎服法同前。

**三诊:**2018年9月1日。患者诉胸胁胀痛较前继续缓解,情绪明显改善,睡眠好转,饮食增加,痰量少;舌苔淡黄薄腻,脉弦。治守法,续上方14剂,煎服法同前。

**随访：**遵守上法调治3个月后，上述症状未再发作，遂停药观察。6个月后随访，患者未见异常。

**按语：**肝主疏泄，若功能正常，则气机条畅，血脉流通，如郁怒伤肝气，则化而为火，上扰心神而导致神志异常，精神抑郁，乳房胀痛等；心肾不交，则睡眠欠安；肝郁克脾，则饮食欠佳。故治以疏肝解郁，养心安神，予逍遥散疏肝解郁，健脾和胃；甘麦大枣汤养心安神，消烦除躁。

## 第八节　突发性耳聋

**案一**　孙某，女，50岁。2013年9月12日初诊。

**主诉：**突发性耳聋7天。

**病史：**突发性耳聋1周，高压氧舱治疗无效。有高血压病2年余，控制良好。

**刻下：**血压130/80 mmHg(1 mmHg＝0.133 kPa)，头晕，无视物旋转，夜寐欠佳，胃纳可，小便正常，大便量少，不规律，腰酸腿软，心烦易怒；舌淡苔薄白，脉小弦。

**中医辨证：**耳聋(肝肾亏虚，肝风上扰)。

**西医诊断：**突发性耳聋。

**治法治则：**滋补肝肾，平肝息风。

**处方：**天麻钩藤饮加减。天麻12 g，钩藤20 g，夏枯草15 g，泽泻30 g，丹参20 g，莶草15 g，豨莶草15 g，桑寄生12 g，续断12 g，杜仲12 g，黄芩12 g，地龙12 g，蔓荆子12 g，合欢皮15 g，首乌藤30 g。7剂，每日1剂，水煎400 mL，早午饭后温服。

**二诊：**2013年9月19日。耳聋症状已无，经常有耳鸣，胃纳可，夜寐可，大便黏腻，小便正常；舌淡苔根淡黄薄腻，脉小弦。守上方改地龙18 g，丹参30 g；加川芎15 g，女贞子12 g，墨旱莲40 g。14剂，煎服法同前。

**三诊：**2013年9月30日。耳鸣耳聋症状均无，胃纳可，睡眠好，大小便正常；苔脉平和。守上方加茶树根30 g。14剂，煎服法同前。

**随访**：守三诊法调治2月，肝火清，脾气健，胃气和，无头晕，耳鸣，心烦感，诸症痊愈。3月后回访，纳寐可，二便调。

**按语**：患者平素情志焦虑，心烦易怒，七情所伤，肝失疏泄，郁而化火，肾精受损，水不涵木，肝火偏亢，妄动于上而致耳聋。方中天麻钩藤饮平肝息风，滋补肝肾；夏枯草、泽泻、茺草、豨莶草平降肝阳；地龙清热息风；蔓荆子清利头目；丹参活血安神；合欢皮宁心解郁；续断、杜仲补肝肾，强筋骨。全方集平肝、滋肾、宁心三法，诸法合一，则耳聋可愈。二诊症平后加入川芎，加大地龙、丹参剂量，酌加女贞子、墨旱莲，以加强活血通络，滋补肾精之力。三诊耳聋痊愈后加入茶树根以清心安神，全方肝气得疏，肾气得充，心气得宁，则耳鸣、耳聋俱安。

## 第九节 小 儿 遗 尿

**案一** 左某，男，7岁。2013年7月9日初诊。

**主诉**：夜间不自主排尿2年。

**病史**：患儿夜尿不解而出2年，每周2～3次，外院治疗一年余，未见明显好转。

**刻下**：纳平，大便如常，成形，每2日一行。已于外院治疗一年余，未见明显好转；苔根淡黄，脉小细。

**中医辨证**：小儿遗尿（脾肾亏虚，膀胱失约）。

**西医诊断**：遗尿症。

**治法治则**：健脾益肾，固精止遗。

**处方**：六味地黄丸合四君子汤加减。生地黄10 g，山茱萸12 g，淮山药15 g，泽泻15 g，牡丹皮12 g，茯苓15 g，太子参15 g，炒白术10 g，生甘草9 g，藿香6 g，佩兰6 g，厚朴6 g，砂仁6 g，金樱子15 g，补骨脂12 g。7剂，每日1剂，水煎400 mL，早午饭后温服。

**二诊**：2013年7月16日。服1剂即明显改善，当日见效，一周来已无遗尿，夜间能自行排尿，余无不适；苔根淡黄，脉小弦细。守上方加益智仁15 g。14剂，煎服法同前。

**随访**：守二诊法随症调治 3 月,均无遗尿症状。

**按语**：小儿先天禀赋不足,肾气亏虚,后天失于调理,脾胃运化失常,气化功能失调,闭藏失司,不能约束水道而遗尿。方中六味地黄丸补益肾气,以滋先天之本;四君子汤健脾益气,以养后天之源,临床应用中去人参,改用太子参,太子参味甘性平,轻补脾胃之气,而无厚腻之虑;自拟化湿方(藿香、佩兰、厚朴、砂仁)健脾化湿;酌加金樱子、补骨脂固涩膀胱,止遗缩尿。全方肾气得充,脾气得补,膀胱之气得固,则遗尿得愈。症平后加入益智仁温脾止遗,暖肾固精,增强温补脾肾之力,使小儿肾气充足,脾气渐复,遗尿自止。

## 第十节 痤疮

**案一** 甲某,女,36 岁。2009 年 8 月 24 日初诊。

**主诉**：面部出现丘疱疹 3～4 个月。

**病史**：患者外出海滨城市旅游后面部出现丘疱疹 3～4 个月,平时喜食甜食和海鲜,皮肤较油腻。

**刻下**：额部和口周皮疹显著,色红,痛痒并作,少数可挤出白色碎米样粉刺,大便较干,小便如常,寐安;舌质偏红,苔薄黄腻,脉浮数。

**中医辨证**：粉刺(肺胃蕴热)。

**西医诊断**：痤疮。

**治法治则**：清宣肺热,化湿解毒,散郁消结。

**处方**：自拟"祛痘方"加味。生枇杷叶<sup>包煎</sup> 15 g,桑白皮 18 g,黄芩 15 g,夏枯草 15 g,蒲公英 30 g,稀莶草 15 g,炒苍术 15 g,炒山栀子 9 g,藿香 9 g,佩兰 9 g,制大黄<sup>后下</sup> 6 g,7 剂,每日 1 剂,水煎 400 mL,早午饭后温服。并嘱饮食清淡,调畅情志,睡眠充足。

**二诊**：2009 年 8 月 31 日。面部丘疱疹改善,大便较前通畅,皮肤仍较油腻,纳可;舌质偏红,苔薄黄腻,脉浮数。守上方加生山楂 15 g,荷叶 12 g。10 剂,煎服法同前。

**三诊**：2009 年 9 月 11 日。面部疱疹明显消退,剩余少量结节已变软,皮肤油腻好转,大便通畅,前方去制大黄、藿香、佩兰,加浙贝母 10 g,莪术 9 g。10 剂,煎服法同前。

**随访:** 其后随访 2 月,面部疱疹基本消退,未再复发。

**按语:** 女性患者,正值壮年,内分泌旺盛,喜食甜食,此次发病因外出海滨城市旅游,车马劳累,过食海鲜,面部丘疱疹以额部和口周显著,色红,痛痒并作,结合舌脉之象,辨证为肺胃蕴热。治疗以祛痘方加味。二诊时患者面部丘疱疹改善,但是皮肤油腻,故吴师加用生山楂、荷叶助脾健胃利湿,减少油脂分泌。三诊时患者面部丘疱疹明显消退,剩余少量结节已变软,遂用浙贝母、莪术散结消肿。

**案二** 董某,女,31 岁,已婚。2021 年 10 月 28 日初诊。

**主诉:** 面部出现丘疱疹 1 月余。

**病史:** 患者近来反复出现面部丘疱疹,以额部和面颊部为主,痒痛并作,少数可挤出白色碎米样粉汁及脓头。平时皮肤易油腻,喜食甜食和辛辣刺激食物。

**刻下:** 额部、面颊部见散在丘疱疹,色偏红,痒痛并作,大便较干;舌质偏红,苔薄黄腻,脉浮数。

**中医辨证:** 面疮(肺胃蕴热)。

**西医诊断:** 痤疮。

**治法治则:** 清宣肺热,化湿解毒,散郁消结。

**处方:** 自拟祛痘方加减。生枇杷叶<sup>包煎</sup>15 g,桑白皮 18 g,黄芩 15 g,夏枯草 15 g,蒲公英 30 g,豨莶草 15 g,炒苍术 15 g,炒山栀子 9 g,藿香 9 g,佩兰 9 g,制大黄<sup>后下</sup> 6 g,炒神曲 15 g。7 剂,每日 1 剂,水煎 400 mL,早午饭后温服。

**二诊:** 2021 年 11 月 5 日。药后患者面部丘疱疹减轻,大便改善,皮肤仍油腻,纳可;舌质偏红,苔薄黄腻,脉浮数。守上方加豆蔻<sup>后下</sup> 6 g,薏苡仁 30 g。14 剂,煎服法同前。

**三诊:** 2021 年 11 月 19 日。患者面部疱疹已明显消退,剩余少量结节已变软,皮肤油腻较前减轻,大便如常;舌质淡红,苔淡薄黄,脉浮数。守上方去制大黄、藿香、佩兰;加浙贝母 12 g,莪术 12 g。14 剂,煎服法同前。

**随访:** 守法继续调理 3 月,患者面部疱疹基本消退,未再复发,大便正常。

**按语:** 痤疮,中医学称之为"粉刺",俗称"青春痘",是皮肤科临床中的常见病,依据皮疹的严重程度可分为寻常型、囊肿性、结节性和聚合性痤疮,依据年龄阶段又分青春期痤疮和青春期后痤疮。吴师认为痤疮之病,虽表现于外,但与五脏六腑关系密切,重点在肺、胃、肝、脾,即"有诸内必形诸外"。该患者青春期素体生机旺盛,皮脂腺分泌,且喜食甜食及辛辣刺激食物,日久中土运化不畅,助阳生湿化热,湿热循经上蒸头面而发为痤疮,故额部和面颊部出现丘疱疹,色红,痛痒并作;湿郁化热,热盛肉腐则成脓,形成脓头,结合舌脉之象,辨证为肺胃蕴热。治疗以自拟祛痘方加减,方中生枇杷叶、桑白皮、黄芩清宣肺胃热;夏枯草、蒲公英、豨莶草化湿解毒、散结止痒,加藿香、佩兰以助清热化湿,制大黄泻热通便,炒神曲健脾和胃。二诊时患者面部丘疱疹改善,但是皮肤仍油腻,故吴师加用豆蔻、薏苡仁助健脾利湿,减少油脂分泌。三诊时患者面部丘疱疹明显消退,大便正常,舌苔已净,去制大黄、藿香、佩兰,加浙贝母、莪术散结消肿。吴师临证多从清肺经热、清脾胃湿热、清肝解郁三方面着手,随症加减,灵活运用,故能如桴应鼓,药到病除。

## 第十一节  皮疹瘙痒

**案一** 李某,女,41岁。2021年9月15日初诊。

**主诉:** 反复皮疹3年。

**病史:** 患者近年来无明显诱因情况下常有全身皮疹,发作时瘙痒,皮损高出皮面,欲以中药调理减少发作。

**刻下:** 皮疹泛发,瘙痒,纳可,偶尔反酸,大便偏干,睡眠可;舌质红,舌苔根淡黄薄,脉小弦。

**中医辨证:** 风瘙痒(风邪袭表)。

**西医诊断:** 过敏性皮炎。

**治法治则:** 疏风解表,清热凉血。

**处方:** 防风汤加减。炒荆芥12 g,防风9 g,赤芍12 g,牡丹皮12 g,地黄12 g,地肤子12 g,白鲜皮9 g,白芷9 g,丹参10 g,神曲炭12 g,乌梅6 g,甘草

9 g。7 剂,每日 1 剂,水煎 400 mL,早午饭后温服。

**二诊**:2021 年 9 月 22 日。前天服食海鲜后全身皮疹再起,伴胸闷、无胸痛,无发热,无咳嗽、咳痰、气促,纳平,大便偏干结,睡眠可;舌质淡红,苔微淡黄薄,脉小弦。守上方加紫草 20 g,焦栀子 6 g。14 剂,煎服法同前。

**三诊**:2021 年 10 月 6 日。患者服药后皮疹逐渐减轻、减少,纳平,大便仍偏干结,睡眠可;舌质淡红,苔淡黄薄,脉细。守上方加桔梗 9 g,枳实 15 g,枳壳 12 g,莱菔子 30 g,制厚朴 15 g。14 剂,煎服法同前。

**四诊**:2021 年 10 月 27 日。患者服药后皮疹已消失,纳平,大便干结改善,2～3 日一行,睡眠可;舌质淡红,苔淡黄薄,脉细。守上方改牡丹皮 9 g,蜜麸炒枳实 18 g,制厚朴 18 g;加地骨皮 12 g。14 剂,煎服法同前。

**按语**:本案患者皮肤痒疹反复发作,吴师首诊治疏风解表、清热凉血。二诊酌加紫草与焦栀子,以增清热凉血之功。三诊根据患者症状增加了宣肺肃肠的通便之药,即桔梗、炒枳实、枳壳、莱菔子、制厚朴。四诊皮疹已平,医家守原意再进,以巩固疗效。

本案用方以《圣济总录》卷十八中的"防风汤"(防风、地骨皮、王不留行、山栀子、荆芥、芡实、甘草、人参、地黄)为基础方。其中地黄、赤芍、牡丹皮、紫草、丹参反映了"治风先治血,血行风自灭"的治则。"治风先治血,血行风自灭"语出宋·陈自明《妇人良方·卷三贼风偏枯方论》,血在风证的发生、发展和转归等整个病程中都起着至关重要的作用,吴师用药意在如此。

## 第十二节 六味地黄丸治疗汗证

**案一** 姚某,男,60 岁。2012 年 11 月 6 日初诊。

**主诉**:白天安静时汗出 2 月余。

**病史**:2012 年 9 月因肺部感染住院治疗,出院后自感乏力,时有自汗,动则加剧。

**刻下**:自汗,腰膝酸软,胃纳可,夜寐安,夜尿可,二便正常;舌淡苔薄微黄,脉小弦。

**中医辨证**：自汗(气血亏虚,肺卫不固)。

**西医诊断**：多汗症。

**治法治则**：益气养血,固表止汗。

**处方**：六味地黄丸合四君子汤加减。生地黄 15 g,山茱萸 12 g,淮山药 15 g,泽泻 12 g,牡丹皮 9 g,茯苓 12 g,太子参 30 g,炒白术 10 g,生甘草 9 g,五味子 9 g,糯稻根 30 g。7 剂,每日 1 剂,水煎 400 mL,早午饭后温服。

**二诊**：2012 年 11 月 13 日。汗出较前好转,偶有汗出;舌苔净,脉小弦。守上方加炙黄芪 30 g,大枣 15 g。14 剂,煎服法同前。

**三诊**：2012 年 11 月 27 日。汗出痊愈,精神状态好转;苔脉平和。治守法,续上方 14 剂,煎服法同前。

**随访**：守三诊法随症调养 2 月后,汗出愈,四肢温,寐可;苔脉平和。嘱患者以黄芪、大枣煎水代茶饮。2 月后随访,精神状况大为好转。

**按语**：此患者大病初愈,气血亏虚,肾气不足,则见腰膝酸软;肺气不足,则见乏力,动则汗出。方中六味地黄丸补益肾气;四君子汤益气健脾;酌加五味子、糯稻根敛阴固表止汗。二诊后汗出好转,遂加入炙黄芪、大枣固表实卫。全方气血同调,标本兼治。

**案二** 严某,男,66 岁。2013 年 6 月 25 日初诊。

**主诉**：夜间汗出反复发作 3 月余。

**病史**：夜间汗出,白天正常,平素怕冷,四肢不温,喜食温热之品。

**刻下**：腰背冷痛,纳平,寐安,夜尿可,大便正常;舌淡苔薄白,脉细小滑。

**中医辨证**：盗汗(肾阳亏虚,阳不敛阴)。

**西医诊断**：多汗症。

**治法治则**：温肾助阳,敛阴止汗。

**处方**：六味地黄丸合玉屏风散加减。生地黄 15 g,山茱萸 12 g,淮山药 12 g,泽泻 9 g,牡丹皮 12 g,茯苓 12 g,黄芪 15 g,防风 10 g,炒白术 15 g,肉桂<sup>后下</sup> 3 g,巴戟天 12 g,糯稻根 30 g,杜仲 15 g,续断 15 g,川芎 15 g。7 剂,每日 1 剂,水煎 400 mL,早午饭后温服。

**二诊**：2013 年 7 月 3 日。服 3 剂即愈,无夜间汗出,腰背冷痛仍有,苔脉同前。守上方加熟附片 9 g。14 剂,煎服法同前。

**随访**：汗出痊愈后，予以金匮肾气片温补脾肾，3月后随访，夜间无盗汗，腰背无酸麻痛感，四肢温煦，疗效满意。

**按语**：此患者已近古稀之年，脾肾阳虚，阳不敛阴，则见夜间盗汗，经脉失于温养，则症见平素怕冷，四肢不温，腰背冷痛。方中六味地黄丸滋补肾阴，玉屏风散益气固表，肉桂、巴戟天温补肾阳；酌加糯稻根固表止汗，杜仲、续断强腰膝，壮筋骨；川芎活血通络。二诊时汗出已愈，遂加入熟附片，取桂附地黄丸之意，以温阳化气，固本培元。

**案三**　王某，男，27岁。2013年12月12日初诊。

**主诉**：夜间汗出5天。

**病史**：5日前因剧烈运动后寒暖失宜，出现高热，体温38.7℃，咽痛，自服红霉素肠溶胶囊2日后体温正常，但出现夜间汗出较多。

**刻下**：夜间出汗较甚，口干口渴，胃纳可，寐欠佳；舌红苔少，脉细。

**中医辨证**：盗汗（气阴两虚，卫外不固）。

**西医诊断**：多汗症。

**治法治则**：益气生津，敛阴止汗。

**处方**：六味地黄丸合生脉散加减。生地黄12 g，山茱萸9 g，淮山药15 g，茯苓10 g，泽泻12 g，牡丹皮6 g，太子参15 g，五味子9 g，麦冬12 g，天花粉15 g，川石斛15 g，糯稻根30 g。7剂，每日1剂，水煎400 mL，早午饭后温服。

**二诊**：2013年12月19日。服药2剂后汗止，口渴欲饮；苔脉平和。守上方加白芍9 g，生甘草9 g。14剂，煎服法同前。

**随访**：嘱慎起居，节饮食，避风寒，3月后随访，无汗出等不适症状。

**按语**：此患者热病之后，热灼津液，汗泄津伤，阴液匮乏，故见汗出不止，口干口渴诸症。六味地黄丸平补肾气；生脉散益气养阴；酌加糯稻根固摄止汗；天花粉、川石斛益肺生津。全方集滋肾、益肺、补气、养阴四法合一。二诊后汗出即止，口干仍有，遂加白芍、生甘草酸甘化阴，生津止渴。

第三篇

医话汇编

# 第一章 吴师导师黄吉赓教授治肺系病组方分析

黄吉赓教授出生于中药世家,系上海市名中医,上海中医药大学附属曙光医院主任医师,为全国第二批、上海市首届老中医药专家学术经验继承工作指导老师,行医70余年。黄老勤求古训,精研《黄帝内经》《金匮要略》,重视八纲、脏腑辨证,探病求本溯源,中西医汇通,潜心临证实践,善用经方,结合临床经验,辨证处方病症结合。在肺系病的治疗上学术思想明晰,独树一帜,享誉全国,善治咳喘痰饮,尤以擅用泽漆见长。吴师跟随黄吉赓教授临证学习多年,深得黄吉赓教授治疗呼吸病之机要。

## 一、 肺系病主要病因病机

黄老注重常见肺系病致病的内、外二因,外因是邪,内因多虚。外邪与内虚(肺、脾、肾三脏功能的失调),两者较之,外邪的侵袭尤为重要。在急性发作期,以邪盛为主时,则属于"虚而受邪,其病则实",以实证为急。本病日久,还将导致气血脏腑功能失调,即经之谓"邪之所凑,其气必虚"。甚则发展成肺心病、肺脑病,进而出现更加复杂严重的病机。故内、外二因均不能忽视。

### 1. 外因

外因主要是外邪侵袭,即感染、寒冷、粉尘、烟雾、有害气体等致病因子,从口鼻或皮毛而入,肺气被束,肺失宣降,通调失司,津化为痰;或外邪引动内伏之宿痰伏饮,阻塞气道,均可使肺气上逆而发生痰阻、咳喘等症。或可因寒湿浸入,阳气受遏,水精失运,蓄积成饮。外因又以风寒为主,而寒邪久郁化热,或感受燥热之邪,又有痰热、燥热等不同表现。

### 2. 内因

（1）肺、脾、肾三脏功能失调：先从肺气不足，卫外力弱，极易感受外邪而发病，进而子病及母（脾）病；脾运虚弱，液滞为痰，亦可因饮食不节，进食生冷油腻，中阳受损，脾运不健而水湿内聚。湿从寒化为饮，湿从热化为痰，而致土不制水，蒸化失职，水泛为痰；或久病、年迈，肾气不足，摄纳无权，则喘促难续，合并痰饮内盛，则成上虚下实证；命门火衰，火不生土，水气不能蒸化，凝而化为痰饮，若反复感受燥热之邪及长期大量痰饮排出，皆可耗伤阴液，导致阳损及阴，从而出现肺肾阴虚之阴虚痰饮证。

（2）气血失调：反复感受外邪，痰饮阻肺，内外合邪，气机壅塞，血滞不行，滞而生瘀；遇脾肾阳虚，饮邪凝聚，既阻遏气机，又损伤阳气，血失温煦，均可导致血行凝滞，进而形成瘀证；另外，热伤津液，液伤津少，血行不利，亦可致血瘀（体液丢失，血容量减少，血黏度升高）。临床上常见的急、慢性支气管炎，支气管哮喘，支气管扩张等，多数属于中医痰饮、咳嗽、哮证、喘证的范畴。它们共同的病因病机都有不等程度的外感风寒燥热之邪，内有宿痰伏饮，病位不离乎肺、脾、肾，而其发展过程都有急性发作期到慢性迁延期乃至缓解期。与中医"标本"理论相吻合，急性发作期属标实，慢性迁延期属本虚标实，临床缓解期属本虚，三者在一定条件下又可相互转化。

黄老认为在肺系病辨证中，首先要分清外感内伤：治外感咳嗽，药不宜静，静则留邪不解；治内伤咳嗽，药不宜动，动虚火上浮，切忌温燥劫阴，苦寒滋腻之品。其次，咳、痰、喘、哮是根本主症，对咳痰的寒热之辨占重要地位。这也是中医肺系病辨病的基础根本，如寒热不分，虚实不辨，轻者延误病情，重者则是雪上加霜，火上浇油，易犯虚虚实实之误。

## 二、 肺系病系列组方分析

黄老经多年临床经验积累，针对肺系病寒热虚实之分、表里之别，结合经典名方，依据肺系病的咳、痰、喘、哮之寒热虚实，制定肺系病系列组方，临床根据以上四大主症之寒热虚实孰轻孰重，选取相应的组方加减用药，疗效确切，甚为实用。

1. **咳嗽方（以咳嗽为主症）**

（1）治咳一方

【组成】 荆芥、紫苏叶、生姜、杏仁、前胡、白前、紫菀、陈皮、半夏、射干、柴胡、枳壳、桔梗、甘草等。

【功效】 温宣肺气，肃肺化痰。

【主治】 风寒痰湿内阻，肺气失于宣肃之证。

【辨证要点】 咳嗽，咯白痰，清稀易吐，小便清长，大便溏薄；舌苔白薄腻，脉小滑弦。

【方解】 取《医学心悟》止嗽散加《温病条辨》杏苏散之意。方中荆芥、紫苏叶辛温不燥，祛风解表，使外邪从表而解，则肺气得宣；紫菀入肺经，其性温润，能润肺化痰止嗽；杏仁苦温而润，配白前降气化痰；前胡能疏风解表，协紫苏叶轻宣达表，助杏仁降气化痰；桔梗、枳壳一升一降，宣降肺气，止咳化痰；陈皮、半夏理气化痰；射干化痰利咽；柴胡解表散热；生姜调和营卫；甘草缓急和中，调和诸药，合桔梗、荆芥又有利咽止咳之功。全方温而不燥，润而不腻，散寒不助热，解表不伤正，共奏温宣肺气，肃肺化痰止咳之功。

（2）治咳二方

【组成】 蝉蜕、僵蚕、杏仁、前胡、白前、紫菀、半夏、射干、柴胡、黄芩、枳壳、桔梗、甘草等。

【功效】 祛风清热，宣肺止咳。

【主治】 风邪痰热互阻，肺气失于宣肃之证。

【辨证要点】 咳嗽，咯痰黄稠难吐，大便干结不畅；舌红苔黄，脉弦滑或数。

【方解】 取《医学心悟》止嗽散加小柴胡汤之意。方中蝉蜕联用僵蚕疏风通络，有一定的抗敏治咳作用；柴胡配伍黄芩，外解半表之邪，内清半里之热；紫菀、前胡、白前、杏仁、半夏为伍，肃肺降气化痰；射干化痰利咽；桔梗、枳壳理气通络，升降气机，此为治痰必先理气，气顺则痰消；甘草利咽止咳，调和诸药。全方有祛风清热化痰、肃肺止咳之功。

（3）清化治咳方

【组成】 蝉蜕、僵蚕、杏仁、前胡、白前、紫菀、半夏、射干、柴胡、黄芩、枳壳、桔梗、甘草、丹参、郁金等。

【功效】 疏风清热化痰，理气活血。

【主治】 风邪恋肺不解,内有痰热阻滞,肺失宣肃之证。

【辨证要点】 以喉痒痰黏不畅,口干、舌红苔黄脉滑。此方适用于经抗生素等各种药物治疗效果不明显的顽固性咳嗽,外感咳嗽较久,表邪未净之证,或内伤咳嗽兼有外感者,均可使用。

【方解】 此方在治咳二方的基础上加丹参、郁金二味,活血祛瘀,使气血流通,助气机升降正常。诸药合之,疏风清热化痰,理气活血,寒热兼顾,宣肃并用,以恢复肺气宣降的功能。

【临证加减】

外感风寒,内有痰热,又属偏寒者:酌加麻黄、细辛、荆芥、紫苏叶等。

痰湿较重者:酌加泽漆、陈皮等。

肺热较甚者:酌加金银花、连翘等。

久咳正虚者:酌加太子参、茯苓、白术等。

### 2. 喘哮方（以喘哮为主症）

（1）平喘定哮一方

【组成】 射干、炙麻黄、泽漆、紫菀、款冬花、前胡、半夏、桑白皮、黄芩、柴胡、枳壳、桔梗、甘草、生姜等。

【功效】 温肺化饮,平喘定哮。

【主治】 寒痰恋肺,肺气上逆之证。

【辨证要点】 胸闷气急,喉中哮鸣音,痰白多清稀,有泡沫而易咳吐;口不渴,或渴喜热饮;舌苔白滑或润,脉浮小紧。

【方解】 仿《金匮要略》射干麻黄汤加泽漆汤之意。方中射干、炙麻黄宣肺平喘,豁痰利咽;紫菀、款冬花化痰止咳;前胡、桑白皮降气化痰平喘;泽漆、半夏化痰利水;生姜降逆化饮,畅利胸膈,助半夏降逆化痰;柴胡解表退热,疏畅气机;黄芩清热肃肺,调畅气机;枳壳、桔梗一升一降,宣理肺气,调畅气机;甘草既可利咽止咳,又可调和诸药。

（2）平喘定哮二方

【组成】 射干、炙麻黄、紫菀、款冬花、半夏、前胡、桑白皮、黄芩、柴胡、枳壳、桔梗、甘草等。

【功效】 清肺化痰,平喘定哮。

【主治】 痰热阻肺,肺气上逆之证。

【辨证要点】 胸闷气急,喉中哮鸣音,痰黄稠,咯吐不利,口渴喜饮;舌红,脉滑数。

【方解】 拟《金匮要略》射干麻黄汤加小柴胡汤之意。方中射干、炙麻黄宣肺平喘,豁痰利咽;紫菀、款冬花化痰止咳;前胡、桑白皮降气化痰平喘;半夏燥湿化痰;柴胡解热,黄芩清热肃肺;枳壳、桔梗一升一降,宣理肺气,调畅气机;甘草利咽止咳、调和诸药。

### 3. 化痰方(以多痰为主症)

(1)化痰一方

【组成】 泽漆、半夏、陈皮、茯苓、紫苏叶、紫菀、款冬花、白前、柴胡、枳壳、桔梗、甘草、生姜、前胡等。

【功效】 温化痰饮,利气宣肺。

【主治】 寒痰蕴肺,肺气失宣之证。

【辨证要点】 咳嗽,痰色白而清稀,咳吐容易;或兼形寒肢冷;舌苔白润,脉小弦滑。

【方解】 取《金匮要略》泽漆汤合二陈汤加减之意。方中重用泽漆,配伍半夏,共奏消痰化饮之功;陈皮既可理气行滞,又能燥湿化痰,与半夏相辅相成,增强燥湿化痰之力;茯苓健脾渗湿,渗湿以助化痰之力,健脾以杜生痰之源;紫苏叶散寒解表、宣肺止咳;柴胡解表退热;紫菀、款冬花、前胡、白前为伍,以化痰降气肃肺;桔梗与枳壳相伍,一升一降,调畅气机,生姜,既能制半夏之毒,又能协助半夏化痰降逆;甘草健脾和中,调和诸药。

(2)化痰二方

【组成】 泽漆、半夏、陈皮、黄芩、紫菀、款冬花、柴胡、枳壳、桔梗、甘草等。

【功效】 清化痰热,顺气降逆。

【主治】 痰热犯肺,清肃失司之证。

【辨证要点】 咳嗽,痰黄黏稠,或痰色虽白但胶黏咳吐不畅,口干,身热;舌红苔黄,脉滑数。

【方解】 取《金匮要略》泽漆汤合小柴胡汤之意。方中泽漆利水消痰退热,陈皮、半夏既可理气行滞,又能燥湿化痰;黄芩配伍柴胡,外解半表之邪,内清半里之热;紫菀、款冬花相伍润肺化痰,止咳平喘;桔梗、枳壳二药配伍,一升一降,一宣一散,具有调畅肺气、开郁化痰的作用;甘草化痰止咳、调和诸药。

### 4. 阴虚痰饮方（适合痰多伴阴虚证者）

（1）阴虚痰饮一方

【组成】 太子参、茯苓、泽漆、麦冬、黄芩、柴胡、半夏、紫菀、白前、枳壳、桔梗、甘草、莪术、白术等。

【功效】 宣肺化痰，益气养阴。

【主治】 痰浊壅肺，气阴两虚之证。

【辨证要点】 咳嗽，痰多易出，胸闷气急；口干咽燥，盗汗，寐差，气短乏力；舌红少苔或苔剥有裂纹，脉细。

【方解】 取《金匮要略》麦门冬汤合泽漆汤加减之意。方中麦冬甘寒清润，滋阴清热；黄芩、柴胡清泄肺热；太子参、茯苓、白术、甘草健脾益气；泽漆利水消痰；半夏降逆下气化痰；紫菀、白前化痰止咳；枳壳、桔梗合用调畅气机、理气化痰、宽中利膈；莪术行气消瘀，有抗炎、抗菌作用；甘草润肺利咽，调和诸药。全方益气养阴，宣肺止咳化痰之功效。

（2）阴虚痰饮二方

【组成】 太子参、茯苓、射干、炙麻黄、麦冬、南沙参、半夏、紫菀、款冬花、枳壳、桔梗、莪术、白术、甘草等。

【功效】 益气养阴，平喘定哮。

【主治】 气阴两虚，肺失宣肃之证。

【辨证要点】 咳痰，喘息，哮鸣；自汗，盗汗，口干，形寒烘热。

【方解】 取《金匮要略》麦门冬汤合射干麻黄汤之意。方中以太子参、麦冬、南沙参益气养阴，半夏、紫菀、款冬花肃肺化痰止咳，射干、炙麻黄、桔梗、枳壳宣降并用，化痰平喘；茯苓、白术、莪术益气健脾燥湿；甘草调和诸药。诸药合用，共奏益气养阴、化痰止咳、平喘定哮之功。

### 5. 其他

（1）固表化痰方

【组成】 黄芪、莪术、白术、防风、半夏、陈皮、泽漆、白前、紫菀、柴胡、枳壳、桔梗、甘草。

【功效】 益气固表，理气化痰。

【主治】 肺气不足，津停成痰之证。

【辨证要点】 咳喘病反复发作，痰多咳嗽，兼见气虚表卫不固之象，如易染感冒，神疲乏力、动则汗出、怕冷、纳谷不馨、大便溏薄；舌质淡胖，脉濡。

【方解】　方中黄芪、白术、防风益气固表；半夏、陈皮、白术、莪术健脾理气、燥湿化痰；泽漆、白前、紫菀化痰止咳；柴胡、枳壳、桔梗理气化痰；甘草化痰止咳。

（2）健脾化痰方

【组成】　太子参、莪术、白术、茯苓、半夏、陈皮、泽漆、紫菀、柴胡、枳壳、桔梗、甘草。

【功效】　益气健脾，理气化痰。

【主治】　脾气虚弱，痰湿犯肺之证。

【辨证要点】　咳喘、慢性支气管炎缓解期，表证已除，咳嗽不多，痰饮频频，且脾胃气虚，纳差便溏。

【方解】　方中太子参、莪术、白术、茯苓、半夏、陈皮健脾益气、燥湿化痰；泽漆、紫菀化痰止咳；柴胡、枳壳、桔梗理气化痰；甘草化痰止咳。

**6. 临床加减应用**

黄老拟定的肺病系列组方使用简便、疗效显著。临证诊疗中，可根据咳痰量多少，痰色白黄深浅的不同，喘哮气促的不同程度，纳食的多少，睡眠安否等随症加减药味剂量。如痰量多可加大化痰药物剂量，如痰色黄又咳吐不畅可加重清热之剂，如纳差，寐不安可入健脾安神之药，故选方用药既要有原则，又要灵活处理，务求方药对症，则疗效更佳。

# 第二章　吴师导师黄吉赓教授肺系疾病教学经验举隅

黄老数十年来潜心研究慢性支气管炎、哮喘、脾胃病、慢性肾病等的防治而卓有成效。同时,作为第二批全国老中医药专家学术经验继承工作指导老师、上海市第一届名老中医药专家学术经验研究班指导老师,黄老还善于传业授教,在教学过程中重视求本溯源、中西融会贯通,独辟了形象化、量化的中医教学方法。吴师跟随黄老学习3年,深感得之"授渔"而受益终身,现就黄老讲授肺系疾病的教学经验总结如下,以窥其一斑。

## 第一节　图表法教学

### 一、肺脾肾气化功能

在正常生理情况下,水液的输布排泄主要依赖三焦的作用,三焦主全身的气化,为内脏的外腑,是运行水谷津液的通道:"上焦如雾"——熏肤、充身、泽毛;"中焦如沤"——蒸津液、化精微;"下焦如渎"——蒸化开合、升清泌浊。从三焦分布与所属脏器的关系而言,肺居上焦,有散布通调水液的作用;脾主中焦,有运化输送水谷精微的功能;肾处下焦,有蒸化水液,分清泌浊的职责。黄老结合《素问·经脉别论》篇中"饮入于胃,游溢精气,上输于脾,脾气散精,上归于肺,下输膀胱,水精四布,五经并行",将肺、脾、肾气化运行过程用示意图进行概括,表达形象生动,见图1。

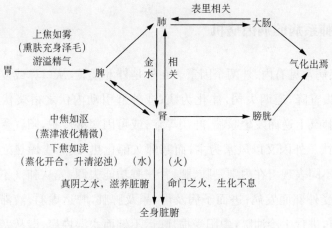

**图 1　肺、脾、肾气化示意图**

## 二、痰饮的病因病机

　　痰饮是指体内水液输布运化失常,停积于某些部位而生饮酿痰的一类病证。《金匮要略》首创"痰饮"病名,其广义是饮证及痰证的总称,狭义是指饮邪停积于胃肠。《症因脉治·痰症》曰:"痰之为病,变化百出,皆内因七情,外感六气,中宫失清化之令,熏蒸结聚而成,须分所兼之邪治之。"《景岳全书·杂证谟》说:"五脏之病,虽俱能生痰,然无不由乎脾肾,盖脾主湿,湿动则为痰;肾主水,水泛亦为痰;故痰之化,无不在脾,而痰之本,无不在肾。所以凡是痰证,非此则彼,必与二脏有涉。"痰与肺关系密切,故有"脾为生痰之源,肺为储痰之器"之说。痰饮既是某些疾病的病理产物,又能成为新的致病因素。涉及的病因病机繁多,难解而易忘。黄老驭繁就简,予以图示讲解,简明易记,便于学习者理解其精髓(图 2)。

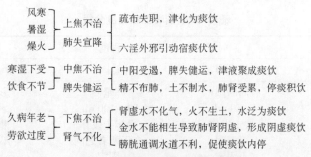

**图 2　痰饮的病因病机示意图**

### 三、 肺系病的病因病机

肺系疾病常见有内、外两个因素。在外是外邪侵袭，从口鼻或皮毛而入，肺气被郁，肺失宣降，通调失司，津化为痰；或外邪引动内伏之宿痰伏饮，阻塞气道，均可使肺气上逆而发生咳喘、吐痰等症；或可因寒湿侵犯，阳气受遏，水精失运，蓄积成饮。外因又以风寒为主，而寒邪久郁化热，或感受燥热之邪，又有痰热、燥热等不同表现。在内则是肺、脾、肾三脏功能失调：先从肺气不足，卫外力弱，极易感受外邪而发病；进而子病及母，累及脾脏，脾运虚弱，液滞为痰，亦可因饮食不节，进食生冷油腻，中阳受损，脾运不健而水湿内聚，湿从寒化为饮，湿从热化为痰；亦可致土不制水，蒸化失职，水泛为痰；或久病、年迈，肾气不足，摄纳无权，则喘促难续，合并痰饮内盛，则成上虚下实证；命门火衰，火不生土，水气不能蒸化，凝而化为痰饮；若反复感受燥热之邪及长期大量痰饮排出，皆可耗伤阴液，导致阳损及阴，从而出现肺肾阴虚之阴虚痰饮证。病程日久，患者反复感受外邪，痰饮阻肺，内外合邪，气机壅塞，血滞不行，滞而生瘀；遇脾肾阳虚，饮邪凝聚，既阻遏气机，又损伤阳气，血失温煦，均可导致血行凝滞，进而形成瘀证。另外，热伤津液，液伤津少，血行不利，亦可致血瘀。黄老对上述病理过程悉心研究，用图示法进行表述，化繁为简，使人一目了然，印象深刻（图3）。

### 四、 咳、痰、喘、哮的症状分级

咳嗽、咳痰、气喘、喘息及哮鸣等是肺系疾病常见而重要的临床症状，通过对其进行观察和分级，有助于判断病情的轻重及评价疗效。黄老结合临床实际，设计了咳痰哮喘程度分级表，既方便临床应用，又容易记忆，见表1。

**表1　咳痰喘哮症状程度分级**

| 症状 | 程度 | | |
| --- | --- | --- | --- |
| | 轻（＋） | 中（＋＋） | 重（＋＋＋） |
| 咳嗽 | 间断咳 | 阵呛咳 | 影响睡眠 |
| 咳痰 | ＜50 mL | 50～100 mL | ＞100 mL |
| 气喘 | 快走发作 | 平步走发作 | 慢走发作 |
| 喘息 | 可安眠 | 介于两者之间 | 不可安眠 |
| 哮鸣 | 不固定 | 固定 | 满肺 |

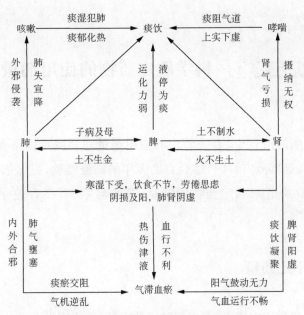

图 3 肺系疾病的病因病机示意图

## 五、寒痰与热痰的辨治

黄老认为,在肺系疾病的辨证分析中,对咳痰的寒热之辨尤为重要。在临床中,如果寒热不分、虚实不辨,将严重影响治疗的效果,轻者延误病情,重者犯虚虚实实之戒,将雪上加霜、火上浇油,加重病症。为了使学习者了解并掌握其中的要领,黄老采用表格法对寒痰、热痰的临床辨证及诊治进行归纳分析,清晰明了,别具一格(表 2)。

表 2 寒痰与热痰的辨证论治表

| 辨证 | 主症(咳痰情况) | | | 次症 | | | | | | 治法 |
|---|---|---|---|---|---|---|---|---|---|---|
| | 痰色 | 性状 | 咳痰 | 口干 | 小便 | 大便 | 舌象 | 脉象 | 喉 | |
| 寒证 | 白 | 透明清晰 | 易 | 不干喜热 | 清长、爽利 | 稀溏泻 | 白腻质淡 | 小滑弦缓 | 痒 | 温宣肺气而化痰饮 |
| 热证 | 黄 | 黏稠浓性 | 难 | 口干喜冷 | 黄、少、热 | 干结秘 | 黄腻质红 | 弦滑或数 | 痛 | 清宣肺气而化痰热 |

## 第二节 )) 科学确定药物的使用剂量

在肺系疾病的治疗中,有关药物的使用剂量问题既难以掌握又容易被忽视,黄老在传授这部分内容时,结合自己多年的临证经验,提出依据脉率、药物功效,以及患者病情来确定药物的剂量,既容易掌握,又有较强的临床指导意义。

### 一、脉率定药量

黄老在教学过程中提出,要根据脉率的迟缓、数疾来调整药物的使用剂量,以准确用药,尽量减少药物的不良作用,尤其在使用麻黄时,这一点极为重要。黄老指出,麻黄虽为宣肺平喘常用要药,但对体质虚弱患者、老人或小儿,应注意用量。对于慢性支气管炎年龄偏大患者,因其常伴有心血管疾病或前列腺肥大等慢性病,麻黄用量不宜过大,一般3~9 g为宜;若麻黄量过大,易耗伤肺气,患者常出现心率加快、血压升高、失眠,老年男性容易出现排尿不畅、尿频等症状。黄老提出,根据患者脉率情况确定麻黄用量:当脉率<80 次/分,用麻黄6~9 g;脉率>80 次/分时,麻黄用3~6 g;脉率>110 次/分,则应停用麻黄或改用麻黄根。

### 二、功效定药量

黄老根据多年临证用药的经验总结认为,某些药物在不同的用量情况下具有不同的功效,在使用中应根据治疗目的来选择相应的药物剂量。以柴胡为例,该药在不同用量下分别具有解表退热、疏肝解郁、升举阳气等功效,在临证中,若用于升清举阳,用量以3~5 g为宜;疏肝理气,用量以6~10 g为宜;和解少阳,用量以15~30 g为宜;清热解毒,用量以30~120 g为宜(投大剂量需是体强之人)。

### 三、病情定药量

在临床治疗中,根据患者病情调整药物剂量亦十分重要。以中药泽漆为例,该药具有利水消肿、化痰散结的功效,黄老指出应根据患者痰量的多少而选择剂量:对每日痰量<50 mL 者,每日用量为 30 g;痰量在 50～100 mL 者,每日用量为 60～90 g,痰量>100 mL 者,每日用量为 90～180 g。

## 第三节　肺系疾病诊治步骤的十二定原则

黄老在肺系疾病诊断治疗的教学过程中,倡导一切着眼于治疗效果,消除中西医药的人为界线,将两者融会贯通,即加强中西结合病史的书写,做到西医诊断与中医辨证论治并重,辨证与辨病相结合。黄老将肺系疾病诊治过程中涉及的临床辨证分型、病因病机、临证用药、疾病转归、预防禁忌等要点概括为"十二定"原则,指导学生临床实践,切实可行、操作性强。

一定:主诉结合定病势

重点关注患者咳、痰、哮、喘等症状的情况,精练地记载近期及远期的病情发展情况,这些均与确定中西医诊断、病机标本、分型、分期、治疗方案等密切相关。

二定:主症结合定病位

判断咳、痰、哮、喘的程度分级,可以参照表1标准;寒热虚实定性可结合表1、表2分析并记录,同时应包括望闻问切四诊资料。必要时,需增加有关鉴别阳性与阴性证候的内容。

三定:明辨病因与病机

联系上述一定、二定,通过四诊合参,结合八纲、六经、卫气营血辨证,分析病邪的寒热,正虚以肺、脾、肾三脏何者为重,其中又有偏阳虚与偏阴虚之别。

四定:细查既往史与用药史

治肺系疾病,对脾、胃的询问尤为重要,因用于肺系疾病的方药,多属温燥、苦寒、消痰化饮等攻伐之品。对兼有脾胃病的患者,用药不当,反使病情迁延或加剧,故宜慎用。对患者用过的西药,须问清剂量、用法、疗程、疗效、副作用,既有利于辨证论治,又便于中西医结合治疗。

五定:中西互参定诊断

急性支气管炎、慢性支气管炎、支气管扩张等可分属于咳嗽、哮证、喘证、肺痈、痰饮等范畴。痰饮证亦可在耳源性眩晕、胃肠功能紊乱、溃疡病、幽门不完全梗阻、肺源性心脏病等病中出现。支气管哮喘即是哮证,而中医所谓哮喘可包含有慢性支气管炎喘息型和支气管哮喘。慢性阻塞性疾病,其虚证可表现为虚喘和肺痿;其实证可为肺胀,而肺胀中痰蒙神窍的肺性脑病,亦可从重证虚喘和肺痿发展而来。因此,中西医双重诊断对确定中西医结合治疗方案是非常重要的。

六定:标本虚实定病期

对于复杂的病证,要把握其病情并正确地诊治,必须分清标本,即经云"知标与本,用之不殆"。就其病因病机而言,肺系疾病以外邪侵袭,痰饮内阻为标,肺脾肾阴阳气血功能失调为本。故急性发作期属标实,慢性迁延期本虚标实并存,缓解期则以本虚为主。

七定:治则治法结合定方剂

针对邪正的消长,祛邪实以治标则有宣肺、肃肺、温化、清化、降气、平喘、活血化瘀等法,方用止嗽散、泽漆汤、射干麻黄汤、血府逐瘀汤等方;扶正虚以治本则有补肺、生津、益气、健脾、益肾(滋阴与助阳有别),方用玉屏风散、六君子汤、麦门冬汤、左归丸与右归丸化裁等。但考虑虚实寒热又可交错并存,故祛邪实和扶正虚亦需相互配合,两者之间有一个动态的变化。

八定:药物结合定剂量

病情以咳为主症的,应用上方无效时,要酌情选加胡颓叶、天竺子、腊梅花、乌梅、罂粟壳等敛肺止咳药;根据日排痰量的多少,泽漆用量在 15~120 g 之间;顽固性哮喘可选用地龙 7~40 g,全蝎 1.5~6 g;咯黄痰量多或咳喘加剧及支气管感染者,用柴胡、黄芩各 30~60 g,金银花、连翘各 15~30 g。

九定:疗效结合定适应证

近期疗效,考评咳嗽、痰量、痰色、痰液性状、咯痰难易程度、喘哮时能否平卧、发作次数、每次持续时间等情况;远期疗效,除评定症状改善程度外,尚需分析精神、体力、食欲、睡眠等变化。通过临床实践对药物作用的观察,可进一步深化对药物功效的认识,如地龙确属寒性,应适用于热证,而慢性咳喘患者,尽管有寒证的表现,如白痰、鼻塞、流清涕等症状,但其病机往往寒热交杂,且地龙在实际运用中抗过敏、止咳平喘定哮之功佳,还是可以通过配伍应用于这类患者;又如本草相关典籍中记载泽漆性微寒,能消痰化饮,而在临床应用显示,泽漆单药对白痰、寒痰效佳,对黄痰、热痰效果不佳,需配伍清热药应用。

十定:方效合参进退守

对有效者要守,不可随意改变治法,而对无效者,既要保持一定的疗程,又要及时改变方药。例如,治标多于1周内见效,2~3周内1/3病例可达显效。只是祛邪之剂辛散易耗气伤阴,苦寒清热之品易损脾阳,化痰太过亦伤脾胃,这些均可使正气受损,反有"开门揖盗"之害;进入治本阶段,应密切观察是否助长内外之邪,壅塞气道,以免"闭门留寇"之弊;但不论治标与治本,在无效时,可再扩展其处方或增加其药量,亦属于进法。

十一定:中西药互补定方案

中医药优点在于整体调整,化痰方法丰富,抗复发作用明显,副作用少;西医药的长处在于抗菌消炎、解痉平喘、抗敏定哮,其起效快、效价高、使用方便。中西医结合治疗就是要扬长避短,实现优势互补,并使西药逐步从常规使用过渡到临时酌情使用,以尽量减少其毒副作用。

十二定:自我保健遵医嘱

要取得理想的治疗效果,医患必须紧密合作。医护人员应该教授患者如何预防疾病发作,如注意防寒保暖,采用冷水洗脸、穴位按摩、腹式呼吸、太极拳、气功等保健措施。饮食宜忌方面,忌海腥发物、河蟹、鸡、羊肉,腌制类食品,以及甜酸、辛辣、生冷刺激性食物;宜食猪肉、牛肉、鹅、鸭、鹌鹑、鸽子、蛋类等食物。

综上所述,黄老精于医术,勤于诊务,精研医理,善于变通;在临床工作中注重传道解惑,培养后学,可谓独具匠心。其关于中医肺系疾病的教学经验,值得中医教育工作者在教学实践中借鉴和推广。

# 第三章　泽漆临证经验与思考

中药泽漆最早见于《神农本草经》，经过历代医家的不断探索和临证经验总结，对泽漆的药用有了更进一步的认识，吴师跟随黄吉赓教授临证多年，在泽漆的运用和研究上有独特的见解。分述如下。

## 第一节　泽漆的功效与临床应用

### 一、泽漆的文献记载

中药泽漆为大戟科大戟属泽漆种植物泽漆（*Fuphorbia heliscopia* L.）的全草，药用其茎叶。

泽漆始载《神农本草经·本经下品》，其曰"味苦寒，主皮肤热，大腹水气，四肢面目浮肿，丈夫阴气不足"。明·《本草纲目》释名："漆茎，猫儿眼睛草，绿叶绿花草，五凤草。生时摘其茎叶有白汁，故名泽漆"。泽漆国内分布极广，长江流域山野遍生，其形态茎高尺余，叶互生倒卵圆形，茎顶于4～5月生五枝，开黄色小花，茎叶均含白汁，每年开花时采摘，去杂质晒干，茎叶切碎用。叶有特殊微臭。

另名：五台头、凉伞草、乳浆草、五凤灵枝、五盏灯、五朵云、白种乳草、五灯头草、肿手棵、马虎眼、倒毒伞、乳草、龙虎草、铁骨伞等。

性味：辛、苦，微寒，有小毒。《大明本草》等谓：冷，有小毒。《中药大辞典》认为：辛苦，凉，有毒。

功效：利水消痰。主治"皮肤热……丈夫阴气不足，利大、小肠，明目轻身，主蛊毒，止疟疾，消痰，退热。"归肺、大、小肠三经，有利水消肿，化痰止咳，散结杀虫等功效。

常用处方名:泽漆。一般生药用量 9～15 g。

成药:泽漆片,每 4 片相当生药 30 g,每日 3～4 次,每次 2～5 片。

## 二、 泽漆的主要成分与作用

泽漆主要成分含皂苷、泽漆素、丁酸,又含黄色长柱状结晶的黄酮苷,水解后得苷元,分子式为 $C_{15}H_{10}O_7$。上海中药制药二厂从泽漆稀醇提取液中提成泽漆新甙 *Heliosim*、槲皮素,金丝桃苷,没食子酸,琥珀酸等,有良好的镇咳、化痰、逐水作用。动物实验提示泽漆口服有明显的退热作用,有抑制支气管腺体中酸性黏多糖合成和使痰量减少的双重作用,且毒性小。

## 三、 泽漆历代应用记载

汉·张仲景《金匮要略·肺痿肺痈咳嗽上气病脉证治》篇曰"咳逆上气,时时吐浊,但坐不得眠……脉沉者,泽漆汤主之。"咳嗽病脉沉,是肺停水饮的征象,可用泽漆汤行阳消水,泽漆汤以泽漆为君,其功专于消痰行水。

历代亦有单味泽漆治内外科疾病的记载。明·《本草纲目》记载水气蛊病,用鲜猫眼草,利水消胀;牙齿疼痛用泽漆煎汤含漱治疗;男妇瘰疬用泽漆熬膏外敷"局部用药,以消瘰疬,"癣疮有虫泽漆粉香油调搽"。

## 四、 泽漆现代临床应用

### 1. 内服法（应用于口腔、呼吸系统疾病及病毒性感染）

咽喉炎、梅核气(慢性咽炎),用泽漆(或鲜品)每日 2～10 g,加白糖代茶冲(煎汁)泡服,一般 3～5 天愈。

牙龈炎、牙龈化脓出血,口疮、口腔糜烂,用泽漆 10 g 泡水漱口,清洗口腔,再用泽漆 2 g 泡水加白糖代茶内服,一般 3～5 天愈。

急性或慢性支气管炎,咳痰量多,痰色白泡或黏(咯痰容易者),用泽漆片每日 30～250 g,分 2～4 次口服(鲜草一次最大剂量 75 g 煎汤内服),化痰止咳,清热作用显著。

单味泽漆煎剂对菌痢、食管癌有一定疗效与作用。亦有临床报道用泽漆膏外敷治疗流行性结膜炎（红眼病）、流行性腮腺炎疗效显著。

### 2. 外用法（应用于口腔，皮肤炎症及淋巴结核性疾病）

泽漆外用取其清热消肿，散结解毒杀虫之功。它能控制创面炎症的发展，减少分泌物，且具有平滑瘢痕、不易复发的特点。

牙痛（牙髓炎）、乳腺炎、腋下淋巴结肿瘤、结核性肛瘘、皮肤恶疮等的治疗，用泽漆（或鲜品）适量，加水煎熬浓缩成膏，称泽漆膏。视创面大小，直接敷于创面，1日或隔日换药。

破溃性颈淋巴结结核的治疗，取鲜泽漆（干品亦可）500 g，加水 1 000 mL，煎至 500 mL，过滤去药渣，药液装瓶备用，可加适量防腐剂。视溃破面大小，取药液反复清洗创面后，用干净药液冲洗 1 次，每日 1～2 次，敷料覆盖创面。

## 五、 泽漆相关的抑菌实验及毒副作用研究

泽漆水煎剂抑菌实验表明，不同浓度泽漆水煎剂对金黄色葡萄球菌、白色念珠菌、两歧双歧杆菌、乙型溶血性链球菌、大肠埃希菌具有良好的抑菌作用，其浓缩煎液对结核杆菌有较强的抑制作用。

历代本草专著，谓泽漆无毒，亦有记载泽漆有小毒。如《唐本草》等称其有小毒，或谓其汁有毒；《本草纲目》曰："苦，微寒，……无毒。"李时珍曰："泽漆利水，功类大戟，故人见其茎有白汁，遂误以为大戟，……而泽漆根硬不可用，苗亦无毒，可作菜食……"《大明本草》曰："有小毒"。

现代中药典籍称其有毒，内服用药的剂量为每日 3～9 g。民间有"羊吃百草类，独忌五台头（即泽漆）"的传说，亦有用泽漆鲜草杀虫除草之法取效。经现代泽漆成分研究，泽漆毒副作用主要存在其鲜草乳汁的间-羟基苯基甘氨酸、橡胶烃、树脂等物质中。

但至今尚未见到文献有内服泽漆而中毒者的报道。经临床大宗病例观察，通过煎煮，泽漆鲜药烈性已除，泽漆每日 120～150 g，口服长达 8 月之久，最大鲜药量 75 g、干品 250 g，未见明显毒性反应。仅少数患者胃部不适，口干发麻，头晕等，停药即止。

## 六、用药体会

本草相关典籍中记载泽漆性微寒,能消痰化饮,《中药大辞典》中记载药性为凉性。吴师及其导师黄吉赓教授在长期防治肺系疾病的临证观察及实验研究表明,泽漆的确是一味疗效确切的化痰止咳药物,可消痰定喘止咳,临床上凡咳喘病辨证属痰饮咳喘寒症者,见痰量多,痰色白而清稀,成泡沫状,咳痰易出的,有独特的疗效,尤其经用一般化痰止咳平喘药,或抗感染无效的难治性的慢性支气管炎较适合使用泽漆。而对辨证属痰热证者,痰黄黏稠,咯吐不爽利,单独应用效果不佳,需配伍清热化痰药。这一点与历代记载及《中华人民共和国药典》不符,但又是临床确切观察到的结果,在此作为分享和讨论。

泽漆亦有利水消肿功能。对肺气肿合并心力衰竭配合半夏、紫菀等,如泽漆汤类,有较好的治疗作用;治疗心源性、肝源性、肾源性等多种原因所致水肿,有消肿之力,其毒性比甘遂、大戟弱。

以泽漆 30 g 泡茶漱口,对口腔异味、口腔溃疡、牙周炎、牙龈炎均有较好的效果。本药熬膏外用,可治疗淋巴结结核、结核性瘘管,可促进瘘管缩小、愈合、结痂。

## 第二节　黄吉赓教授运用泽漆治疗咳喘经验总结

黄老认为泽漆治疗咳喘,主要是通过化痰利水作用,使痰量减少、水肿消退,达到止咳平喘的目的。

## 一、单药用量

吴师在跟师临证的过程中发现,黄老泽漆用量胜过前人十数倍。单味泽漆浸膏片每次 4 片,每日 3 次(相当于生药每日 90 g),即能取得较好的化痰平喘利水作用。内服复方常用剂量为每日 30~150 g,最大剂量达每日 250 g。对于慢性支气管炎常年咳喘痰多的难治病例，用一般剂量不能触动顽痰宿疾，非予大剂量泽漆才能见效，临诊时可根据痰量的多少，逐渐加大泽漆的用量，一般日排痰量在 50 mL 以内可用泽漆每日 30～60 g；日排痰量在 50～100 mL 者用泽漆每日 60～90 g；日排痰量 100 mL 以上者用泽漆每日 90～150 g，最大剂量达每日 250 g，以后随排痰量减少、痰液咳吐爽利而逐渐递减。泽漆量大时，先煎汤代水，再煎其他药物。

## 二、配伍心得

临床上凡痰白清稀量多，呈泡沫状，咳痰容易，中医辨证属寒痰咳嗽者，经用一般化痰止咳药及大剂量抗生素无效的慢性支气管炎患者，较适合用泽漆。对痰黄黏稠，咳较困难，辨证属痰热证候时不宜单用泽漆，而应配伍清热化痰之剂而用之。复方使用对寒痰证，治拟温开化饮，可配麻黄、细辛、生姜等；热痰证治拟凉开清化，可配柴胡，重用黄芩；肺气不足者，用益气固表之法，合玉屏风散。痰热之邪伤及肺阴，则以润肺生津，化痰清热治之，合用生脉饮。脾胃虚弱者，治拟健脾化痰，加用香砂六君子汤。咳痰兼见肾阳虚者，在温肾助阳中加用泽漆；兼见肾阴虚，在滋阴补肾中加用泽漆。咳剧而痰量不多者，可与天竺子、腊梅花等止咳药合用。

## 三、不良反应控制

在泽漆治疗咳喘病的临床观察中，发现用干泽漆剂量每日 60～90 g，最长服药时间达 8 个月者，仅见少数患者有上腹不适，口干微有发麻反应，而停药后即止。但亦观察到用干泽漆量 150 g 未有反应者。

黄老用泽漆极留意脾胃之气的变化，每位患者必问是否有胃疾，对于素有胃疾或年老体弱、脾胃功能虚衰者，则不用泽漆，或投之以小剂量。

吴师通过临床观察发现，老年人或合并有慢性消化道疾病的患者，应用泽漆时易出现脾胃虚寒症状，可以通过泽漆减量使用或加健脾和胃降逆止痛之剂以调和。因此，其消化道的副反应是可逆的。

## 四、病案举例

### 1. 泽漆单药之治

徐某,女,33 岁。反复咳痰 3 年,因暑天空调受凉后症状加重 9 个月。

**刻诊:**呛咳剧烈,日排痰量>100 mL,色白黏稠,无胃病史,胸部 X 线检查示两肺纹理增粗。

**诊断:**慢性支气管炎。

**治疗:**泽漆片,每次 4 片,每日 3 次(相当于生药每日 90 g),并停用其他中西药。1 周后痰量减少,1 月后痰液明显变稀,易于咳出,同时痰量减少,咳嗽也减轻。坚持服药 3 个月,咳嗽痊愈。

### 2. 泽漆复方之治

奚某,男,58 岁。反复咳痰 4 年,伴喘息 2 年,咳痰喘加重 6 周。

**刻诊:**呛咳阵作,痰白黄黏稠量多,日排痰量>100 mL,咳吐尚易,喉痒,多行则气喘,大便日行 1~2 次,偏稀;苔淡黄较厚腻,脉小滑。无胃病史。

**诊断:**慢性支气管炎。

**治疗:**自拟方加减。泽漆 30 g,射干 15 g,炙麻黄 5 g,细辛 3 g,陈皮 10 g,半夏 15 g,紫菀 15 g,款冬花 10 g,桔梗 9 g,枳壳 9 g,生草 9 g,柴胡 15 g,黄芩 15 g,生薏苡仁 15 g,熟薏苡仁 15 g,焦谷芽 15 g,焦麦芽 15 g,7 剂。另加服泽漆片,每次 4 片,每日 3 次(相当生药每日 90 g)。合汤剂,泽漆日用量为 120 g。7 天后咳痰减半。二诊再投 7 剂,咳、痰、喘症状明显缓解。继以泽漆化痰,佐活血滋阴补肾、调益气血之品善后。随访 3 年未发。

# 第四章　止嗽散在外感与内伤咳嗽中运用

## 一、止嗽散的组方、功效、适应证

止嗽散出自清代名医程国彭的《医学心悟·咳嗽》篇。止嗽散由荆芥、桔梗、陈皮、甘草、紫菀、百部、白前七味药组成。书中伤寒兼证篇另有一方止嗽散，由桔梗、橘红、甘草、紫菀、百部、白前六味药组成，风寒初起加防风、荆芥、紫苏子。

止嗽散是治疗外感咳嗽的处方，程氏认为咳嗽之因属风寒者十居其九，初治必须发散，而不可过散，不散则邪不去，过散则肺气必虚，皆令缠绵难愈。本方温润平和，不寒不热，无攻击过当之虞，大有启门驱贼之势，是以客邪易散，肺气安宁咳嗽自愈。

止咳散原治诸般咳嗽，属散剂，开水调服，食后临卧时服。初感风寒生姜汤送服，药极轻微而取效甚广。

## 二、程氏运用止嗽散治疗外感咳嗽和内伤咳嗽的加减

程氏在《医学心悟·咳嗽》篇论及止嗽散的适应证为风寒初起，头痛鼻塞，发热恶寒咳嗽者用止嗽散加防风、生姜，以散邪。既散而咳不止，专用本方，调和肺气。在咳嗽篇，程氏就外感咳嗽的变证，如何应用止嗽散加减用药简要进行论述，"若暑气伤肺，口渴烦心，溺赤者，其症最重，用止嗽散加黄连、黄芩、天花粉以直折其火"。"若湿气生痰，痰涎稠黏者，用止嗽散加半夏、茯苓、桑白皮、生姜、大枣以祛其湿"。"若燥气焚金，干咳无痰者，用止嗽散加瓜蒌、贝母、知母、柏子仁以润燥，此外感之治法也"。他认为外感之邪初病在肺，肺咳不已，则移于五脏，脏咳不已则移于六腑。需按《黄帝内经》十二经见证而加减如法，咳

而喘息有音,甚则咳血者,属肺,即风寒咳血,止嗽散加赤芍、丹参;咳而两胁痛,不能转侧,属肝,加柴胡、枳壳、赤芍;咳而喉中如梗状,甚则咽肿喉痹属心,止嗽散倍桔梗,并加牛蒡子;久咳不止,三焦受之,其症腹满不食,令人多涕唾,面目浮肿,气逆,以止嗽散合五味异功散并用,其效如神。

而内伤咳嗽如何应用止嗽散加减用药,又有简要叙述。若七情气结,郁火上冲者,用止嗽散加香附、贝母、黑山栀子、柴胡。若肾经阴虚,水衰不能制火,内热,脉细数者,宜朝用地黄丸滋肾水,午夜用止嗽散去荆芥,加知母、贝母以开火郁。综上所述,止嗽散治诸般咳嗽,主要治疗外感咳嗽,但以止嗽散为基本方,进行加减用药,亦可治疗内伤咳嗽。

### 三、 吴师应用止嗽散治疗咳嗽的临证加减

有鉴于此,在临床遇咳嗽一证,吴师常运用止嗽散临证立方遣药。遇外感或内伤咳嗽,新咳或久咳,或咯痰不爽,均以止嗽散为基本方加减运用。如风寒初起加防风、紫苏叶、生姜以疏解外邪;风热犯肺加黄芩、柴胡、蝉衣、僵蚕以祛风清热;苔腻痰多者加竹沥半夏、泽漆、茯苓、生薏苡仁以燥湿化痰;如干咳少痰,喉痛去荆芥,陈皮加瓜蒌皮、桑白皮、杏仁、紫苏子清肺润肺、止咳化痰;若咳嗽肺阴虚加北沙参、麦冬、黄精、阿胶珠以养肺气润肺阴之虚。

### 四、 病案举例

#### 1. 内伤咳嗽病案

邵某,男,62岁,1996年6月13日初诊。

**主诉:**慢性咳嗽5年。

**病史:**慢性咳嗽反复5年,以夜间咳嗽较多,每遇风邪袭肺咳嗽加剧。因咳嗽反复用头孢拉啶、林可霉素、止咳剂等效果差。

**刻下:**少痰、呛咳、喉痒,口干喜温饮,夜寐欠安,大便溏,每日2次;苔薄黄,舌质暗红而少津,脉小弦滑。

**中医辨证:**咳嗽(风邪袭肺,气阴两伤)。

**西医诊断:**慢性支气管炎。

**治法治则**：宣肃并用，养肺润肺止咳。

**处方**：止嗽散加减。紫菀 15 g，百部 15 g，白前 15 g，桔梗 9 g，枳壳 9 g，甘草 9 g，柴胡 12 g，黄芩 12 g，竹沥半夏 12 g，款冬花 15 g，蝉衣 6 g，僵蚕 9 g，射干 15 g，炙紫苏子 15 g，甜杏仁 9 g，南沙参 15 g，朱茯苓 15 g，茯神 15 g。7 剂，每日 1 剂，水煎 400 mL，早午饭后温服。

**二诊**：7 剂后复诊，述服药后第 3 天起咳嗽减半，喉痒已轻，但受风吹或室内空调降温时仍有咳嗽，夜咳为多，夜寐已安，便溏；苔薄黄微腻，舌质暗红少津，脉小弦滑。守上方加太子参 15 g，炒白术 15 g。7 剂，煎服法同前。

**三诊**：述偶有咳嗽，略有喉痒，纳食有增，便溏；苔薄白微腻，舌质暗红少津，脉小弦滑。治拟益气健脾，化痰止咳，方用六君子汤合止嗽散加减。竹沥半夏 12 g，陈皮 9 g，太子参 20 g，茯苓 15 g，茯神 15 g，炒白术 15 g，紫菀 15 g，百部 15 g，白前 15 g，桔梗 9 g，枳壳 9 g，甘草 9 g，炒薏苡仁 30 g，白芍 10 g，丹参 15 g，炮姜炭 6 g。10 剂，煎服法同前。

**按语**：二诊时仍有便溏，加用太子参、白术以健脾运湿；三诊时咳少，此为风邪已去，肺气安宁，但久病肺脾两虚，遵守缓则治其本原则，补虚固本以图根治，10 剂后，诸症消除，咳嗽已瘥。

**2. 外感咳嗽病案**

李某，男，21 岁，学生，2001 年 4 月 4 日初诊。

**主诉**：干咳 5 月。

**病史**：感冒后咽痒，咽喉部不适，反复干咳 5 月余，夜间尤甚。曾服多种抗生素及止咳糖浆无效。

**刻下**：咽痒不适，干咳阵作，鼻塞流涕，纳寐尚可，大便偏干；苔薄黄微腻，脉小弦滑。

**辅助检查**：胸部 X 线检查示肺部无活动性病变。

**中医辨证**：咳嗽（风热壅肺）。

**西医诊断**：感染后咳嗽。

**治法治则**：宣肃并用，疏风清热。

**处方**：止嗽散加减。紫菀 15 g，百部 15 g，白前 15 g，桔梗 9 g，枳壳 9 g，生甘草 9 g，黄芩 15 g，柴胡 15 g，蝉衣 6 g，僵蚕 9 g，款冬花 15 g，全瓜蒌 15 g，炙紫苏子 10 g，杏仁 9 g。7 剂，每日 1 剂，水煎 400 mL，早午饭后温服。

**二诊：**咳嗽已止，晨起略感喉痒，守上方再服 7 剂煎服法同前。

**按语：**患者反复干咳，此为正气虚，卫外之力不足，外邪袭肺不去壅滞肺脏，故咳嗽缠绵不止，经止嗽散加减，二诊而愈，随访 2 月已无咳嗽。

### 3. 慢性病合并外感咳嗽

潘某，男，81 岁，退休职工，2002 年 4 月 11 日初诊。

**主诉：**咳嗽气急伴双下肢浮肿 2 天。

**病史：**2002 年 4 月 8 日因感冒发热后，咳嗽喉痒，咳而少痰，两下肢浮肿，全身不适。

**既往史：**确诊慢性淋巴细胞性白血病 2 年，冠心病、陈旧性心肌梗死史 1 年。素有微咳，咯痰不多。

**辅助检查：**平时血常规示白细胞 $14.8 \times 10^9$/L、淋巴细胞 78%、中性白细胞 18%、单核细胞 4%、血红蛋白 112 g/L、血小板 $160 \times 10^9$/L。4 月 10 日血常规示白细胞 $47.2 \times 10^9$/L、淋巴细胞 87%、中性白细胞 10%、单核细胞 3%。

**刻下：**咳嗽阵作，少痰，气急头重，肢体浮肿，纳差，夜寐不安，大便量少；苔薄白，舌暗红，脉弦滑。

**中医辨证：**咳嗽（风寒袭肺）。

**西医诊断：**急性支气管，慢性淋巴细胞性白血病。

**治法治则：**宣肺解表，化痰止咳。

**处方：**止嗽散加减。炒荆芥 15 g，防风 15 g，桔梗 12 g，甘草 12 g，陈皮 12 g，炙紫菀 15 g，炙百部 12 g，炙紫苏子 10 g，白前 12 g，甜杏仁 12 g，茯苓 12 g。7 剂，每日 1 剂，水煎 400 mL，分午饭后温服。

**按语：**该患者有淋巴细胞性白血病病史，正气虚损，此番外感咳嗽是新病，新感引动宿疾，致血象异常（白细胞计数升高 3 倍余），乃邪实正虚，法当因势利导，宣肺解表，化痰止咳。7 剂后表邪已解，咳嗽停止，浮肿消退，复查血常规：白细胞数 $14.2 \times 10^9$/L、淋巴细胞 70%、中性粒细胞 25%、单核细胞 5%，恢复到了慢性淋巴细胞性白血病的慢性状态，足见止嗽散治诸般咳嗽的功效。

## 五、　止嗽散应用体会

外感咳嗽虽是常见病，但如不及时治疗，易变生其他并发症。清·徐大椿的《医学源流论》对外感咳嗽致损有独特见解，认为"伤风不醒便成劳"。明·汪绮石的《理虚元鉴》指出虚证有六因，其中有外感之因。

止嗽散治疗外感咳嗽确切有效，临证结合辨证与辨病以止嗽散为基本方加减用药，不仅可治外感咳嗽，而且可运用治疗内伤咳嗽。

## 六、结语

止嗽散组方解表宣肺、化痰止咳，温润平和，不寒不热，无论在儿科、内科、老年科，新久咳嗽，皆可运用，若能用药有规律地加减变化，可使一方具有多方的功效。

# 第五章　咳喘病阴虚痰饮的论治

慢性支气管炎、支气管哮喘的发生，外因是邪，内因是虚；痰饮阻肺是标，肺脾肾功能失调是本；阳虚阴盛是病之常，久则阳损及阴，出现病变之一就有"阴虚痰饮证"，如久病反复发作，可导致气血失调，甚则出现心脉瘀阻。

## 一、病因病机

由于患者咳喘反复发作，长期咳嗽伴大量痰液排出，津液不归正化，日久津液亏损可致伤阴；或由于痰饮内伏，遇感诱发，郁久化热，耗伤津液而伤阴；或由于反复感受风热、燥热之邪，损耗津液致阴伤；或由于经常使用$\beta_2$受体激动剂、茶碱类药物及糖皮质激素等西药，易产生阴虚火旺之现象；所以痰饮病日久，相当一部分患者可以出现气阴两虚或阴阳两虚，而以阴虚为主，又兼有痰饮内阻之象的临床证侯群，称之为"阴虚痰饮证"。其属本虚标实之虚实夹杂证，为痰饮病之变证，非单纯"温药"可治之，而且温燥太过反致伤阴；也非单纯"滋阴"可治之，因一派滋阴可碍邪而更生痰饮，故治疗颇为棘手。

## 二、辨证论治

### 1. 主证

慢性咳喘日久，咳嗽，痰白泡沫量多或白黏不畅，痰鸣或气喘，动则尤甚，纳呆，口渴喜热饮或口干不欲饮，形寒烘热并见，自汗、盗汗均有以盗汗为主，大便多偏溏，或进食不当易作腹泻，或干结不畅，或稍用寒凉药物则腹泻；舌质暗红或暗淡，苔花剥少津或光红少苔，上有裂纹，脉细弦或小数。

### 2. 证候分析

痰饮内阻,或痰饮郁而化热,肺失肃降,故见咳、痰、喘、哮;发作日久,阳损及阴,肺脾肾俱虚,则见纳呆、便溏、自汗、盗汗,形寒烘热并见之虚象;痰饮内郁化热或阴津不足则口干,内有饮阻则渴喜热饮;其中尤以舌象作为阴虚痰饮证之阴虚辨证要点。

### 3. 治法处方

治法:生津益胃,化痰降逆平喘。方宗仲景之麦门冬汤合射干麻黄汤加减。此二方是后世降逆平喘、补养肺脾之祖方。前方主治肺胃阴伤,气火上炎,咳吐涎沫,咽喉干燥而渴,舌光红,脉虚数。方药由麦冬、半夏、人参、甘草、粳米、大枣组成。后方主治咳逆上气,喉鸣如水鸡声。方药由射干、麻黄、生姜、细辛、紫菀、款冬花、大枣、半夏、五味子组成。《丹溪心法·喘》曰:"因痰气皆能令人发喘,治疗之法,当究其源。如感邪气,则驱散之,气郁即调顺之,脾肾虚者温理,又当于各类而求。"在二方的基础上,根据咳喘病阴虚痰饮病的舌脉加减化裁,结合其临床实践经验用药,总结了阴虚痰饮病常用方。阴虚痰饮方(太子参15 g,麦冬15 g,白前15 g,竹沥半夏15 g,茯苓15 g,紫菀15 g,款冬花15 g,枳壳9 g,桔梗9 g,生甘草9 g)。

### 4. 症药加减

若见新感风寒伴气急、喘鸣,加用射干、炙麻黄、前胡、杏仁、全蝎粉;若伴痰多,白泡沫易咳,加用泽漆、紫苏子、薏苡仁;若伴痰黏不畅,加用瓜蒌、海蛤壳、贝母;若伴痰饮郁而化热,有发热者加用柴胡、黄芩、知母;若见纳呆便溏,加用白术、茯苓、山药;若见口渴可选用南沙参、北沙参、天花粉、石斛、百合;若兼气滞血瘀加用丹参、桃仁、郁金等。

## 三、 治法要则

咳喘病阴虚痰饮证治首要扶正祛邪,先护固脾胃。由于反复发病,肺脾肾已虚,复加经常服用各种药物,更伤脾胃,往往出现纳呆、腹胀、嗳气、便溏等症状,痰饮更易内生,故宜先宗"培土生金"法配以四君子汤、扁豆、山药、薏苡仁等益气健脾,生津化痰为主,使脾运得旺,水精得以输布,肺津得复,痰饮得化。

润燥补虚豁痰乃为合法。凡甘寒养阴之药,需忌滋腻碍邪,养阴生津,应选麦冬、沙参、百合、天花粉等轻养之品,脾虚有腹泻,可选石斛,既可养阴,又可厚肠。

当以本虚为主时,痰量不多无热之象,动则喘咳,少气力时可选用阴阳双补法,宜温而不燥,在用生地黄、菟丝子、功劳叶、女贞子的基础上,选加淫羊藿、锁阳、川断、狗脊等温而不燥药,并配以黄芪、党参等补气药,使阴得阳助,阳得阴长,而不宜使用附子、肉桂等大温大燥之品。《医宗必读·喘》曰:"治实者攻之即效,无所难也。治虚者补之未必即效,须悠久成功,其间转折进退,良非易也。故辨证不可不急,而辨喘证为尤急也。"

# 第六章　六味地黄丸（汤）药理研究及临床应用新进展

六味地黄丸(汤)乃北宋名医钱仲阳之名方,始创于其《小儿药证直诀》一书,原著中为避南宋赵桓讳而谓地黄圆,"熟地黄八钱,山萸肉、干山药各四钱,泽泻、牡丹皮、白茯苓等去皮各三钱"。之所以名为"六味",一是由于本方由六味药组成,熟地黄、山茱萸、山药、泽泻、牡丹皮、茯苓也;二是由于本方中酸、苦、甘、辛、咸、淡六味俱备。"酸苦甘辛咸淡,六味之名以此,曰'地黄'者,重补肾也"(《王旭高医书六种》)。历经数百年医家的运用,其疗效确切,组方严谨合理,现代学者医家研究临床实践尤为翔实深入,结合笔者的临证体会,广汇诸学者医家的研究经验整理综述如下。

## 第一节　药理研究

### 一、增强免疫功能

李顺成等研究表明本方汤剂及水煎醇提液对细胞免疫反应均有不同程度的促进作用。

#### 1. 增强细胞免疫

给小鼠灌胃六味地黄丸 5 g/kg,每日 1 次,连续 1 周,能对抗环磷酰胺所致胸腺、脾脏重量减轻,使淋巴细胞转化功能恢复至正常水平。

#### 2. 增强吞噬细胞的吞噬功能

本方能抑制地塞米松所致的小鼠腹腔巨噬细胞吞噬功能下降,以及血中

ANAE$^+$淋巴细胞[淋巴细胞酸性酯酶(ANAE)阳性细胞]比率降低。

### 3. 增强诱生干扰素作用

本方能促进人扁桃体细胞干扰素的分泌；急性肾炎患者用本汤剂治疗后，血清干扰素水平有所提高等。

## 二、 抗肿瘤及抗化疗药物毒副作用

刘福君等研究表明本方汤剂对恶性程度高,生长迅速的瘤株无直接作用,但能抑制多种化学诱变剂的诱瘤,促进骨髓干细胞和淋巴组织增生作用。

### 1. 六味地黄丸水煎液

小鼠灌胃本方水煎液,每日 1 次,每次 15~20 g/kg,连续 1 周,可降低 $N$-亚硝基氨酸乙酯引起的前胃鳞癌及氨基甲酸乙酯所致肺腺瘤的诱发率。使接种移植性宫颈癌($U_{14}$)鼠存活时间延长;对接受化学致癌物的动物能促进骨髓干细胞和淋巴组织增生,可增强单核巨噬细胞吞噬活性,升高癌细胞内 cAMP 含量,抑制癌细胞的增殖,增强动物体质。有的研究表明本方对瘤细胞 $G_2$ 和 M 期有阻断作用。实验研究发现,本汤药中有多种微量元素,其中微量元素硒(se)的化合物亚硒酸钠($Na_2SeO_3$)能抑制大鼠的诱发性肝癌和肠癌的发病率,硒酶成分对肺癌及某些肉瘤有抑制作用。

### 2. 六味地黄口服液

本方以荷 $S_{180}$ 小鼠每日灌胃 1 次 0.4 mL(1 g/mL)六味地黄口服液,连续 10 天,探讨本方抗肿瘤化疗药物阿霉素(adriamycin, ADM)、顺铂(cisplatin)、长春新碱(vincristine, VCR)、环磷酰胺(cyclophosphamide)、5-氟尿嘧啶(5-fluorouracil)毒副作用的疗效,显示本方剂在化疗药物用药期间能明显延长生存率,保护血红蛋白、白细胞、血小板功能,防止心、肝、肾功能的损害,保护 NK 细胞活性,具有增强 T、B 淋巴细胞转化功能的作用等。

## 三、 调整微量元素、延缓衰老

侯公林等实验研究表明本方富含锌(Zn)、铜(Cu)、锰(Mn)、铁(Fe)、硒(Se)等微量元素[如含锌量为(18.5±4.44)$\mu$g/g、铜(17.26±1.12)$\mu$g/g、锰

(23.95±3.06)μg/g、铁(319.4±30.5)μg/g]等,小鼠灌服本方剂每日 15.625 g/kg,连续 1 周,测试显示小鼠血浆中环磷腺苷(levetiracetam)、雌激素($E_2$)、锌、铜含量较阴虚小鼠明显降低;对甲亢阴虚雄性小鼠腹腔注射每日 0.6 mg/只,连续10 天,肝脏血液中铁含量升高,肺和血液中含铜量升高,血液中含锌量升高,锌/铜比值在血液、肝脏、睾丸中均明显升高。锌、铜等微量元素对核酸、蛋白质的合成,对细胞的呼吸、分裂和增殖,以及新陈代谢、免疫过程等均有直接作用,阴虚证动物模型体内微量元素的变化增高与下降,可能是通过调节机体内环境中微量元素的平衡而发挥作用的,不只是简单的元素的补充。

家蝇羽化后饲以本方汤剂,生存时间延长;脑超氧化物歧化酶(superoxide dismutase,SOD)活性和蛋白质含量增高,但脂褐素降低。本方汤剂合四君子汤灌服小鼠实验测得其脂质过氧化物(lipid hydroperoxide,LPO)含量显著降低,SOD 活性显著提高。本方具有抗 DNA 损伤、抗氧化损伤、延缓衰老作用。

### 四、 降血糖

刘保林等实验研究表明六味地黄汤水提物,以 2.4 g/kg 口饲糖尿病大鼠,3 天后,能降低血糖、尿素氮和甘油三酯;5 天后,能降低血钾,提高血钠和血蛋白,降低尿中酮体水平。通过对实验动物血糖、肝糖原的影响观测,发现本方能增加小鼠肝糖原的含量,降低实验性高血糖小鼠的血糖水平,对正常小鼠血糖无明显影响;对糖负荷试验鼠的糖耐量有改善作用;能降低实验的正常动物和阴虚动物的血糖含量。

### 五、 调节血脂、降血压

王秋鹃等研究报道给服本方汤剂降低实验性高血脂大鼠的总胆固醇和肝中脂肪含量,可升高血清高密度脂蛋白及高密度脂蛋白/胆固醇的比值;口服不同剂量六味地黄丸能降低高血脂小鼠的总胆固醇和升高高密度脂蛋白/胆固醇的比值;对于实验性家兔,服用本方 6 周后,可使其血清胆固醇和甘油三酯含量明显降低,同时使肝、脾、肾上腺重量较对照组明显下降,病理检验可见,对照组肝脏等脏器呈现较明显脂肪沉着,而给药组脏器色泽均较正常。十二指肠给本方汤剂能明显降低麻醉大鼠血压,表明本方有明显降血压作用。大鼠经十二指肠给药(2 mL/kg 和 10 mL/kg),给药 15 分钟后血压明显下降,低剂量组在给药后 35 分钟降至最低点,为给药前血压的 74%;高剂量组在 35 分钟后继续下降,75 分钟时降至给药前血压的 63%,对心电、心率和心肌收缩力均无明显影响,表明其降压作用可能是通过扩张外周血管,降低外周阻力来实现的。

## 六、保肾、保肝作用

陈真等研究报道对服用本方剂的大鼠肾近曲小管上皮细胞采用透射电镜、电脑图像技术等分析说明能提高大鼠肾脏内皮细胞溶酶体的数量,能加快分解毒性物质的速度而保护肾脏;能促进 masugi 肾炎大鼠肾脏对体内代谢产物尿素的排泄,治疗作用可能与其保护肾排泄功能作用有关。通过实验给健康老人服本方丸剂,发现夜尿次数、尿量显著减少,尿低分子量蛋白和尿溶菌酶排泄量显著降低,提示其可改善健康老人的肾浓缩和肾小管重吸收功能。本方汤剂对四氯化碳、硫代乙酰胺和泼尼松龙三种不同机制损伤肝细胞的造模药物引起的小鼠血清谷丙转氨酶活性升高均有明显的降低作用,其机制有待深入研究。此实验还发现本方能促进四氯化碳中毒小鼠对溴磺酞钠的排泄,提示其有助于肝脏的正常解毒排泄功能;在将本方"一补""一泻"两两配对(熟地黄与泽泻、山药与茯苓、山茱萸与牡丹皮)研究,发现对硫代乙酰胺引起的肝损伤有保护作用,可见本方保肝作用有赖处方的完整性和补泻的结合,机制待研究阐明。

## 第二节　临床应用

### 一、肾病

朱正太等用六味地黄丸 6 粒,每日 3 次,口服,加用抗生素治疗肾盂肾炎 34 例,有效率为 94%,治愈率 82%,其疗效明显优于单用抗生素组;张甲岭等用本方汤剂重用山茱萸治疗慢性肾衰竭 12 例,山茱萸剂量可从 40 g 至 120 g 效佳,12 例皆获良效;黄承胜用本方汤剂分型临床治疗慢性肾衰竭 36 例,显效 16 例、有效 14 例、无效 6 例,且可减轻患者痛苦,改善症状,延长生存期。

## 二、 原发性血小板减少性紫癜

刑人璞治疗用本方汤剂加味治疗原发性血小板减少性紫癜 50 例,单用汤药治疗,在血小板正常,出血症状消失后,巩固治疗 1~2 月,结果仅 3 例无效。

## 三、 围绝经期综合征

刘立华用本方汤剂加味治疗证属肝肾阴虚,冲任失调,月经紊乱并精神神经症状为主的围绝经期综合征效果显著。姬云海用其治疗男性围绝经期综合征 80 例,取得满意疗效,仅 4 例无效。梅全喜用本方丸剂每次 9 g,每日 2 次,共服 1 年,治疗手术后绝经、自然绝经及围绝经期综合征 23 例,结果显效 9 例、有效 14 例,服药 3 个月症状明显改善,6 个月后症状明显改善。

## 四、 前列腺增生

全战旗等用本方丸剂(金匮肾气丸)治疗前列腺炎有效。农芳治疗前列腺增生症 10 例,其中痊愈 9 例、无效 1 例。

## 五、 糖尿病

钟磊治疗 65 例非胰岛素依赖型糖尿病用本方汤剂加味,每日 1 剂,水煎,1 月为 1 疗程,其中显效 30 例、有效 28 例、无效 7 例,体会主药熟地黄用量宜大,可用至 60 g 以补阴止渴。梅全喜治疗 20 例轻中型糖尿病,用本方丸剂每次 18 g,每日 3 次,口服,获满意疗效。丁惠敏用本方汤剂加减治疗糖尿病 172 例,辨证分型阴虚型,燥热型,气阴两虚型,用药汤剂,每日 1 剂,口服,疗程 10~30 天,其中显效 91 例、有效 51 例、无效 13 例、临床治愈 17 例(随访 3 年未复发)。

## 六、 高血压

中医学将高血压归属于眩晕、头痛等范畴,病机多属肝阳上亢,阴虚阳亢,肝肾两虚,治疗多以清肝泻火、育阴潜阳、滋补肝肾法为本。李淑洁用本方汤剂加味口服,结合现代方法治疗鼻出血合并高血压病 190 例,全部治愈。刘敬东用本汤方加味治疗高血压病 60 例发现,其不仅有降血压效果,而且表现出一定的降血脂和明显改善合并冠心病患者心电图表现的作用,其降血压、降血脂效果无性别差异。

## 七、 慢性肝炎

根据"乙癸同源",采用滋水涵木法,王薇治疗 30 例慢性活动性肝炎运用本方(归芍地黄汤)加味,治疗属肝肾阴虚者,总有效率 90%,肝功能(以蛋白质代谢为著)明显改善,补体 C3、玫瑰花结形成率明显升高,乙肝五项指标得到改善。林伟霖治疗乙型肝炎 30 例,用柴芍地黄汤加减,结果痊愈 20 例、有效 8 例、无效 2 例。

## 八、 肿瘤、癌症

许继平等观察 102 例恶性肿瘤化疗反应,患者口服本方口服液,自化疗第 1 天开始,每次 10 mL,每天 3 次,连服 20 天,其中胃癌 23 例、肠癌 15 例、恶性淋巴瘤 24 例、肺癌 21 例、乳腺癌 19 例,结果显示化疗药物的药效增强,毒副反应明显减少。杜希岱用本方加味治疗甲状腺瘤 48 例,效果满意,其中治愈 26 例、好转 21 例、无效 1 例,有效率达 98%。林宝福用本方加减治疗胃癌 35 例,多数病例坚持服药 1~2 年,结果症状消失或缓解率达 80%,明显延长生存期。

## 九、 儿科疾病

小儿发育不良,中医有"五迟""五软"等病称,中医学多从先天不足论之,治疗亦多以补肾填精法为主,张建秀依此法临床以本方加味,治疗各种儿科发育不良疾病,收效甚佳。陆尚彬治疗小儿水疝(阴肿)以本方加味口服,疗效肯定总有效率84%。韩作霖用本方加味治疗小儿尿频63例,药后3~5天治愈,随访无复发。武守恭采用六味地黄丸、麦味地黄丸、杞菊地黄丸治疗小儿呼吸道反复感染60例,其中显效36例、有效21例、无效3例。动态检测发现,细胞免疫水平明显上升,地黄丸滋阴补肾,填精益髓,调益肺脾肾,促进机体免疫功能的调整,达到治本目的。

## 十、 结语

六味地黄丸(汤)的药理研究已较全面深入,临床应用极为广泛,疗效肯定。值得一提的是实际使用存有过滥可能,有的将其作为保健品之用,尤其是非中医专业人员不辨寒热虚实用之泛泛,易致虚虚实实之误,临床屡见不鲜。另外,六味地黄丸(汤)的剂型已由丸、汤剂增加到片剂、口服液等剂型,随着其有效成分的提取及有效成分药理作用的确定,剂型有待进一步的改进与开发。